体重管理师职业水平评价教材

主编　吴为群

中国健康传媒集团
中国医药科技出版社 ·北京

内容提要

本书是体重管理师职业水平评价教材，系统地介绍了体重管理相关的知识与技能。书中知识架构清晰，内容简单实用，适合从事体重管理的工作人员及爱好者阅读。本书每章节后配有练习题，供读者复习应试，对体重管理师职业水平评价考试很有帮助。

图书在版编目（CIP）数据

体重管理师职业水平评价教材/吴为群主编．—北京：中国医药科技出版社，2020．11（2025．7重印）．

ISBN 978－7－5214－2081－4

Ⅰ．①体…　Ⅱ．①吴…　Ⅲ．①膳食营养—教材②健身运动—教材　Ⅳ．①R151．3②G883

中国版本图书馆CIP数据核字（2020）第206166号

美术编辑　陈君杞
版式设计　张　璐

出版　**中国健康传媒集团**｜中国医药科技出版社
地址　北京市海淀区文慧园北路甲22号
邮编　100082
电话　发行：010－62227427　邮购：010－62236938
网址　www.cmstp.com
规格　710×1000mm 1/16
印张　19 1/4
字数　434千字
版次　2020年11月第1版
印次　2025年7月第3次印刷
印刷　三河市万龙印装有限公司
经销　全国各地新华书店
书号　ISBN 978－7－5214－2081－4
定价　69.00元

版权所有　盗版必究

举报电话：010－62228771

本社图书如存在印装质量问题请与本社联系调换

获取新书信息、投稿、为图书纠错，请扫码联系我们。

编 委 会

主　　编 吴为群

编　　者 吴为群　广东省营养师协会

谭荣韶　暨南大学附属第四医院营养科

李崇高　广州城市职业学院食品系

雷桂成　广州体育学院运动医学教研室

尤华智　广州中医药大学附属第一医院营养科

学术秘书 刘　昕

前　言

Foreword

随着国家经济的高速发展和居民生活水平的不断提高，体重问题越来越成为国家和个人重点关注的问题。《“健康中国2030”规划纲要》和《国民营养计划(2017—2030年)》将发展健康产业上升为国家战略，明确提出实施中国慢性病综合防控战略，加强肥胖症等常见慢性病防治，加强体重管理和健康管理。

许多研究表明，体重对健康有直接的影响。体重无论过高还是过低，都是不健康的表现，都会对健康造成很大威胁。目前，中国超重和肥胖的人越来越多，已经成为全球肥胖人口最多的国家，大陆肥胖人数增加速度之快令世界惊讶！

据世界卫生组织统计，肥胖症是继心脑血管疾病和癌症之后对人类健康和生命造成严重威胁的第三大敌人。许多国人都想减肥增肌，有一个健康、健壮的体魄。与此同时，中国减肥健身产业得到高速发展，减肥已经成为一个永远的热门话题。目前市面上致力于减肥的公司很多，减肥的方法也五花八门，但专业的体重管理人才很少。

中国要大力发展减肥事业，需要大量专业人才，需要许多培训机构来培训人才，而培养的人才需要由政府批准的第三方专业协会来做职业水平评价工作。

为了积极配合落实国家健康产业新政策，广东省营养师协会积极开展体重管理师职业水平评价工作，编写体重管理师职业水平评价教材，率先在国内建立体重管理师职业水平评价体系，率先在全国开展体重管理师培训和职业水平评价工作，为中国健康产业的发展培养专业人才。本协会专家团队制定的《体重管理师职业水平评价标准》，经审核已在全国标准化委员会团体标准信息平台公开发布（在国标委的编号为T/GDYX 02—2019），将促进我国体重管理师的规范培训和水平评价。有需要的人士可在全国团体标准信息平台网站http：//www.ttbz.org.cn/查阅体重管理师等职业水平评价标准。

体重管理师是从事体重管理工作的专业人员，主要通过营养状况评价、膳食营养指导、运动指导、生活方式干预等方法进行有效的体重管理，也是传播体重管理知识、促进社会公众健康的专业人员。

肥胖症虽然是威胁人类生命的主要敌人，但它是可防可控的。中国有数以亿计的超重肥胖人群需要专业的体重管理，懂得体重管理的专业人才将是未来中国最需要的紧俏人才，职业前景非常光明！

编写《体重管理师职业水平评价教材》的主要目的是规范体重管理人才的培养，为社会和企业培养具备相应职业技能的合格人才，提升科技人才评价专业化和社会化水平，方便用人单位选择合格专业人才，促进体重管理相关产业的健康发展，为中国肥胖症的有效防控做出贡献。

《体重管理师职业水平评价教材》经过精心设计，内容涉及体重管理师概论、营养学基础、肥胖症、体重管理膳食营养指导技能、体重管理的运动指导技能、生活方式干预与体重管理、体重管理指导技巧及自我管理。本教材编写充分体现了职业水平评价工作“以职业活动为导向，以职业能力为核心”的特点，系统地介绍了与体重管理相关的知识和技能。

本书是一本非常实用的体重管理师职业水平评价教材，对协助学员考取水平评价证书很有帮助，适合从事体重管理事业的工作人员及爱好者阅读。想更进一步深入学习的读者可以参加体重管理师专业培训，参加体重管理师职业水平评价考试，获取《体重管理师职业水平评价证书》，持证上岗可以更有效地开展体重管理工作。

书中不足之处，恳请读者批评指正，以便再版订正。

吴为群

2022 年 6 月

目 录

Contents

第一章 体重管理师概论 …… 1

一、体重管理行业现状及发展 …… 1

二、体重管理师职业定义 …… 2

三、体重管理师职业水平评价的目的 …… 2

四、体重管理师的职业前景 …… 2

章节练习题 …… 3

第二章 营养学基础 …… 5

一、营养概述 …… 5

二、能量与能量平衡 …… 6

三、宏量营养素 …… 13

四、微量营养素 …… 23

五、水 …… 32

六、血糖生成指数 …… 34

七、食物营养和营养标签 …… 36

八、膳食结构与膳食指南 …… 42

章节练习题 …… 55

第三章 肥胖症 …… 72

一、肥胖概述 …… 72

二、肥胖症的影响因素 …… 74

三、肥胖患者的营养代谢变化 …… 78

四、与肥胖相关联的进食模式 …… 80

五、肥胖症的临床特点及其危害 …… 85

六、各种减肥方法比较分析 …… 89

七、肥胖症的诊断技术 …… 90
八、肥胖症的诊断思路和步骤 …… 96
九、肥胖症的营养预防 …… 98
十、肥胖症的营养治疗原则 …… 99
章节练习题 …… 103
第四章 体重管理膳食营养指导技能 …… 111
一、体重管理膳食营养指导方案 …… 111
二、体重管理常用膳食模式及膳食指导 …… 112
三、体重管理营养调理产品 …… 116
四、肥胖合并代谢综合征的体重管理 …… 119
五、中医体质辨识、调理与体重管理 …… 120
六、体重管理中常见的问题及处理方法 …… 124
七、体重管理相关技能及实操 …… 128
章节练习题 …… 147
第五章 体重管理的运动指导技能 …… 163
一、运动及其健康益处 …… 163
二、运动与营养 …… 175
三、运动处方 …… 187
四、健身运动的合理营养 …… 194
五、健身人群的合理营养 …… 196
六、体重管理案例分析 …… 206
章节练习题 …… 207
第六章 生活方式干预与体重管理 …… 223
一、酗酒与体重管理 …… 223
二、吸烟及戒烟与体重管理 …… 225
三、熬夜与体重管理 …… 227
四、药物性肥胖与体重管理 …… 229
五、不良饮食习惯致肥胖者的体重管理 …… 233
章节练习题 …… 234
第七章 体重管理指导技巧及自我管理 …… 240
一、体重管理指导技巧 …… 240
二、体重管理过程中客户自我管理及自我教育的重要性 …… 248

三、体重管理中客户自我管理的内容 …… 250
章节练习题 …… 254
参考文献 …… 259
附录 …… 260

第一章　体重管理师概论

一、体重管理行业现状及发展

随着国家经济的高速发展和居民生活水平的不断提高，体重问题越来越成为个人和国家重点关注的问题。《“健康中国2030”规划纲要》和《国民营养计划（2017—2030 年）》将发展健康产业上升为国家战略，明确提出实施中国慢性病综合防控战略，加强肥胖症等常见慢性病防治，加强体重管理和健康管理。

体重是指身体所有器官重量的总和。营养学中的理想体重（也称标准体重），以增长寿命及促进健康为原则。标准体重是反映和衡量一个人健康状况的重要标志之一，过胖和过瘦都不利于健康，也不健美。

个体的体重是判断能量收支平衡的最好指标。如果摄入量多于消耗量，多余的能量就会在体内以脂肪的形式储存起来，造成超重和肥胖；如果能量摄入量小于消耗量，就会消耗体内的脂肪来维持供能，造成体重过轻。

许多研究表明，适宜体重对健康有直接的影响。无论体重过高、还是过低，都是不健康的表现。体重过低会影响未成年人体格和智力发育；影响成年人体力，还与免疫力低下、月经不调或闭经、骨质疏松、贫血、抑郁等病症有关，最终影响生活质量及预期寿命。超重肥胖者更易发生高血压、高血脂和糖代谢异常；肥胖是影响冠心病发病和死亡的一个独立危险因素。防治肥胖症的目的不仅在于控制体重本身，更重要的是肥胖与许多慢性病有关，控制肥胖症是减少慢性病发病率和病死率的一个关键因素。

随着我国人民生活水平的不断提高，超重和肥胖的人越来越多。中国已经成为全球肥胖人口最多的国家，全国约 42% 的成年人和 16% 的儿童青少年超重或肥胖；城市居民则有 50% 的成人超重和肥胖，1/3 的儿童青少年超重和肥胖。大陆肥胖人数增加速度之快令世界惊讶，而且女性肥胖人数增加速度比男性还要快许多。

肥胖不但不美观，而且会对健康造成很大威胁。世界卫生组织统计，肥胖症是继心脑血管病和癌症之后对人类健康和生命造成严重威胁的第三大敌人。

与此同时，中国减肥健身产业也得到高速发展，许多国人都想减肥增肌，有一个健康、健壮的体魄，减肥已经成为一个永远的热门话题。目前市面上帮助人们减肥的公司很多，减肥的方法也五花八门，但专业的体重管理人才很少。

中国要大力发展减肥事业，需要大量专业人才，需要许多培训机构来培训人才，而培养的人才需要第三方专业协会来做水平评价。

经广东省人民政府和省民政厅批准，广东省营养师协会成立体重管理专业委员会，主要开展“体重管理师”职业水平评价工作，为体重管理行业培养大量专业人才，有力促进体重管理工作的开展，让更多肥胖朋友科学瘦身，早日恢复身体健康，享受幸福美好的生活。

二、体重管理师职业定义

体重管理师是从事体重管理工作的专业人员，主要通过营养状况评价、膳食营养指导、运动指导、生活方式干预等方法进行有效体重管理，也是体重管理知识传播、促进社会公众健康的专业人员。

三、体重管理师职业水平评价的目的

目的是规范体重管理人才的培养，为社会和企业培养具备相应职业技能的合格营养师，推进科技人才评价专业化和社会化，方便用人单位选择合格专业人才，促进体重管理相关产业的发展，为中国肥胖症的有效防控做出贡献。

四、体重管理师的职业前景

肥胖症虽然是威胁人类生命的主要敌人，但它是可防可控的。中国有数以亿计的超重肥胖人群需要专业的体重管理，懂得体重管理的专业人才将是未来中国最需要的紧俏人才，职业前景非常光明。

体重管理师的主要适用对象：

（1）有志于在健康行业从事肥胖教育、健康咨询和体重管理的相关人士。可在减肥公司、健身房、健康管理公司、食疗养生机构、医院、社区卫生服务中心、健康体检中心、美容养生机构等开展体重管理服务。

（2）爱美人士，希望保持健康体形人群。

（3）单纯性肥胖者。

（4）肥胖症并发相关疾病者。如代谢综合征、睡眠呼吸暂停综合征、多囊卵巢综合征和内分泌紊乱等。

章节练习题

（一）选择题（选择一个正确的答案）

1. 国家重视发展健康产业，最重要的文件是（A）。

A. 《“健康中国2030”规划纲要》

B. 《国民营养计划（2017—2030年）》

C. 《中国儿童发展纲要》

D. 《中国营养改善计划》

2. 体重是指身体所有（C）重量的总和。

A. 基因　　B. 细胞膜　　C. 器官　　D. 肌肉组织

3. 能量摄入过多就会以（B）的形式在体内储存起来。

A. 蛋白质　　B. 脂肪　　C. 碳水化合物　　D. 维生素

4. 能量摄入量小于消耗量就会逐渐消耗体内的（D）来维持供能。

A. 肌肉　　B. 蛋白质　　C. 葡萄糖　　D. 脂肪

5. 关于体重管理师的描述不正确的是（D）。

A. 是从事体重管理工作的专业人员

B. 主要通过营养状况评价、膳食营养指导、运动指导、生活方式干预等方法进行有效体重管理

C. 是促进社会公众健康的专业人员

D. 不需传播体重管理知识

6. 体重管理师水平评价的目的不包括（C）。

A. 规范体重管理人才的培养，为社会和企业培养具备相应职业技能的合格营养师

B. 推进科技人才评价专业化和社会化，方便用人单位选择合格专业人才

C. 为中国经济的快速发展做出贡献

D. 促进体重管理相关产业的规范发展

（二）判断题（正确的在后面的括号内填 A，错误的填 B）

1. 营养学中的标准体重，以增长寿命及促进健康为原则。（A）

2. 标准体重是反映和衡量一个人健康状况的重要标志之一。（A）

3. 个体的体重是判断能量收支平衡的无效指标。（B）

4. 中国已经成为全球肥胖人口最多的国家。（A）

5. 肥胖症是继心脑血管病和癌症之后对人类健康和生命造成严重威胁的第三大敌人。（A）

6. 肥胖症是威胁人类生命的主要敌人，它是很难防控的。（B）

（三）技能练习题

1. 请简述体重的概念和意义。

参考答案：

体重是指身体所有器官重量的总和。标准体重是反映和衡量一个人健康状况的重要标志之一，过胖和过瘦都不利于健康，也不健美。

个体的体重是判断能量收支平衡的最好指标。如果摄入量多于消耗量，多余的能量就会在体内以脂肪的形式储存起来，造成超重和肥胖；如果能量摄入量小于消耗量，就会消耗体内的脂肪来维持供能，造成体重过轻。

2. 请简述体重对健康的影响及意义。

参考答案：

许多研究表明，适宜体重对健康有直接的影响。无论体重过高、还是过低，都是不健康的表现。

体重过低会影响未成年人体格和智力发育；影响成年人体力，还与免疫力低下、月经不调或闭经、骨质疏松、贫血、抑郁等病症有关，最终影响生活质量及预期寿命。

超重肥胖者更易发生高血压、高血脂和糖代谢异常；肥胖是影响冠心病发病和死亡的一个独立危险因素。

防治肥胖症的目的不仅在于控制体重本身，更重要的是肥胖与许多慢性病有关，控制肥胖症是减少慢性病发病率和病死率的一个关键因素。

3. 请简述中国超重及肥胖的发病情况。

参考答案：

随着我国人民生活水平的不断提高，超重和肥胖的人越来越多。

中国已经成为全球肥胖人口最多的国家，全国约 42% 的成年人和 16% 的儿童青少年超重或肥胖；城市居民则有 50% 的成人超重和肥胖，1/3 的儿童青少年超重和肥胖。

中国大陆肥胖人数增加速度很快，而且女性肥胖人数增加速度比男性还要快许多。

第二章　营养学基础

一、营养概述

（一）营养的定义及其作用

1. 营养的定义　营养是指生物从环境中摄取食物，进而在身体内进行消化、吸收、代谢和利用，并在人体内发挥功能的全过程。

2. 营养的作用

（1）构成和修补身体细胞、组织，供给人体生长发育和组织自我更新所需的材料。

（2）供应能量，维持体温，满足生活和工作的需要。

（3）维持和调节人体器官功能和代谢反应，使身体各部分工作能正常进行。

营养是每个人的切身问题，它能决定你的容貌、言行、心情与健康。要记住，是营养决定你一天的生存状态，决定你的生活质量。

（二）营养学的定义及其作用

1. 营养学的定义　营养学是研究食物在我们身体内的变化，身体怎样利用所摄取的食物，以及如何选择最适当的食物以维持健康的学问。

2. 最佳营养学的定义　最佳营养学就是按照身体的需要，为身体提供最适当的营养素种类和剂量（优化量），协助做到营养均衡，让身体细胞能够充分发挥生命力、发挥修复能力和再生能力，尽可能地保持健康，并保持最佳的工作状态和生活状态。

每个人的营养需求量取决于许多因素，包括工作和生活压力、身体健康状况、年龄和性别、生活方式、先天遗传的优势和不足、现在所处环境、烹饪方式和个人健康目标等诸多因素的影响。不同的人营养需求量可能不同，同一个人在不同的时间营养需求量也可能不同。所以，要想达到最佳营养带来的健康效果，首先要会判断每个人的营养需求量，然后就是要有办法满足身体的需要量，而这往往都是专业人士才能做到。

3. 最佳营养学的作用

（1）促进最佳的脑力工作状况和情绪稳定。

（2）促进最佳的体力工作状况。

（3）大大降低疾病的发病率。

（4）延长健康寿命。

4. 摄取“优化量”的营养素可以达到最佳营养学的调理效果 “优化量”是最近20年国外提出的新概念。优化量就是要达到最佳营养效果所需要的剂量，是要达至身体最佳健康状况需要的营养素量，理论上这个剂量可以满足身体所有细胞的营养需要。

（三）必需营养素的概念

食物中经过消化、吸收和代谢，能够维持生命活动的物质称为营养素（nutrient）。目前，已知人体需要的营养素有几十种，大致可以分为八大类，即蛋白质、脂肪、碳水化合物、矿物质、维生素、水、膳食纤维和植物化学物。营养素根据需要量和在体内含量的多少又可以分为宏量营养素（蛋白质、脂肪和碳水化合物）和微量营养素（矿物质和维生素）。矿物质又分常量元素和微量元素。水和植物化学物属于特定营养素。

1. 必需营养素的概念 食物成分非常复杂，有的营养素在体内可以合成，有的则不能合成。营养学上称人体内不能合成的营养素为“必需营养素”。

2. 必需营养素的标准

（1）必需营养素是人体生长发育、健康和存活所必需的。

（2）必需营养素在食物中缺乏或比例不当可造成人体特异性缺乏病，甚至死亡。

（3）必需营养素缺乏所引起的生长不良或缺乏病只有补充该营养素或前体物质可以预防。

（4）人体的生长状况和缺乏症与必需营养素摄入量密切相关。

二、能量与能量平衡

（一）能量概述

能量是指物质做功的能力，是食物中的蛋白质、脂肪、碳水化合物这三大营养素在人体代谢过程中产生的，用以满足身体细胞生命活动的需要。

1. 能量的单位 能量单位有千卡（kcal）、千焦耳（kJ）等。按照国际计量单位规定，热量产生的计算单位是焦耳（Joule，J），1J 即是 1 牛顿的力使 1kg 的物质移动 1m 所消耗的能量，国际上通常以千焦（kJ）和兆焦（MJ）作为单位。中国的热量单位使用千卡较多。换算方法为 1kcal = 4.184kJ，1kJ = 0.239kcal，

1000kcal = 4.184MJ，1MJ = 239kcal。

2. 食物的热卡　通常把1g供能物质氧化分解时所释放出来的热量，称为该物质的卡价（calorie value），1g葡萄糖 = 4.1kcal（17kJ/g），1g脂肪 = 9.3kcal（39kJ/g），1g蛋白质 = 4.1kcal（17kJ/g）。

（二）人体的能量消耗

人体的能量消耗主要包括基础代谢的消耗、运动和各种日常活动的消耗、食物的产热效应和机体生长发育组织修复需要四个方面。成年人的能量消耗主要为前面三项，第四项多见于儿童、少年、孕妇和久病康复的个体。

1. 基础代谢　基础代谢是维持人体基本生命活动的热量，即在无任何体力和紧张思维活动、全身肌肉松弛、消化道处于静止状态下，用以维持体温和人体必要的生理功能所需要的热能。基础代谢测定一般在清晨、空腹、静卧及清醒状态下进行，而且室温保持在18～25℃之间。基础代谢受多种因素的影响，诸如年龄、性别、身体成分及体形、营养状况、疾病、内分泌、气温、运动训练水平、每日训练量等。基础代谢率的高低与人体表面积成正比关系。单位时间内人体每平方米体表面积的能量消耗称为基础代谢率（basal metabolic rate，BMR）（表2－1）。

表2－1　人体基础代谢率

年龄	男		女		年龄	男		女	
（岁）	$kJ/(m^2 \cdot h)$	$kcal/(m^2 \cdot h)$	$kJ/(m^2 \cdot h)$	$kcal/(m^2 \cdot h)$	（岁）	$kJ/(m^2 \cdot h)$	$kcal/(m^2 \cdot h)$	$kJ/(m^2 \cdot h)$	$kcal/(m^2 \cdot h)$
7	197.9	47.3	192.0	45.4	35	152.7	36.5	146.4	35.0
9	189.1	45.2	179.1	42.8	40	151.9	36.3	146.0	34.9
11	179.9	43.0	175.7	42.0	45	151.5	36.2	144.3	34.5
13	177.0	42.3	168.6	40.3	50	149.8	35.8	141.8	33.9
15	174.9	41.8	166.1	37.9	55	148.1	35.4	139.3	33.3
17	170.7	40.8	151.9	36.3	60	146.0	34.9	136.8	32.7
19	164.0	39.2	148.5	35.5	65	143.9	34.4	134.7	32.2
20	161.5	38.6	147.7	35.3	70	141.4	33.8	132.3	31.7
25	156.9	37.5	147.3	35.2	75	134.7	33.2	131.0	31.3
30	154.0	36.8	146.9	35.1	80	129.3	33.0	129.3	30.9

（1）基础代谢率（BMR）经典计算公式

每日基础代谢率(kJ/m^2)=人体表面积(m^2)×基础代谢率[($kJ/(m^2\cdot h)$)]×24(h)

人体表面积(m^2)=0.00659×身高(cm)+0.0126×体重(kg)-0.1603

例2-1 一个20岁的男青年，身高179cm，体重61kg；一个20岁女青年，身高165cm，体重55kg。两人的每日基础代谢率计算方法如下：

男青年体表面积=(0.00659×179)+(0.0126×61)-0.1603=1.788(m^2)

女青年体表面积=(0.00659×165)+(0.0126×55)-0.1603=1.620(m^2)

男青年每日基础代谢率=1.788×161.5×24=6930.28kJ/m^2(1656.34$kcal/m^2$)

女青年每日基础代谢率=1.620×147.7×24=5742.57kJ/m^2(1372.4$kcal/m^2$)

(2)基础代谢率(BMR)简易计算公式

男：基础代谢率($kcal/m^2$)=[10×体重(kg)]+[6.25×身高(cm)]-(5×年龄)+5

女：基础代谢率($kcal/m^2$)=[10×体重(kg)]+[6.25×身高(cm)]-(5×年龄)-161

例2-2 一个20岁的男青年，身高179cm，体重61kg；一个20岁女青年，身高165cm，体重55kg。用上面的简易计算公式计算的基础代谢率如下：

男：基础代谢率=(10×61kg)+(6.25×179cm)-(5×20)+5=1633.75($kcal/m^2$)

女：基础代谢率=(10×55kg)+(6.25×165cm)-(5×20)-161=1320.25($kcal/m^2$)

用简易计算公式计算出来的BMR与经典计算公式计算的BMR基本一致。

2. 运动和各种日常活动的产热效应 人体消耗的热量除用以维持基础代谢外，还需要满足体力与脑力劳动的需要；对运动者来讲，尤其是满足肌肉活动的需要。运动时的净能耗与基础代谢率之比值即为相对代谢率(RMR)。

用公式表示为：相对代谢率[$kJ/(m^2\cdot h)$]=(运动的热量代谢-安静的热量代谢)/基础代谢率

单位时间内的热量消耗随运动强度的大小而不同，求出的相对代谢率也不一样。表2-2列出了一些项目的相对代谢率。

在运动实践中，常采用心率来推算RMR的值，具体计算公式是：

男性成人：RMR=0.072×心率(次/min)-5.608

女性成人：RMR=0.065×心率(次/min)-4.932

运动和各种日常活动的产热效应代表从事各种活动所需要的能量消耗，在人体总能量消耗中占一定比例。在所有导致能量消耗的组成部分中，运动和各种日常活动产热效应的变异最大，即最容易发生变化。运动中的产热效应主要受到运动强度、持续时间和动作熟练程度的影响。

体力活动是影响人体能量消耗的主要因素之一，人们可以通过记录的方式算出一天的热量消耗（见表2－3）。

表2－2　某些运动项目的相对代谢率　　单位：[kcal/（m^2·h）]

类别	项目	RMR	类别	项目	RMR
田径	100m	209	竞走	50m	1.5
	400m	95		70m	2.0
	1500m	30		88m	3.6
	10000m	17		105m	5.2
	马拉松	16	游泳	蛙泳100m	39.6
	跳远	62~116		蝶泳100m	38.3
	三级跳远	126~165		仰泳100m	44.5
	撑竿跳高	99~125		爬泳100m	47.3
	跳高	68~78		400m	27.7
	铅球	54~65		1500m	21.9
	铁饼	58~70	体操	鞍马	20.8~25.2
	标枪	100		双杠	23.8~29.0
	链球	89~134		单杠	35.2~40.0
球类	篮球	6~11		吊环	23.8~30.2
	排球	6~8		跳马	57.5~92.7
	足球	6~7		自由体操	21.5~25.8
	乒乓球	3.9	滑雪等	平地滑	3.3~6.5
	棒球（投手）	5.82		直降滑	5.9~10.9
	（捕手）	4.63		回转滑降	16.9~28.0
	（全队平均）	2.67	举重		104

表2－3　日常生活动作能量消耗率

动作名称	kJ/（m^2·min）	kcal/（m^2·min）	动作名称	kJ/（m^2·min）	kcal/（m^2·min）
睡眠	2.736	0.654	看报	3.481	0.832
午睡	3.192	0.736	上下楼	18.518	4.426
坐位休息	3.628	0.867	洗衣服	26.967	6.445

续表

动作名称	kJ/（m^2·min）	kcal/（m^2·min）	动作名称	kJ/（m^2·min）	kcal/（m^2·min）
站位休息	3.690	0.882	洗手	5.777	1.333
走路	11.234	2.685	上下坡	26.966	6.445
跑步	28.602	6.836	乘公共汽车	4.820	1.152
整理床铺	8.841	2.113	室内上课	3.770	0.901
穿脱衣服	7.012	1.676	拖地板	11.698	2.796

3. 食物的产热效应 食物的产热效应又称食物的特殊动力作用，主要是指由摄入食物引起的一种额外的热能消耗，是食物消化、转运、代谢和储存过程中消耗的能量。不同食物的产热效应是不一样的。

4. 机体生长发育期的能量消耗 生长发育期主要是指处于儿童、少年生长发育时期，除上述三个方面的热量消耗外，机体自身的生长发育也是需要能量的。随着青春发育期的结束，这部分的能量消耗也就不存在了。

（三）人体能量消耗量的计算

1. 公式简易推算法 公式简易推算法是利用计算的方法来获得能量消耗的数量。公式如下：

热量消耗量（E）＝（RMR＋1.2）×（BMR×BSA/60）×T（min）

式中：RMR 为相对代谢率；BMR 为基础代谢率，单位为 kcal/（m^2·h）；BSA 为人体表面积。

例 2－3 一名身高 160cm，体重 50kg 的 19 岁男运动员，训练中共跑了 3 次 100m（每次 12s）、2 次 1500m（每次 5min），其这次训练的热量消耗量为多少？

由表 2－1 查得 19 岁男性运动员的 BMR 为 39.2kcal/（m^2·h），从人体表面积公式计算该运动员的 BSA 为 1.524m^2；由表 2－2 查得 100m 的 RMR 为 209kcal/（m^2·h），1500m 的 RMR 为 30kcal/（m^2·h）。将这些数据输入热量消耗量公式，即可计算出这次训练的热量消耗量。

（1）跑 3 次 100m 的热量消耗量为：

$$E_1 = 3\times[(209+1.2)\times(39.2\times1.524/60)\times(12/60)]$$
$$= 3\times[210.2\times0.996\times0.2] = 125.62\ (\text{kcal})$$

（2）跑 2 次 1500m 的热量消耗量为：

$$E_2 = 2\times[(30+1.2)\times(39.2\times1.524/60)\times5]$$
$$= 2\times[31.2\times0.996\times5] = 310.75\ (\text{kcal})$$

（3）该运动员总热量消耗量为：

$$E = E_1 + E_1 = 125.62 + 310.75 = 436.37\ (\text{kcal})$$

对于不能每次测试运动成绩的训练内容，可以利用运动中的心率去推算运动时的热量消耗。

例2-4 一名19岁男运动员在运动中以160次/min的心率强度持续活动10分钟，其热量消耗为多少？

与上述计算相同，查表2-1得知该运动员的BMR为39.2kcal/(m^2·h)；从人体表面积公式求得BSA为1.524m^2，从P8心率与RMR公式求得RMR为5.912 kcal/(m^2·h)，则热量消耗量为：

$$E = [(5.912 + 1.2) \times (39.2 \times 1.524/60) \times 10]$$
$$= [7.112 \times 0.996 \times 10] = 70.84\ (\text{kcal})$$

2. 活动观察计算法 对调查对象24h的跟踪观察，详细计算其各项活动的持续时间，查阅各种动作能量消耗表（表2-3），计算出一日活动的能量消耗，再加15%的食物特殊动力作用及基础代谢所消耗的热量，就是一天的热能总消耗量。如果能以多次观察结果计算出一天能量消耗的平均值，代表性会更强，偏差会更小。

（四）人体能量推荐摄入量的计算

1. 按理想体重来计算 一般可以根据理想体重来确定每日能量摄入量。理想体重的计算公式为：

男性理想体重(kg)=[身高(cm)-100]×0.9

女性理想体重(kg)=[身高(cm)-100]×0.85

每日所需总能量=理想体重(kg)×每千克理想体重所需能量

根据活动量的不同，每千克理想体重所需要的能量也不同。一般卧床的患者为15kcal/kg，轻体力活动者20~25kcal/kg，中体力活动者30kcal/kg，重体力活动者35kcal/kg。

1kg人体脂肪约含29260kJ(7000kcal)能量，故若1周内减重(脂肪)0.25~0.50kg，需每日减少能量摄入1045~2090kJ（250~500kcal）。对能量摄入的控制程度因人而异，但要减肥者一般总体需要控制在1000~1500 kcal的范围内，同时需要坚持体育锻炼，增加能量的消耗。

2. 查阅《中国居民膳食营养素参考摄入量表（DRIS2013）》 查阅《中国居民膳食营养素参考摄入量表（DRIS2013）》，可以直接得到每日能量推荐摄入量，成年男性轻体力劳动每天能量需要量2250kcal，成年女性轻体力劳动每天能量需要量1800kcal，可以按此能量值来安排每天的膳食。

人体每天的热能需要量应以消耗量为基准，热能供给过多或不足都会影响健康，严重的还会引起疾病。长期热能供给不足，可以发生营养不良症；热能过剩，则在体内转变成脂肪，形成肥胖症。

（五）能量平衡

能量一般用于维持人体各个组织器官的生理活动和人们的日常活动，但由于人体运动时骨骼肌内能量的消耗远比安静时明显增加，故能量增加的幅度与运动负荷、运动时间等因素紧密相关。与此同时，一方面人体自身的能量储备是有限的，不可能无限制地提供机体活动所需要的全部能量；另一方面，人体又是一个开放的系统，可以通过饮食途径获取人体所需的能量和物质。因此，保持机体能量的供求平衡是保证机体各个组织器官正常运行的基础，而在运动过程中合理膳食，及时和有针对性地补充机体中消耗的能量就成为消除疲劳、加快体能恢复、提高运动锻炼效率的重要前提。

通过营养途径使机体获得充足的能量是保持运动能力的基础。因为合理的营养可以使能量的供求关系保持在一个相对的平衡状态，可以预防或延缓运动疲劳的产生。但是，如果能量摄入不当，例如能量摄入过多可能会导致体脂增加，从而影响运动能力。因此，不同的群体都有适合于其群体的热量标准。

对不同运动的能量消耗特点的认知与计算、食物营养素含量的认知、食物搭配的选择，以及好的膳食制度与合理有效的操作程序是决定能量供求关系是否合乎平衡状态的关键因素。

人类疾病的发生、发展与能量的关系最大，与能量的积累和消耗都有关。身体内部的能量积累过多，会引发超重、肥胖等疾病；身体内部的能量消耗过多，会引发消瘦、营养不良等疾病。

能量过多或者过少都会引发疾病，人体需要均衡的能量。我们要健康，必须学会如何消耗多余的能量（适量运动），学会如何补充消耗的能量（摄取营养），做到能量平衡。

（六）能量的食物来源

人体能量来源于碳水化合物，脂肪和蛋白质三大产能营养素。根据中国居民膳食营养素参考摄入量（2013）所述，正常成人三大产能营养素所提供能量占总能量消耗的可接受范围为碳水化合物50%～65%，脂肪20%～30%，蛋白质10%～15%。

碳水化合物主要存在于粮谷类和薯类食物中，是人类的主要能量来源，也是最经济的能量来源。脂肪主要来源于油料作物和动物性食物，如食用油、花生、大豆和动物脂肪。蛋白质主要来源于动物性食物、谷类和大豆。食物产热能力的高低，取决于它的构成，即碳水化合物、脂肪、蛋白质的比例。脂肪含量高，其食物含有的能量就高；水分含量高，食物含有的能量就少。

三、宏量营养素

（一）碳水化合物

碳水化合物是一类含有多羟基的醛或酮的有机化合物，又称糖类，几乎存在于所有的生命机体中，主要的生物学作用是作为机体的能源物质，部分糖类分子参与细胞结构的组成。

1. 碳水化合物分类　根据分子结构的大小和在水中溶解度的不同，可以将碳水化合物分为单糖、双糖和多糖三类。单糖和双糖一般都略带甜味，即为人们日常生活中所说的糖。多糖主要指淀粉，是粮食的主要成分。另外，动物糖原也属于多糖。

（1）单糖　是糖类中结构最简单的分子。常见的是含有 6 个碳原子的葡萄糖、果糖、半乳糖及单糖的衍生物，如山梨醇。其中，葡萄糖是人类摄取能量的源泉；果糖是所有糖类物质中最甜的，主要存在于水果和蜂蜜中，果糖被机体吸收后，转化为葡萄糖供给机体利用；半乳糖是乳糖的组成成分之一，在自然界极少单独存在，有甜味。半乳糖在体内被吸收后也是转换成葡萄糖。一般半乳糖是与葡萄糖结合，以乳糖的形式存在于乳汁当中；而作为单糖的衍生物山梨醇在肠道中吸收得比较慢，所以临床用于需要控制血糖的糖尿病患者。

（2）双糖　常见的双糖有蔗糖、麦芽糖和乳糖。蔗糖是人类主要的食用糖，是烹调中很重要的调味品。纯蔗糖易溶于水，甜味仅次于果糖，在甘蔗中含量比较丰富。麦芽糖又称饴糖，在谷类种子发芽时含量较多，故称麦芽糖。乳糖存在于乳汁中，有甜味，难溶于水。乳糖比蔗糖易消化。有时有些人因为体内缺少乳糖酶，使乳糖不能分解，并且刺激肠道，使其蠕动速度加快而出现腹泻、腹胀等不舒适的感觉。

（3）多糖　多糖无甜味，不溶于水。其中，淀粉是多糖在植物中的主要存在形式，也是人们日常膳食的主要成分。糖原又称动物淀粉。存在于肌肉中的糖原叫肌糖原；存在于肝脏中的糖原叫肝糖原。当摄入的糖过多的时候，多余的糖就会转变为糖原或脂肪。

2. 碳水化合物的生物学功能

（1）供给能量　这是糖类在体内最重要的生理功能。每克葡萄糖可以提供

16.7kJ（4.0kcal）的能量，脑及神经组织只能依靠血液中的葡萄糖供给能量，如果血糖过低，可出现昏迷、休克等问题。在运动中，葡萄糖是中等强度运动时的主要能量，任何运动开始、加速时，都需要糖代谢提供能量。一般来讲，凡短时间、高强度运动时的能量绝大部分由葡萄糖供给；而长时间、低强度运动时，也首先利用糖氧化供给能量，当可利用的糖耗竭时，才动用脂肪或蛋白质供应能量。

糖类中的葡萄糖是唯一既可以进行无氧氧化，又能进行有氧氧化的能源物质。糖氧化时消耗的氧气量比脂肪和蛋白质都低。与脂肪相比，在消耗等量氧的条件下，葡萄糖的产能效率比脂肪高4.5%，这一优点在氧不足的情况下尤为重要。

糖类被强调为运动中的主要能源物质，是因为它有助于运动过程中发挥最佳的运动能力。科学、适时、适量地补充糖类还有助于缩短体能恢复的时间；对于健身人群来说，糖类既是人体运动的重要能量来源，也是控制体重、预防肥胖的重要因素。

碳水化合物供能的特点：①有氧环境、无氧环境都可以代谢供能；②供能快而且直接；③代谢物清洁，对身体无害；④消耗的氧气比较少。

（2）构成机体的重要物质　细胞中都含有糖类，其含量为2%~10%，主要是以糖脂、糖蛋白和蛋白多糖形式存在，分布在细胞膜、细胞液以及细胞间质中。在细胞膜表面的糖蛋白参与细胞间的识别，有些细胞膜表面的糖分子还参与细胞间的信号传递。除每个细胞都含有糖类外，糖结合物还广泛存在于各组织中。脑神经组织中含有大量糖脂，主要分布在髓鞘上；糖与蛋白质结合生成的糖蛋白是构成软骨的组成成分。

（3）节约蛋白质　当膳食中糖类供应不足时，机体为了满足自身对葡萄糖的需要，会通过糖异生的途径产生葡萄糖供给能量；而当摄入足够量的糖类时，一方面可以预防体内或膳食蛋白质的提前或过量消耗；另一方面也有助于体内更多地生成三磷酸腺苷（ATP），有利于氨基酸的主动转运。

（4）抗生酮作用　脂肪在体内的分解代谢需要来自葡萄糖提供的能量支持。当膳食中糖类供应不足或由于诸如因糖尿病不能充分利用糖类时，体内会有大量脂肪被动员出来，由于机体对脂肪的彻底氧化能力是有限度的，故脂肪酸不能及时被氧化而在体内蓄积，以至于产生大量的酮体。酮体是一种酸性物质，在体内积存过多，容易引起身体的疲劳，严重者甚至引起酮症酸中毒；而膳食中充足的糖类可以防止上述现象的发生。

(5) 解毒作用 经糖醛酸途径生成的葡萄糖醛酸是体内一种重要的结合解毒剂。在肝中能与许多有害物质(如细菌毒素、乙醇、砷等)结合,以消除或减轻这些物质的毒性或生物活性,从而起到解毒的作用。

(6) 增强肠道功能 非淀粉多糖(如膳食纤维、功能性低聚糖等)是不能被机体消化的糖类,虽然不能在小肠消化吸收,但可刺激肠道蠕动,增强了结肠内的发酵作用;发酵产生的短链脂肪酸和肠道菌群增殖,有助于正常消化和增加排便量。

3. 碳水化合物摄入量对健康的影响 根据我国居民的基本饮食习惯,通常情况下,很少会出现碳水化合物供给不足的情况,但是如果没有一个健康的行为模式作指导,很容易出现糖类摄入过量而危及健康的情况。

(1) 糖类与肥胖 当人们吃含糖量比较高的食物、超过机体的需求量时,糖类会转化为脂肪储存在体内。如果是长期摄入大于消耗,人就会因脂肪堆积而发胖。尤其是摄入大量单糖或双糖,分解快、吸收快,容易产生饥饿感,容易多吃而发胖。相反,适宜的膳食搭配加上适度的体育运动可以防止肥胖的发生。

(2) 糖类与非胰岛素依赖型糖尿病 以前人们都认为非胰岛素依赖型糖尿病的病因与糖类的大量摄入有关系。但近期的研究证明,对于诱发糖尿病来说,糖类可能不是一个重要因素,基于此,糖类特别是蔗糖,已经不再是糖尿病患者膳食禁品。但无论如何,像蔗糖这类精制的糖,还是会比其他糖类使血糖升高的更快,故应适当限制其每日摄入量。

除此之外,糖类还与结肠癌、冠心病和龋齿,甚至包括人的情绪均有一定关系。

4. 运动与碳水化合物的关系 碳水化合物是肌肉活动的主要能量来源,提供运动所需的能量。短时间大强度运动的能量需要绝大部分都是由糖供给。研究表明运动强度大于90% $VO_{2}max$ 时,糖供能占95%左右;中等强度运动,碳水化合物是主要燃料;而长时间低强度的运动,也首先利用糖氧化供给能量,然后才动用脂肪或蛋白质供能,糖是脂肪酸氧化供能的引物。不同运动强度时,能量消耗的主要营养物质见图2-1。

运动中肌肉摄取的糖量为安静状态下的20倍或者更多。糖最容易氧化,完全氧化后,代谢的最终产物是二氧化碳和水,氧化不会增加人体体液的酸度。糖氧化时耗氧量较少,和脂肪相比较来说,在消耗相同量氧的条件下,糖产生能量的效率比脂肪高出4.5%,这一优点在氧不足的情况下更为重要,在运动员比赛时有时可以成为决定胜负的因素。

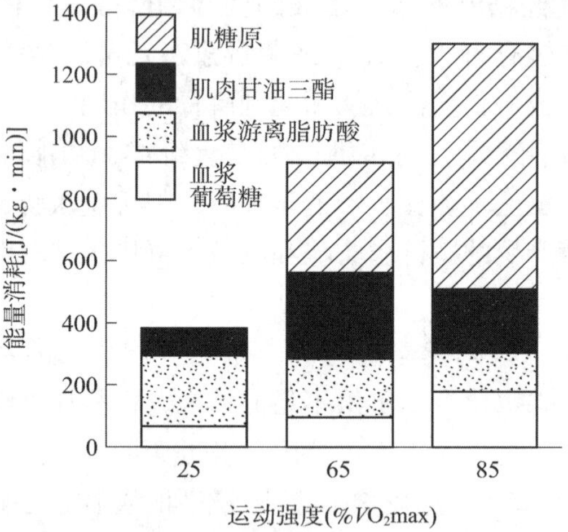

图 2-1　不同运动强度时能量消耗物质示意图

运动中肌糖原消耗或低血糖与长时间运动疲劳有关，因为肌肉内 ATP 不断合成的最终能量来源是糖，很多研究提示碳水化合物有提高运动耐力的作用。摄入糖提高运动能力被认为是与运动中糖的可利用度和糖的氧化效率有关；另外补充糖还可以改善高强度间歇性运动的竞技能力。耐力项目的运动员首先应满足总能量消耗的需求，糖供能比例应该达到总能量的 65% 左右，补充糖量为 7～8g/kg。糖补充不足会引起肠胃不适。

大脑中缺少储存的营养物质，主要依靠糖的氧化获得能量，糖可以通过血－脑屏障，营养神经细胞。血糖浓度降低时，首先影响中枢神经系统，产生疲劳或头晕等现象，例如，经常不吃早饭的人，容易有疲劳感，工作或运动强度较大时会产生头晕现象，称为“低血糖”。

运动中补充糖可以使血糖浓度保持在一个良好的水平，减小应激激素的分泌，有利于稳定免疫力，防止免疫力下降。人体内血糖下降会导致“下丘脑－脑垂体－肾上腺”轴活化，适量补充糖，可以使皮质醇和生长激素分泌减少。

运动中最直接和最快的能量是三磷酸腺苷（ATP），但体内 ATP 的储存量很少，仅能维持几秒钟，ATP 需要不断合成。糖是剧烈运动中 ATP 再合成的主要基础。储存在肌肉和肝脏的肌糖原和肝糖原能量分别近似 6000kJ 和 1500kJ，他们与体内甘油三酯储存能量相比虽然少，但是在高强度运动时，氧化磷酸化释放的能量不能满足运动需要，此时，糖的无氧能量释放是必要的。无氧能量的 ATP 释放仅仅能维持几秒钟，有氧和无氧 ATP 再合成的功能并非相互独立，当运动时间延长，无氧释放能量减小，有氧代谢功能增加，当运动到最大强度时，大部分甚至全部能量都由糖供给，这是因为ATP转换率增加，可以募集更多的肌纤维所致。糖可以通过无氧酵解途径代谢产生能量。糖进行无氧酵解时立即产生乳酸。从安静状态转化为运动状态，以及进行最大强度运动时，糖的无氧利用是不可缺少的。长时间剧烈运动，肌肉和肝脏糖原耗尽会影响运动能力。

5. 糖缺乏的表现 体力不支；运动能力下降；大脑疲劳；影响脂肪代谢。

6. 碳水化合物的需要量与食物来源

（1）碳水化合物的需要量 人体对糖类的需要量，一般是以可提供能量的百分比来表示。由于体内其他营养素可以转变为糖类，因此其需要量是很难精确确定的。根据《中国居民膳食营养素参考摄入量（DRIS 2013）》，我国健康人群的碳水化合物供给量占总能量的可接受范围为50%～65%，其中添加糖不超过总能量的10%；对糖类的来源也作出要求，即应包括复合糖类淀粉、不消化的抗性淀粉、非淀粉多糖和低聚糖等糖类；提倡摄入营养和（或）能量密度高的食物，以保障人体能量与营养素的需要及改善胃肠道环境和预防龋齿的需要。运动人群糖类的摄入量为总能量的60%，长时间运动时应增加至65%。若是高强度耐力运动时的糖类供给量应为总能量的60%～70%，中等强度时50%～60%，无氧运动时为65%～70%。

（2）食物来源 食物中的糖类主要来自于蔗糖、谷类食物和水果。糖类还有一个来源，那就是饮用运动饮料，运动饮料含有合理的糖类配比。对于参加运动的人群来说，可以通过饮用运动饮料来弥补糖类的摄入不足，增加体力，以获得更好的运动效果。

7. 膳食纤维 属于碳水化合物，世界卫生组织为了引起大众重视，将膳食纤维单列出来。

（1）分类 分为水溶性膳食纤维和非水溶性膳食纤维两类。果胶和树胶属于水溶性膳食纤维，纤维素、半纤维素及木质素属于非水溶性膳食纤维。

（2）膳食纤维的作用 ①改善肠道功能，防止便秘；②调节血糖，防治糖尿病；③降低胆固醇，预防心脑血管疾病；④增加饱胀感，有助控制体重；⑤稀释大肠中的致癌物质，缩短其通过肠道的时间，吸附某些食品添加剂、农药、洗涤剂等有害物质，促进排毒，预防大肠癌。

（3）膳食纤维的食物来源 非水溶性膳食纤维：水果和蔬菜的皮，全麦类和种子类；水溶性膳食纤维：水果、蔬菜、燕麦、大麦、豌豆、干豆类。

（4）推荐摄入量 膳食纤维每天摄入25～35g。

（5）最佳补充剂　果蔬纤维片。

（二）脂类

脂类是脂肪与类脂的总称，是生物体中存在的一类化学组成和化学结构有很大差异的重要有机物，不溶于水，溶于有机溶剂。由于机体对脂肪的需要量以及每天从食物中的摄取量远远大于类脂，故人们平时常说脂肪而不常提及类脂。脂肪又包括常温下呈固态的动物脂肪（猪油、牛油等）和常温下呈液态的植物油（豆油、花生油等）。类脂结构类似脂肪，食物中的类脂主要包括磷脂和胆固醇。脂类是机体内能量的重要来源，具有广泛的生理功能。

1. 脂类的生物学功能

（1）供给能量　脂肪是人体能量的主要来源之一，属产热量最高的一种热源物质，被认为是膳食中“浓缩的能源”。但脂肪只在有氧气时才能供应能量。每克脂肪在体内氧化可产生能量37.6kJ（9.0kcal）。与葡萄糖和蛋白质相比较而言，脂肪的最大优点是储存量大。这个量大有两层含义，一是由于脂肪不溶于水，故而在水的极性作用下，具有比糖和蛋白质更小的体积；二是同样重量的脂肪是糖和蛋白质产热量的2.25倍，并且在体内有比糖更大的储存空间。因此，脂肪不仅是人体的最大能量库，还是最佳的能量储备形式。但脂肪摄入量过大时，很容易引起身体的肥胖。

一般来说，运动强度越小，运动持续时间越长，机体脂肪氧化供能占人体总能量供给的百分率就越高。在短时间激烈运动时，肌肉基本上不能利用脂肪酸。因此，通过运动训练或体育运动来提高机体有氧供能能力的同时，机体利用脂肪供能的能力也会增加。

脂肪供能的特点：①单位重量产能高，是机体的能量库；②只有在氧气供给充足时，脂肪才能分解供能；③碳水化合物或氧气供给不充足的时候，脂肪分解产生酮体，诱发中枢疲劳；④强度低的运动，脂肪供能比较高。

（2）构成生物膜　生物膜是将细胞或细胞器同外界环境分开的膜，是细胞中各种膜结构的统称，也是细胞功能的基本结构基础。细胞膜具有多种生物学功能。细胞的许多生命现象，如保护作用、物质运送、能量转换、信息传递、神经传导、代谢调控、细胞免疫、细胞识别等，都与生物膜紧密相关。生物膜主要由脂类、蛋白质和少量糖类组成。不同的生物膜，其组分也不相同，尤其是蛋白质与脂肪的比例有很大的差异。因此，脂类的种类和数量与细胞膜的生物学功能有密切的关系。其中，膳食对于维持脂肪在机体中的功能具有保障作用。

（3）供给必需脂肪酸　必需脂肪酸是人体所需要的、在体内不能合成、必须从食物中摄取的具有重要生理功能的一类脂肪酸，包括亚油酸、α－亚麻酸。必需脂肪酸是生物膜的重要结构物质（磷脂）的重要成分；必需脂肪酸还是合成前列腺素的前体，在体内有多种生理功能；与此同时，必需脂肪酸也与胆固醇的代谢关系密切。因此，必需脂肪酸的缺乏不仅会引起皮肤受损、生殖障碍、生长迟缓等，还会引起眼、肝、肾和神经等多个器官异常。

（4）御寒和保护脏器　由于脂肪是热的不良导体，因而阻碍了体表热的散失。故在寒冷环境或在水中运动时，皮下脂肪可以起到保温的作用，从而有利于机体的能量供给和运动能力的保持。而在内脏器官周边或皮下，脂肪作为隔离层或填充衬垫，可以保护和固定内脏器官、避免机械摩擦和位移，使手掌、足底等部位更好地承受压力。

（5）促进脂溶性维生素的吸收、增加食欲和饱腹感　脂溶性的维生素可以在脂肪的帮助下更有效地被吸收进入体内。由于脂肪不容易被消化，因此，脂肪含量高的食物在胃中的停留时间会更长一些，饱腹感也会更强烈一些，故不易饥饿。由于脂肪可以增加食物的香味，特别是动物脂肪会更加突出一些，所以在实际的烹饪或选择食物时，应予以特别的关注，尽可能地控制动物性脂肪的摄入量。

2. 脂类的摄入与身体的健康　脂类是人体不可缺少的营养物，但摄入不当也会引起多种疾病，例如冠心病、癌症、肥胖症以及免疫功能下降等。因此，合理地摄入脂肪不仅是一个质与量的问题，而且也是积极预防和减少心脑血管疾病、糖尿病等慢性病的重要措施之一。动脉粥样硬化是导致冠心病的主要因素。动脉粥样硬化的形成主要是由于血浆中胆固醇过多、沉积在冠状动脉内壁所致，而诊断冠心病的重要指标是血脂（即乳糜微粒、低密度脂蛋白、极低密度脂蛋白和高密度脂蛋白）的含量。

由于血脂的变化与膳食脂肪、人们的营养观念和行为方式有密切关系。具体来讲，膳食胆固醇的摄入量与血脂呈正相关。因此，膳食胆固醇摄入过量增大了患动脉粥样硬化和冠心病的危险性。人们发现，食用高饱和脂肪酸和高胆固醇膳食，血脂会明显升高。相反，若以多不饱和脂肪酸代替饱和脂肪酸，则血脂升高得不明显。因此，应限制胆固醇的摄入量，一般每日不超过300mg。

有研究发现，低密度脂蛋白氧化对冠心病的发生更具有危险性。因为，自由基、脂质过氧化和低密度脂蛋白氧化性改变参与了动脉粥样硬化的启动。食用含单不饱和脂肪酸较高的膳食与食用含多不饱和脂肪酸较高的膳食相比，具有可使低密度脂蛋白降低而高密度脂蛋白不下降的优点。因此，一般建议单不饱和脂肪酸的摄入量占总能量的5%～15%。

人们除了关注多不饱和脂肪酸对降低血液胆固醇和低密度脂蛋白的作用外，最近几年对 $n-3$ 多不饱和脂肪酸降血脂的作用更为关注。因为 $n-3$ 多不饱和脂肪酸中的二十碳五烯酸有明显降血脂的作用，可以防止动脉粥样硬化和血栓形成。所以，众多冠心病患者增加摄入富含 $n-3$ 多不饱和脂肪酸的鱼油或亚麻籽油来防止血脂升高和动脉粥样硬化。脂肪酸对血脂的影响见表 2-4。

表 2-4　脂肪酸对血脂的影响

脂肪酸种类	胆固醇	高密度脂蛋白胆固醇	低密度脂蛋白胆固醇
饱和脂肪酸	⇧	⇩	⇧
单不饱和脂肪酸	↓	↑	↓
$n-6$ 多不饱和脂肪酸	↓	⇩	↓
$n-3$ 多不饱和脂肪酸	↓	↑	↓
反式脂肪酸	⇧	⇩	⇧

注：⇧⇩空心为不利健康，↑↓实心为有利健康。

流行病学调查结果显示，脂肪的摄入量与某些癌症的形成存在着一定的关系。有学者认为，膳食脂肪量的增加提高了直肠胆汁酸浓度，促进了直肠癌的发生；而橄榄油等却可以降低患乳腺癌的风险。与此同时，人体的肥胖也是由于脂肪堆积过量所致。尽管引起肥胖的原因很多，但最根本的原因是摄入的能量超过了消耗的能量，多余的能量即转化为脂肪储存于体内。

3. 运动人士脂肪的需要量　运动人士膳食中适宜的脂肪量应为总热量的 25%～30%。饱和脂肪酸、单不饱和脂肪酸及多不饱和脂肪酸的比例为 1∶1∶1。由于脂肪代谢产物蓄积会降低人体耐力并引起疲劳，过多摄入脂肪不仅会降低蛋白质和铁等一些营养素的吸收率，还常会带入外源性的胆固醇引起高脂血症。所以，应当适当限制运动人士膳食中食用脂肪的量。当然，如果脂肪摄入量不足，也会影响到食物的质量和味道。此外，脂肪的摄入量与运动项目的特点有一定关系。例如，冬季项目和游泳项目，由于机体散热量大，食物中脂肪的比例就应当高一些；在高原训练或是登山期间，由于机体经常处于缺氧状态，膳食中脂肪的比例可以考虑比其他运动项目少一些。

4. 一般人群脂肪的需要量与食物来源　一般人群食物中脂肪供给量因年龄、季节、劳动强度、运动负荷和经济条件不同可有一定差异，一般应占总热量的 20%～30%，不宜超过 30%。强度低的运动，脂肪供能的比例较高；强度高的运动，碳水化合物的供能比较高（见图 2-1）。每日摄入的脂肪量，动物性脂肪应占40%，植物性脂肪应占60%。含脂肪丰富的食品为动物性食物、坚果类、植物种子及植物油。动物性食物以畜肉类含脂肪最丰富，且多为饱和脂肪酸。

5. 最佳补充剂 深海鱼油、亚麻籽油、橄榄油等。

（三）蛋白质

蛋白质是一类重要的生物大分子，是生命的物质基础。没有蛋白质就没有生命。蛋白质是一种化学结构非常复杂的化合物，主要由碳、氢、氧、氮4种元素构成。氮的含量平均稳定在16%，故蛋白质又有“是一类含氮的有机化合物”之说。每克蛋白质在体内氧化可产生能量16.7kJ（4.0kcal）。

1. 蛋白质的生物学功能

（1）构成身体的组成成分 蛋白质是细胞的主要组成成分之一，约占细胞干重的80%，主要是作为结构和修补组织的“建筑材料”。一方面，蛋白质广泛地存在于肌肉、神经、血液、骨骼和毛发中；另一方面，蛋白质也是伴随生命而不断新陈代谢的重要标志。人们常用蛋白质的变化来反映生命的过程。所以，每人每天必须摄入一定数量的蛋白质，用以维持机体的结构和各种生理活动。

（2）调节生理功能 主要体现在以下几个方面，一是保持机体的渗透压和血液的酸碱平衡。例如，血浆中蛋白质的浓度可以控制体液中水分的分布趋势，而蛋白质属于两性电解质，具有缓冲作用。在血液中，特别是红细胞中的血红蛋白，可以防止过多的酸或碱的堆积，故对维持体液酸碱平衡具有重要作用。二是促进体内各种生理生化反应的进行。例如，酶和激素都是调控机体代谢的重要物质。因为酶的化学本质是蛋白质，而激素中除了以脂肪为原材料合成的脂肪类激素外，其余的全是蛋白类激素。例如，催化丙酮酸还原成为乳酸的乳酸脱氢酶和调节控制血糖浓度的胰岛素都是以蛋白质为基础的。三是具有保护和防御功能。例如，机体是通过抗体对抗原的作用来实现排除外来物质对机体的干扰，起到保护作用；而抗体主要是由蛋白质合成的。因此，蛋白质的营养状况对机体抗病能力具有重要影响。

（3）提供能量 与糖类和脂肪相比，蛋白质供能所占的比例要小一些。但是，当机体摄入的糖类和脂肪的数量不足以满足机体的需求时，机体会分解蛋白质产生氨基酸而获得能量，主要是氨基酸脱氨基作用生成α－酮酸，参与三羧酸循环转化供能。在长时间、高强度运动时，机体蛋白质参与供能的比例和身体对蛋白质供能的需求会随之增加，所以补充支链氨基酸有助于提高机体的运动能力。

2. 蛋白质摄入与身体健康 蛋白质与身体健康之间存在着非常密切的关系。

（1）蛋白质是构成机体的结构物质 蛋白质既是构成身体的结构物质，也是生命生生不息的“窗口”。由于氮元素是蛋白质的“形象大使”，人们常用氮状态来表达生命的不同阶段。儿童少年时期蛋白质的合成大于分解，而到人的暮年则是分解大于合成，成年期两者之间处于相对平衡状态。因此，在不同的年龄阶段，人体对蛋白质的需求量是不一样的。在儿童少年时期，应当摄入充足的高蛋白食物。

（2）对机体免疫能力和调控能力具有重要作用　由于蛋白质对于身体的免疫能力和调节控制能力具有重要的作用，并且还有“必需氨基酸”需要通过食物途径不断地补充；故蛋白质是人们一生始终都需要关注的营养问题。因此，保证食物中蛋白质种类的多样性与足够的数量对于健康来讲是十分重要的。需要注意的是，过量地摄入高蛋白食物也会带来危害。因为，摄入过量的高蛋白食物会增加肾脏的负担，特别是对于肾脏已经有严重疾病的人来讲，压力就更明显；对骨骼来讲，由于蛋白质的分解会促使血液 pH 偏向酸性，机体在缓冲血液 pH 时，不仅会动用体液中的钠和钙这类碱性元素，而且还会动员骨骼中的钙元素。因此，吃的蛋白质越多，损失的钙也就越多，这也许就是西方人吃肉多、喝奶多，但患骨质疏松症者不少的原因。

（3）蛋白质是肌肉的主要成分　肌肉力量与耐力既是“体适能”的基础，也是影响体形的重要因素之一。人们都比较注重对肌肉的练习。由于蛋白质是合成肌肉的主要原料，在增加肌肉的练习过程中，肌肉蛋白质始终处于更新与破坏的交替过程中，即新的蛋白质合成，旧的蛋白质分解。蛋白质的合成和分解率决定了肌肉块的大小。因此，在进行练习时要注重适量地补充蛋白质，这样才更有利于提高练习的效果。

（4）蛋白质增加机体的能量储备　选择合适的蛋白质补充物（如支链氨基酸和谷氨酸）有助于提高运动能力。由于支链氨基酸能在肌肉中被氧化，转化为乙酰辅酶 A，进而产生能量 ATP。由此可以看出，补充支链氨基酸能增加机体的能量储备，起到保持运动能力的目的。血液中释放的谷氨酰胺大约有一半源于血液中的谷氨酸；由肌肉生成的谷氨酰胺是黏膜上皮细胞、免疫系统细胞中 DNA 和 RNA 合成的重要能源和调节剂，在人体代谢中具有识别功能。有研究发现，长时间力竭性运动后人体血浆谷氨酰胺浓度低于无氧/有氧中等强度训练，一般出现在运动后的 3～4 小时；而补充谷氨酰胺可以减轻下降水平。

3. 运动人士的蛋白质需要量　运动对蛋白质需要量影响的重要性是一个有争议的话题。但许多研究表明，运动人士的个体蛋白质需要量比一般人要高，且男性大于女性；经常参加力量练习者蛋白质的需要量比进行耐力训练者要大很多。

CMSTP

运动后蛋白质合成代谢增强。研究表明，运动可增加肌肉蛋白的降解，进行力量训练的运动人士增加蛋白质摄入量时，机体蛋白质的合成也增加。蛋白质中支链氨基酸还可保障中枢神经的兴奋性，降低疲劳程度，提高运动能力。

日本及东欧一些国家提出，运动员每日需2g/kg体重以上的蛋白质；而西欧一些报道提出，每日1.4g/kg体重的蛋白质即可满足运动员的需求。我国学者提出，运动员蛋白质供给量应为总能量的12%～15%，一般为每日1.2～2.0g/kg体重。在高温季节训练时，蛋白质的需要量应比平时更高一些。在实际应用中，还需要注意到影响运动员蛋白质需要量的因素，如训练状态、训练类型、强度和频率等因素的不同组合所导致蛋白质需要量的变化。

4. 一般人群蛋白质的需要量与蛋白质的食物来源　我国一般人群蛋白质推荐摄入量：成年男性65g/d，女性55g/d。

减肥常选择的高蛋白食物有：煮鸡蛋、全脂牛奶、脱脂牛奶、瘦猪肉、鸡胸脯肉、瘦牛肉、瘦羊肉、带鱼、虾和大豆类食物等。

如果使用计算法来计算，一般人蛋白质摄入量为1～1.6g/（kg·d），孕妇在怀孕早、中、晚三期分别每日增加0g、15g、30g，乳母每日增加25g，青春期每日按1.68g/kg体重推荐摄入。对于老年人，每日按1.27g/kg体重推荐摄入，或蛋白质占总热量的15%较为合适。

5. 最佳补充剂　蛋白质粉。

四、微量营养素

（一）维生素

维生素是维持身体生长与正常生命活动所必需的一组有机化合物，在身体中既不是构成身体组织的原材料，也不是能量的来源；而是一类调节物质，在体内代谢中起重要作用。由于维生素无法在体内合成，必须通过饮食途径予以补充；因此，尽管需求量不是很大，但也是一类重要的营养素。

维生素分为水溶性维生素和脂溶性维生素两大类。

脂溶性维生素包括维生素A、维生素D、维生素E和维生素K四种。脂溶性维生素不溶于水而溶于有机溶剂，在食物中与脂类共同存在。水溶性维生素主要有B族维生素和维生素C两种。

1. 维生素A（视黄醇）

（1）维生素A的生理功能　促进眼部组织健康，保护视力；维持皮肤和黏膜等上皮组织的健康；帮助身体组织的生长和复原；促进骨骼及牙齿的正常发育；提高免疫力。

（2）维生素A缺乏症

①眼疾：夜盲症、干眼病、角膜软化症。维生素A缺乏可引起角膜软化症、角膜干燥、浑浊至软化，易形成溃疡、穿孔、继发感染，以后角膜可形成瘢痕，导致失明。

②皮肤病：皮肤粗糙、干燥、鳞状角化、脱屑。

③上皮组织恶化：口腔、消化道、呼吸道和泌尿道等上皮组织易受细菌感染而发炎，严重的会产生癌变。

④生长缓慢：特别是儿童，身体及骨骼生长发育迟缓、甚至变形，牙齿不健全甚至珐琅变态、凹陷和龋齿。

⑤生殖失调：妊娠不良、胎儿生长异常、胎盘损伤和胎儿死亡。

（3）维生素A中毒　一次或多次连续摄入大剂量维生素A，常常以大于成人推荐摄入量（RNI）100倍、儿童RNI 20倍即会产生急性维生素A中毒现象。长期摄入维生素A超过RNI 10倍即可引起维生素A慢性中毒。维生素A中毒表现：食欲减退、恶心、呕吐、头痛、唇裂、视觉模糊、皮肤干燥和瘙痒、鳞片样脱皮、掉头发、骨关节痛、肝脾肿大。

（4）维生素A的食物来源　动物性食物有鱼肝油、动物肝脏、蛋、奶、芝士、牛油等都含有视黄醇；植物性食物则以深绿色蔬菜、黄色蔬菜为主，这类蔬菜含大量的胡萝卜素，经人体吸收后，在肝脏内转变为视黄醇。

（5）推荐摄入量　成年男性800μgRE/d，成年女性700μgRE/d。可耐受最高摄入量（UL）：成人3000μgRE/d。治疗量（美国）：2250～6000μgRE/d。单位换算关系：1μgRE＝1μg视黄醇＝3.3IU视黄醇＝6μg β－胡萝卜素。RE为视黄醇当量。

（6）最佳补充剂　类胡萝卜素、鱼肝油、维生素A软胶囊。类胡萝卜素是维生素A的前体，当体内缺乏维生素A时，它会在肝脏的作用下转化为维生素A，类胡萝卜素本身也有抗氧化和增强免疫力等作用。类胡萝卜素安全性更高，一般不会中毒，但有些人用后皮肤会发黄，停用一段时间后即逐渐恢复正常皮肤颜色。鱼肝油不是鱼油，鱼肝油是维生素A＋维生素D，属于维生素类产品；鱼油是 $n-3$ 多不饱和脂肪酸，属于脂肪类产品。

2. B族维生素

（1）B族维生素的作用

①最重要辅酶，维持蛋白质、脂肪、碳水化合物的代谢，是能量制造过程中

重要的营养物质。

②维持神经系统的正常功能，缓解压力。

③抑制胆碱酯酶的活性，促进胃肠蠕动，增强胃肠动力，帮助食物消化、吸收。

④维持皮肤健康必需的营养物质，可减少皮炎及过敏。

⑤维生素 B_6、维生素 B_{12}、叶酸能促进血液同型半胱氨酸的代谢，防治动脉粥样硬化。

⑥促进红血球生成，防治贫血。

⑦维持口腔健康，减少口腔及口角发炎。

⑧增强肝酶活性，维持肝脏健康。

（2）B 族维生素缺乏症

①缺乏维生素 B_1 导致脚气病，主要损害神经系统、心血管系统。

②缺乏维生素 B_2 主要表现为口腔、皮肤和眼睛的炎症反应，引起唇炎、口角炎、舌炎、脂溢性皮炎、眼睛怕光流泪、睑缘炎等不适。图 2－2 显示维生素 B_2 缺乏引起的唇炎和口角炎，大家在身边人群也会时常见到这种缺乏症。

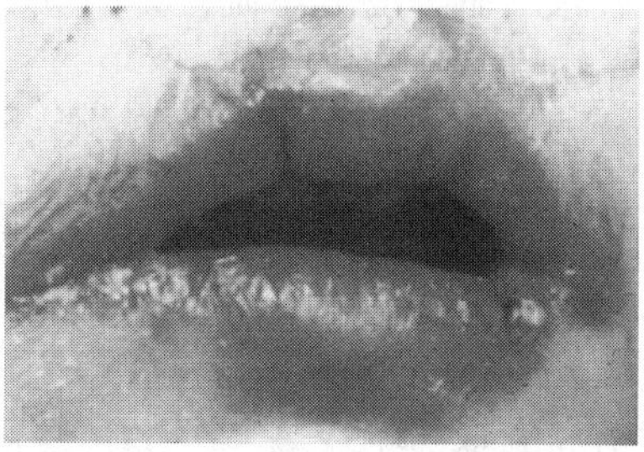

图 2－2　维生素 B_2 缺乏病

（唇炎、口角炎）

③缺乏烟酸发生癞皮病，主要损伤皮肤、口、舌、胃肠道黏膜以及神经系统；即所谓“三 D 症状”：皮炎、腹泻和痴呆症。

④缺乏维生素 B_{12} 易引起恶性贫血；神经系统受损，出现精神抑郁、记忆力下降、四肢震颤等神经症状。

⑤缺乏叶酸导致胎儿先天性神经管畸形，巨幼红细胞贫血，胃肠功能紊乱。

（3）B 族维生素的特点　维生素 B_1 增强精力的作用强，烟酸可改变抑郁的性格，至少有三种 B 族维生素有缓解压力的作用，有三种 B 族维生素（烟酸、胆碱、肌醇）有降低胆固醇的作用，精加工食品 B 族维生素会大量流失。

（4）B 族维生素的食物来源　酵母、肝脏、肾、心、肉类、米糠、麦麸、全谷、豆类、鸡蛋、各种绿叶植物。

（5）每日推荐摄入量

成年男性 RNI：维生素 B_1 1.4mg，维生素 B_2 1.4mg，维生素 B_6 1.4mg，维生素 B_{12} 2.4μg，叶酸 400μg，烟酸 15mg，泛酸 5mg，生物素 40μg。

成年女性 RNI：维生素 B_1 1.2mg，维生素 B_2 1.2mg，维生素 B_6 1.4mg，维生

素 B_{12} 2.4μg，叶酸400μg，烟酸12mg，泛酸5mg，生物素30μg。

可耐受最高摄入量（UL）：维生素 B_6 60mg，叶酸1000μg，烟酸35mg。

（6）最佳补充剂　B族维生素。

3. 维生素C

（1）维生素C的功能

①参与羟化反应，促进胶原合成，保持皮肤、骨骼以及关节的牢固与强健；降低毛细血管脆性，防治坏血病。

②参与体内氧化还原反应，维持体内正常代谢，增强人体免疫能力，预防疾病；具有抗氧化作用，减少自由基对身体细胞的损害，抗衰老，防癌；有助于抗压力激素的分泌，有助于减压。

③促进铁和钙的吸收。

（2）维生素C的缺乏症　常有倦怠，疲劳，肌肉和关节瞬息性疼痛，急躁，齿龈出血，皮下渗血，易骨折，伤口难愈合，抵抗力降低，易患伤风、感冒等疾病。

（3）维生素C的食物来源　富含维生素C的食物有猕猴桃、橙、柠檬、椰菜、葡萄、番石榴、鲜枣、莲藕、青椒或各种辣椒等。

（4）维生素C的推荐摄入量　成年人100mg/d。可耐受最高摄入量（UL）：成人2000mg/d。治疗量（美国）：1000～10 000mg/d。两次诺贝尔奖获得者，美国的鲍林博士认为，人类每天应补充维生素C 10～12g。鲍林博士自己每天服用18g维生素C，一生几乎没有得过病，而且活到了93岁。

（5）最佳补充剂　维生素C片。

4. 维生素D

（1）维生素D的功能　①促进肠道钙磷的吸收，维持血钙稳定。②动员骨钙，维持血钙稳定。③促进肾脏重吸收钙磷。

（2）维生素D缺乏症　佝偻病、软骨病、骨质疏松症。

（3）维生素D的食物来源　脂肪多的鱼，如大马哈鱼、金枪鱼，肝、蛋黄、奶油、黄油、干酪等。在阳光曝晒下皮肤也能制造和活化维生素D。

（4）维生素D推荐摄入量　中国标准：成年人10μg/d，可耐受最高摄入量（UL）：成人50μg/d。单位换算关系：维生素D 1μg ＝ 40 IU。

2010年11月30日，美国医学研究所（IOM）发布报告，将美国人维生素D膳食营养素参考摄入量（DRIs）做了较大幅度的提高，维生素D的DRIs：婴儿到70岁成人600IU；71岁以上成人800IU；维生素D的UL：6～12月婴儿

1500IU，1～3岁2500IU，4～8岁3000IU，其余4000IU。

（5）最佳补充剂　鱼肝油、维生素D制剂。

5. 维生素E

（1）维生素E的生理功能

①抗氧化作用：清除自由基，抗衰老，防癌，与维生素C、类胡萝卜素、硒有协同作用。维生素E主要保护细胞膜免受自由基侵害。

②抗动脉粥样硬化作用：维生素E可抑制脂质过氧化反应，防止低密度脂蛋白氧化，抑制血小板在血管表面凝集和保护血管内皮的作用。

③对免疫功能的作用：维生素E对维持正常的免疫功能，特别是对T淋巴细胞的功能很重要。

④调节内分泌：对胚胎发育和生殖有很好的作用。

（2）维生素E缺乏症　可以引起红血球溶血现象及溶血性贫血，易提前衰老，易患某些癌症、心脏病、白内障等慢性退行性疾病。

（3）维生素E的食物来源　富含维生素E的食物有麦胚、坚果类（果仁、杏仁、花生等）、植物油（麦胚油、葵花籽油、芝麻油、玉米油、南瓜籽油、红花籽油富含维生素E），其余来自谷物、芦笋、黄油、奶酪、海产品、苹果、胡萝卜、牛肉、鸡、肝、豆类及深绿色蔬菜。

（4）维生素E适宜摄入量　成年人14mg α－生育酚当量/d。可耐受最高摄入量（UL）：700mg α－生育酚当量/d。单位换算关系为 α－生育酚1mg = 1.49 IU。

（5）最佳补充剂　小麦胚芽油胶囊、维生素E软胶囊。

6. 维生素与运动　运动人群需要摄入较多的维生素。主要原因有以下几点。

（1）运动人群胃肠道吸收能力下降。

（2）运动时汗液、尿液、粪便中维生素排出量增加。

（3）运动使体内维生素的代谢周转率加速，导致维生素利用率提高、消耗增加。

（4）运动人群能量代谢增加，维生素需求量增加。

7. 维生素补充剂与膳食指导　许多人是需要维生素补充剂的。特别是在频繁参加运动或比赛、工作比较紧张、学习压力比较大的时期，老年人、孕妇或由于各种原因饮食无法提供足够种类和数量的维生素时，服用维生素补充剂是一种正常、有效的补充途径。需要补充维生素的人群，一是由于饮食结构不尽合理而导致的亚临床性缺乏症，其症状可能没有那些典型的、完全性营养缺乏症的表现明显，很容易被忽略；二是如孕妇、严格意义上的素食主义者、处在疾病恢复期的患者和患有乳糖不耐受症的特殊群体，这些人群需要根据他们的实际情况补充维生素；三是维生素补充剂的服用剂量一定要适当，不是越多越好。长期过量服用维生素补充剂带来的危害比短期服用要大，这是因为：①长期过量服用所产生的中毒症状非常轻微、发展缓慢、很难被人察觉；②会给服用者造成一种安全的假象，使他不去注意饮食，结果很可能是饮食长期不合理。因此，在决定服用维生素补充剂之前，一定要确定它可能存在的不良反应及有关禁忌，还要学会和习惯于先看产品标签和说明，然后再从中选择一个能满足使用者需要的补充剂。

膳食指导建议：膳食结构要合理，食物要多样化，多选择富含维生素的新鲜水果蔬菜。如果是在外吃饭，一定要学会从菜单上选择富含维生素的菜肴。

（二）矿物质

1. 钙

（1）钙的生理功能

①构成骨骼和牙齿。

②维持神经和肌肉的活动，促进神经和心脏的健康。

③维持毛细血管的通透性，防治过敏性疾病。

④参与血液凝固及激素分泌过程，维持体液酸碱平衡。

（2）钙缺乏症　可导致佝偻病、骨质软化症、骨质疏松症，引起抽搐。佝偻病患者骨骼会变形，参见图2－3。

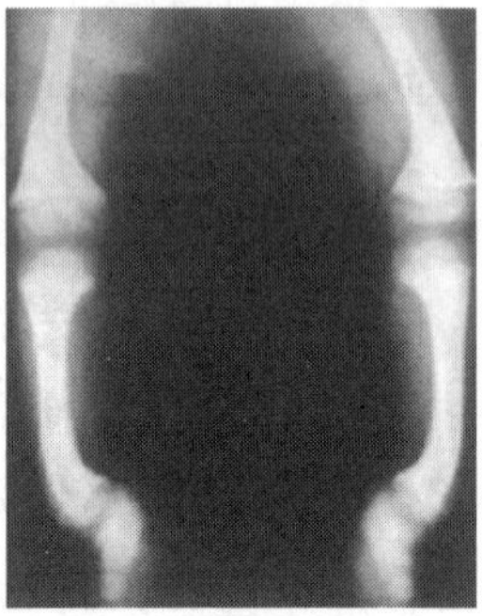

图2－3　佝偻病

（3）影响钙吸收的因素。主要包括：

①机体因素：生命周期的不同年龄阶段。

②膳食因素：膳食钙的摄入量、膳食中维生素D的数量、乳糖和适量的蛋白质有利于钙的吸收利用，低磷膳食提高钙的吸收，高脂膳食影响钙的吸收，草酸、植酸、膳食纤维干扰钙的吸收。

（4）运动与钙　运动人员在运动训练和比赛中从汗液中丢失大量的钙（汗液中钙离子的含量约为2.55mmol/L）。因此，对于运动人员来讲，及时补充钙离子有助于保持运动能力，缩短恢复时间。

由于钙离子在维持神经和肌肉细胞的兴奋性、骨骼肌的收缩、细胞内第二信使作用等方面具有重要功能，因此注意补充钙、维持钙营养的平衡对于保持运动能力具有非常重要的作用。此外，运动还有促进钙在骨骼中沉积的作用，尤其是钙离子摄入量满足机体需要时，骨密度会有明显的增加。

对女性而言，一是青春发育期前加强体育锻炼有助于骨密度的增加，其效果比选择在青春发育期后更好；二是闭经后的妇女，在增加钙摄入量的同时进行运动锻炼，才能使骨密度提高，没有运动锻炼只补钙，对骨密度无增加作用。

在减轻体重期间，如果运动人员采用控制膳食的办法来减重的话，很可能会造成钙离子的摄入不足。故这一时期要额外多补充一些钙片。

（5）钙的食物来源 奶和奶制品是钙的最重要来源，豆类及其制品、虾皮、小鱼、芝麻酱、杏仁、海带、发菜、绿色蔬菜也是较好来源。

（6）钙的需要量

中国成人标准：推荐摄入量（RNI）为 800mg/d，可耐受最高摄入量为 2000mg/d。

（7）最佳补充剂 钙片、钙镁片、儿童钙镁片。

2. 镁

（1）镁的生理功能

①镁是重要辅酶，广泛参与体内各种代谢，包括蛋白质、脂肪、糖及核酸的代谢，是能量制造不可缺少的营养物质。

②维持神经 - 肌肉的兴奋性，有安神镇静、营养心肌的作用。

③促进骨的形成，增强骨骼和牙齿。

④减少肝、胆、肾结石的形成。

（2）镁缺乏症

①神经过敏，肌肉痉挛、发抖。情绪不稳定，人会变得烦燥、紧张，对声音敏感、易冲动，睡眠差。

②心肌营养不良，易患心脏病。

（3）镁的食物来源 含镁丰富的食物有紫菜、麦胚、荞麦、杏仁、腰果、小米、豆类、绿叶蔬菜、粗粮、坚果。紫菜含镁最高，被誉为“镁元素的宝库”。

（4）镁的需要量 推荐摄入量为 330mg/d，可耐受最高摄入量为 700mg/d。

（5）最佳补充剂 钙镁片、儿童钙镁片、含镁多种矿物质片剂。

3. 钾

（1）钾的生理功能

①参与碳水化合物、蛋白质的代谢；

②维持细胞内正常渗透压；

③维持神经 - 肌肉的应激性和正常功能；

④维持细胞内外的酸碱平衡。

（2）钾缺乏病　消化功能紊乱，肠麻痹，心律失常，弛缓性瘫痪。

（3）钾的食物来源　大部分食物都含钾，蔬菜和水果是钾的最好来源，富含钾的食物还有豆类、瘦肉、鱼类。

（4）钾的适宜摄入量　成人2000mg/d。

4. 钠

（1）钠的生理功能

①调节体液与渗透压。

②维持酸碱平衡。

③增强神经－肌肉的兴奋性。

（2）钠缺乏病　恶心、呕吐、血压下降，甚至昏迷、休克。

（3）钠的适宜摄入量　成人1500mg/d。

5. 铁

（1）铁的生理功能

①构成血红蛋白、肌红蛋白，参与氧的运输。

②酶组成成分，是能量制造不可缺少的营养物质。

③铁与免疫有关。

（2）铁缺乏症　可使人疲乏、无力、注意力不集中、失眠、食欲不振、指甲脆薄，皮肤及毛发干燥无光泽，并可导致抵抗力下降、易患感染、缺铁性贫血。

（3）运动与铁　运动可以加快铁在机体中的代谢速率。这是因为，一方面长期的运动锻炼会使组织内储存的铁含量明显下降；另一方面，运动又促使红细胞自身的更新速度不断加快、肌肉中的含铁酶数量增加，使得机体对铁的需要量呈增加趋势。此时，运动员如果不注意合理、科学地搭配自己的膳食，例如膳食中脂肪比例过高、维生素C含量过低或者富含铁的食物比较少，都会加重、加快体内铁的匮乏。因此，在长时间训练或锻炼时，运动人士应注意补充铁剂，且补充量要高于一般不运动的人。

运动人士在进行高原训练时，作为对高原低氧环境的适应性调整，血液红细胞血红蛋白的含量会增加，因此对铁的需要量也会明显增加；加之运动使运动人员的排汗量增加，在汗液中也含有一定数量的铁。此外，实施减控体重期间的运动人士，处于月经期间的运动人士、青春发育期的运动人士都需要额外补充铁。

（4）铁的食物来源　良好来源有动物肝脏、全血、肉、鱼，蔬菜中含铁低、吸收率也低，奶类贫铁。

（5）推荐摄入量　成年男性 12mg/d，女性 20mg/d；可耐受最高摄入量为 42mg/d。

（6）最佳补充剂　氯化血红素（血红素铁），铁片，铁质叶酸片，儿童铁片，含铁的多种矿物质片剂。

6. 铬

（1）铬的生理功能

①加强胰岛素的作用。

②降低血清胆固醇，预防动脉粥样硬化。

③与核酸结合调节细胞的生长。

（2）铬缺乏病　会出现糖耐量降低或血糖升高，且对胰岛素不敏感。

（3）食物来源　谷类、肉类、海产品、豆类、坚果类、黑木耳、紫菜、动物肝脏。

（4）铬的适宜摄入量　成年人 30μg/d。

（5）最佳补充剂　含铬的多种矿物质片剂，氨基酸螯合铬，甲基吡啶铬。

7. 锌

（1）锌的生理功能

①参与金属酶的组成，在蛋白质、脂肪及核酸代谢中有重要作用。

②促进机体的发育和组织再生。促进性器官与性功能的发育。

③促进食欲。

④参与免疫功能过程。

⑤促进维生素 A 的代谢和功能，保护皮肤健康。

（2）锌缺乏病　表现为生长发育障碍，性发育障碍、性功能低下，味觉、嗅觉、视觉障碍，出现异食癖。急性锌缺乏病主要表现为皮肤损害和秃发病。

（3）运动与锌　运动可以明显影响锌的代谢，可引起机体锌的重新分布。运动可以使血清锌含量发生变化，且变化与运动类型、强度和时间等多种因素有关。有研究发现，短时间、高强度的无氧或缺氧运动可以使血清锌升高，究其原因可能是剧烈运动导致肌肉出现损伤，锌从肌细胞中溢出入血；或是机体在运动中调节各组织器官的锌水平，将血液中的锌向需要锌的组织器官转移，使锌发生重新分布。如果是前一种原因的话，运动后恢复期血锌会回落到正常范围。长时间的大运动量训练可使运动员血清锌含量处于比较低的水平，原因可能与运动员的锌代谢速率较快、排汗和排尿增多、膳食锌吸收率下降等因素有关。

（4）锌食物来源　动物性食品包括牡蛎、贝类、鱼虾、肝脏、肉类是锌的良好来源。干果类、谷类胚芽也富含锌。

（5）锌的建议摄入量　成年人男性锌的推荐摄入量12.5mg/d，女性7.5mg/d；可耐受最高摄入量（UL）均为40mg/d。

（6）最佳补充剂　含锌的多种矿物质片剂，葡萄糖酸锌胶囊。

8. 硒

（1）硒的生理功能

①抗氧化作用　硒是谷胱甘肽过氧化物酶的组成成分，保护细胞膜，有抗肿瘤、防衰老作用。

②保护心肌，保护心血管。

③促进生长发育，保护视觉器官。

④解除体内重金属的毒性作用。

（2）硒缺乏症　克山病，大骨节病，儿童恶性营养不良。

（3）食物来源　海产品、肝、肾及肉类为硒的良好来源。粮谷类中随该地区土壤含硒量而异。

（4）硒的适宜摄入量　成人60μg/d。可耐受最高摄入量（UL）：成人400μg/d。

（5）最佳补充剂　硒制剂，含硒的多种矿物质片剂。

五、水

人体中水的含量由水的摄入、排出之间的平衡来调节。和所有营养素一样，正常水的摄入是保持身体健康的必要条件，缺乏和过量都不行。水是人体含量最多的组成成分，占体重的50%～60%。瘦体重75%是水，而脂肪组织的成分绝大部分是脂肪，几乎不含水。因此，身体的组成，特别是脂肪的含量决定了体内水的含量。

水在人体中的主要功能：一是作为保持组织、细胞外形及构成的必需物质；二是调节体温；三是参与物质代谢和化学反应；四是在体内起润滑作用。机体水的需要量与外部环境、自身状况、运动因素和膳食情况的综合效应有关系。

（一）运动性脱水及其预防

1. 运动性脱水　水的重要功能之一是维持体温。正常体温的维持，是机体产热和散热两个过程动态平衡的结果。人在剧烈运动时，体内能量产生增加，所产生的能量只有25%用于机械做功，其75%转化成热能；而产生的热能需要及时排出体外，以保证机体内部温度的稳定。运动人员除了大运动量或高强度的运动外，常常还会在高温、高湿度的环境中运动或比赛。因此，运动人员的出汗率高、出汗量大，通过呼吸道排出的水量和代谢产生的水量也多，而排尿量却会减少。据研究，一次大强度、大运动量训练的排汗量可高达2000～7000ml。

在这种背景下，尤其是在高温、高湿度的环境中进行训练或比赛，运动人员会大量排汗；而对于一些需要控制体重的项目，运动员为了取得好成绩，一方面在赛前须选择严酷条件下进行训练；另一方面在赛前往往又会采取降低体重的办法参加比训练低一个级别的比赛，以便在比赛中获得更大的优势。若是寒冷季节，由于交感肾上腺系统的作用，排尿增多，从呼吸道、皮肤丢失的水分也会增加，因而也可能会造成机体的脱水。

2. 运动性脱水的预防　运动性脱水的预防主要采取两方面措施：一是提高机体对运动性脱水的耐受程度或适应能力；二是在运动前、运动中和运动后及时补充水分。补水的原则是少量多次和保持适量的无机盐。

（二）运动补液

1. 运动补液的指征　一般说来，口渴感是运动者确定其是否出现脱水最早和有效的主观指标。但实际上，在运动者感到口渴时，机体已处于轻度脱水状态。因此，根据脱水症状和体征再去补水是无法达到预防脱水的目的的。所以，养成及时补水是纠正脱水的好办法。

2. 运动补液的选择　一次大强度、大运动量锻炼或训练，在大量排汗的同时，会流失许多维生素和矿物质，要及时进行合理的补充。一般最好选择运动饮料来补充液体，主要原因有以下几点。

（1）喝白开水，不能补充维生素和矿物质。单纯的血容量增加，容易带走更多的水分。

（2）喝矿泉水，有微量的电解质，没有糖，不能帮助身体恢复。

（3）喝碳酸饮料，会引起胀气，造成胃部不适；含咖啡因，还会利尿。

（4）果汁的浓度太高，不利于胃的排空。

（5）运动饮料一般有合理的糖组合（3%～8%），适量的电解质（钾离子、钠离子5mg/100ml），渗透压低，无碳酸气，无酒精，无咖啡因，是运动时理想的补液必备品。

3. 补液的方法　少量多次是补液方法中最重要的一个原则。补液量一定要大于丢失水的数量。从补液时间选择的角度看，可以把补液划分为运动前、运动中和运动后三个阶段。不同阶段补液的要求是不一样的。

（1）运动前补液　运动前补充适量水分是非常必要的。因为这样可以减少脱水的可能，同时也有利于保持运动能力。比较好的做法是：运动前2小时饮用400～600ml含电解质和糖的运动饮料，也可以在运动前15～20分钟补液400～

700ml，要少量多次摄入，每次100～200ml，分2～4次饮入。运动前忌讳一次性大量饮水。

（2）运动中补液　运动中补液在保持少量多次的基础上，一般要以总量不超过800ml/h为原则，每隔15～20分钟补液150～300ml；或每跑2～3km补液100～200ml。运动时间长于60分钟，需要考虑补充含电解质和糖的运动饮料。运动时间低于60分钟，补充纯水即可。

（3）运动后补水　运动后补液也要遵循少量多次的原则，切忌暴饮。运动后补液应选择含有电解质和糖类的运动饮料。一般来讲，运动时丢失的水分应该在次日早晨前得到基本恢复。监测运动员的体重可以了解补水的程度。

六、血糖生成指数

1. 基本概念　血糖生成指数（GI）是表示某种食物升高血糖效应与标准食品（通常为葡萄糖）升高血糖效应之比，指的是人体食用一定食物后会引起多大的血糖反应。它通常反映了一个食物能够引起人体血糖升高多少的能力，血糖生成指数是由人体试验而来的，而多数评价食物的方法是化学方法，因此也常说食物血糖生成指数是一种生理学参数。

GI被用来衡量食物中碳水化合物对血糖浓度的影响。此概念由Dr. David J. Jenkins和他的同事在多伦多大学提出。

$$\text{食物 GI 值} = \frac{\text{含 50g 碳水化合物实验食物餐后 2 小时血糖曲线下面积}}{\text{等量葡萄糖餐后 2 小时血糖曲线下面积}} \times 100$$

2. 判断标准及意义　利用食物血糖生成指数合理安排膳食，对于调节和控制体重大有好处。一般来说，只要一半的食物从高血糖生成指数替换成低血糖生成指数，就能获得显著改善血糖的效果。

当血糖生成指数在55以下时，可认为该食物为低GI食物；

当血糖生成指数在55～70之间时，该食物为中等GI食物；

当血糖生成指数在70以上时，该食物为高GI食物。

高GI食物，进入胃肠后消化快、吸收率高，葡萄糖释放快，葡萄糖进入血液后峰值高，也就是血糖升得快和高；

低GI食物，在胃肠中停留时间长，吸收率低，葡萄糖释放缓慢，葡萄糖进入血液后的峰值低、下降速度也慢，简单说就是血糖浓度比较低。

3. 部分食物的血糖生成指数　部分食物的血糖生成指数见表2－5。

表 2－5　部分食物的血糖生成指数 GI

食物名称	GI	食物名称	GI	食物名称	GI	食物名称	GI
葡萄糖	100	小米饭	71	生菜	<15	低脂奶粉	12
蔗糖	65	小米粥	62	青椒	<15	桂格燕麦片	83
果糖	23	荞麦	54	西红柿	<15	白面包	88
乳糖	46	荞麦面	59	菠菜	<15	面包（全麦）	69
麦芽糖	105	土豆（煮）	66	苹果	36	面包（混合谷物）	45
蜂蜜	73	土豆泥	73	梨	36	棍子面包	90
方糖	65	山芋	54	桃	28	苏打饼干	72
小麦（整粒）	41	藕粉	33	杏干	31	膨化薄脆饼干	81
面条（小麦）	82	豆腐	32	李子	24	爆玉米花	55
面条（全麦）	37	豆腐干	24	樱桃	22	苹果汁	41
通心面	45	绿豆	27	葡萄	43	水蜜桃汁	33
馒头	88	扁豆	38	葡萄干	64	橘子汁	57
烙饼	80	四季豆	27	猕猴桃	52	葡萄汁	48
油条	75	胡萝卜	71	柚子	25	冰淇淋	61
大米粥	69	南瓜	75	菠萝	66	饺子(三鲜)	28
大米饭	83	淮山药	51	芒果	55	包子(芹菜猪肉)	39
糯米饭	87	菜花	<15	香蕉	30	牛肉面	88
大麦（整粒）	25	芹菜	<15	西瓜	72	猪肉炖粉条	17
玉米（甜）	55	黄瓜	<15	牛奶	28	小麦面馄饨	39
玉米面	68	茄子	<15	酸奶（加糖）	48	花生	14

4. GI 的影响因素

（1）食物中碳水化合物的类型　简单地说，单糖是直接吸收的，GI 值高于多糖。支链淀粉比直链淀粉消化快，GI 值较高。富含游离葡萄糖、容易水解为葡萄糖的双糖和容易被消化的淀粉等食物 GI 相对较高。糯米等食物因支链淀粉含量高其 GI 较高，而豆类等含直链淀粉比例高其 GI 较低。

（2）食物中其他成分含量的影响　食物中的其他成分如脂肪和蛋白质含量能延缓食物的吸收速率，从而降低 GI。但需注意的是，脂肪比例的增高可增加热量摄入，增加动脉粥样硬化风险，蛋白质比例的增高则增加肾脏负担，因此应按比例进行限制。增加食物中膳食纤维的含量则不仅有利于降低 GI，还有改善肠道菌群等作用。

（3）食物的形状和特征　较大颗粒的食物需经咀嚼和胃的机械磨碎过程，延长了消化和吸收的时间，血糖反应是缓慢、温和的形式。

（4）食物的加工烹饪方法　不同的加工烹饪流程及方法会影响食物的消化率。一般来说，加工越细的食物，越容易被吸收，升糖作用也越大。另外，烹调的方法也很重要，同样的原料烹调时间越长，食物的 GI 也就越高。

5. GI 的一般用途

（1）有效控制体重。

（2）指导糖尿病患者选择食物。

（3）控制慢性病发病率。

6. 利用 GI 有效管控体重及指导运动锻炼　参照食物 GI 值表，合理选择食物，控制饮食。低 GI 饮食在人体内消化和吸收更为缓慢，有利于控制餐后血糖和有效管控体重。

体重管理食疗应多选择低 GI 和中 GI 的食物，尽量不用或少用单糖和双糖类，严格限制纯糖食品、甜点等。其次，要合理搭配食物。选择高 GI 食物时，可以搭配低 GI 食物混合食用，如粗杂粮的 GI 值较低，但适口性较差，细粮 CI 值较高，粗细粮搭配，既可以改善口感，又可以降低 GI。第三，选择科学的加工与烹调方法。粮食在精加工过程中，不仅会损失一些营养素，同时由于研磨颗粒变细，更利于吸收，GI 值也增高，如糙米饭 GI 值为 70，精米饭 GI 值为 83. 2。

低 GI 食物成为体重管理者的主导食物，能提高他们用餐后的饱腹感；在长时间运动后恢复期内，高 GI 食物比低 GI 的食物更有利于增加肌糖原的储备。所以，体重管理师应了解食物 GI，合理搭配高、中、低 GI 食物，日常生活多选中、低 GI 食物，少选高 GI 食物，以更好地调节和控制体重水平，懂得利用 GI 来有效管控体重，指导运动锻炼及运动后恢复。

国内外研究表明，用 GI 教育居民比标准膳食指导和食物交换份法更易被理解和接受，对于长期维持血糖水平和合适体重有较好的作用。

七、食物营养和营养标签

（一）食物营养

食物是人类赖以生存、繁衍的物质基础，人的生长发育和维持生命活动所需要的能量和各种营养素都是从食物中获得的。自然界可供人类食用的食物品种繁多，但没有哪一种食物能提供人体所需要的一切营养素。为了满足机体对营养素的需要，人们总要将多种食物搭配食用，这就需要先了解各类食物的营养成分和特点。营养学家根据食物的营养价值和在膳食中的地位将食物分为以下五大类。

1. 谷类和薯类食物

(1) 谷类食物　谷类包括小麦、大米、玉米、小米、高粱等。谷类虽然蛋白质含量不高，为6%～10%；但由于其食用量比较大，所以谷类食物仍是膳食中蛋白质的重要来源。一般谷类蛋白质的必需氨基酸组成不平衡，所以蛋白质的营养价值低，生物价为50%～60%。

谷类食物所含营养素主要是碳水化合物，其中平均70%为淀粉，其利用率在90%以上，是人类最理想、最经济的能量来源。我国膳食中50%～70%能量来自谷类食物，谷类中还含有2%～3%的纤维素和半纤维素，是膳食纤维的良好来源。

谷类中脂肪含量很少，一般为1%～2%，加工时容易转入到副产品中。从玉米和小麦胚芽中提取的麦胚油营养价值高，主要为不饱和脂肪酸，占80%以上，其中亚油酸为60%；还含有较多的维生素E，具有降低血清胆固醇和防止动脉粥样硬化的作用。

谷类含矿物质一般为1.5%～3.0%，以磷的含量最高，但不容易被人体充分吸收利用；钙含量很少，铁的生物利用率也很低。

谷类是B族维生素的重要来源，其中以维生素B_1、维生素B_2和尼克酸含量较多，但不含脂溶性维生素、维生素C和维生素B_{12}。

谷类中所含的B族维生素和无机盐主要分布在皮层和胚部，其含量随加工精度的提高而减少。但如果谷类加工粗糙，出粉率虽然高，营养素保留也较多，但却不利于消化吸收，还会影响其他营养素的吸收，不利于被机体利用。

(2) 薯类食物　薯类包括马铃薯、甘薯（红薯）、木薯等。薯类食物中含有丰富的淀粉、膳食纤维，以及多种维生素和矿物质。据分析，每100g鲜红薯中含蛋白质2.0g、糖类29.5g、粗纤维0.8g、钙28mg、磷50mg、铁0.6mg、胡萝卜素1.31mg以及其他维生素。红薯还具有维持人体心血管壁的弹性、阻止动脉粥样硬化发生的功能，同时可使皮下脂肪减少，预防胶原病发生，对呼吸道、消化道和关节腔有很好的润滑作用。红薯中含有较多淀粉和纤维素，可以预防便秘，减少肠癌的发生。另外，红薯是一种生理碱性食品，对调节人体的酸碱平衡有积极意义。

由于红薯中含有氧化酶和粗纤维，在胃肠中会产生大量CO_2；同时，由于含糖量高，红薯会在胃内产酸，引起胃胀、烧心；所以，应吃熟的红薯，且一次不能吃得过多，最好与米、面搭配食用。

2. 蔬菜水果类

（1）蔬菜类食物　蔬菜类按其结构及可食部分的不同可分为叶菜类、根茎类、茄果类和鲜豆类等。叶菜类包括白菜、菠菜、油菜、卷心菜、韭菜、芹菜及蒿菜等。根茎类包括萝卜、马铃薯、藕、山药、芋头、洋葱、蒜和竹笋等。茄果类包括冬瓜、南瓜、西葫芦、丝瓜、黄瓜、茄子、番茄（西红柿）、辣椒等。鲜豆类包括毛豆、蚕豆、扁豆、豇豆、四季豆和豌豆等。

蔬菜是一大类重要的烹饪原料，是人类膳食所必不可少的重要组成部分。蔬菜由许多不同的化学物质组成，这些物质大多是人体所需要的营养物质。蔬菜中的成分主要有水分、矿物质、糖类、有机酸、维生素、色素、挥发油和含氮物质等。这些物质的存在与蔬菜的烹饪加工、食用价值和营养价值密切相关。

（2）水果类食物　水果可分为鲜果类和干果类。鲜果类包括苹果、香蕉、梨、杏、菠萝、橘子、西瓜和猕猴桃等。干果类指由新鲜水果加工制成的果干等食品，如葡萄干、杏干、蜜枣和柿饼等。水果类食物主要提供维生素和矿物质，是膳食中胡萝卜素、维生素 C、维生素 B_2、钙、铁的主要来源。

3. 动物性食物　动物性食物包括畜、禽、鱼肉、蛋类和奶类等。从营养价值方面来看，动物性食物蛋白质含量高、质量好。动物性食物中脂肪的含量也较高，并含有脂溶性维生素和矿物质。另外，动物内脏的营养价值比一般畜禽肉高，除了供给优质蛋白质外，所含的重要矿物质和维生素比畜禽肉多许多倍。

（1）肉类食物　肉类食物主要有畜肉类、禽肉类和鱼类等。畜肉类包括猪肉、牛羊肉等及其制品。禽肉类包括鸡肉、鸭肉、鹅肉等及其制品。鱼类包括带鱼、黄花鱼、鲅鱼等海水鱼和鲤鱼、草鱼等淡水鱼，及其他水产动物，如蛤蜊、虾、蟹等。

肉类食物主要供给蛋白质、脂肪、无机盐和维生素。禽肉类食品经适当加工烹调，不仅味道鲜美，饱腹作用强，而且易于消化吸收。畜禽肉蛋白质含量达10%～20%，人体必需氨基酸丰富，蛋白质营养价值很高，生物学价值在80%左右。脂肪含量在畜体的不同部位差异较大，主要成分是饱和脂肪酸，胆固醇在动物肥肉和内脏中含量较高。其中猪肉属于高脂肉，牛羊肉属于中脂肉，禽肉和内脏属于低脂肉。

肉类无机盐含量为0.6%～1.2%，以磷、铁较多，并含有少量的铜。肉中铁的生物利用率高。动物肝含铁尤其丰富，每 100g 中含铁 22.6mg，并且吸收率较高，是膳食中铁的良好来源。每 100g 肉中钙含量为 7～10mg，鸡肉含钙量要高于一般的畜禽肉。

肉类含丰富的B族维生素，特别是动物肝，富含维生素A、核黄素，但不含维生素C和膳食纤维。每100g维生素A含量猪肝约为5mg、羊肝为21mg，远远高于肉中的含量。

（2）奶类　奶类包括牛奶、羊奶和马奶及其制品，如奶粉、酸奶、奶油、炼乳等。奶类是一类营养最完全的食品，它包含人体所必需的营养素，富含完全蛋白质和易被吸收利用的钙。牛奶中脂肪组成的特点是富含熔点较低的脂肪酸和不饱和脂肪酸，同时其颗粒分散、较细小，易被消化吸收；牛奶中矿物质包括钙、钾、钠、镁等，其中钙特别容易被吸收。奶中几乎含有一切已知的维生素，其中突出的是维生素A和维生素B_2。

（3）蛋类　蛋类包括鸡蛋、鸭蛋、鹅蛋、鹌鹑蛋、鸽蛋及其制品，如咸蛋、松花蛋、鸡蛋粉等。蛋类蛋白质中必需氨基酸的组成和含量较肉类食物更理想，是优质蛋白质。蛋中的脂肪绝大部分存在于蛋黄中，易被人体吸收。蛋黄中还含有丰富的钙、铁、维生素B_1和维生素B_2。

4. 豆类及豆制品　豆类可以分为大豆类和其他豆类两类。大豆类包括黄豆、青豆、黑豆三种，其他豆类包括绿豆、赤小豆、豌豆、蚕豆、芸豆、豇豆等。豆制品包括豆腐、豆浆、豆腐脑、腐乳、豆芽和腐竹等。大豆类蛋白质含量很高，矿物质也不少。所以用豆类替代一部分谷类作主食，可以提高膳食中蛋白质的质和量。

5. 纯热能食物　纯热能食物包括动物油、植物油、淀粉、食用糖和酒类，主要提供能量。动物油包括猪油、牛油、羊油等。植物油包括花生油、豆油、棉籽油、橄榄油、棕榈油、香油等。淀粉包括大豆淀粉、土豆淀粉、玉米淀粉、粉皮、粉丝、凉粉、藕粉等。食用糖包括白糖、冰糖、红糖、奶糖、巧克力、麦芽糖、棉花糖等。酒类包括白酒、果酒、黄酒、露酒和啤酒等。

（二）预包装食品营养标签解读

预包装食品是指预先定量包装或者制作在包装材料和容器中的食品，包括预先定量包装以及预先定量制作在包装材料和容器、并且在一定限量范围内具有统一的质量或体积的食品。

食品营养标签是食品标签的重要内容，它显示食品的营养特性和相关营养学信息，是消费者了解食品营养组分和特性的主要途径。

1. 食品营养标签的内容　根据《食品营养标签管理规范》的定义：营养标签是指向消费者提供食品营养成分信息和特性的说明，包括营养成分表、营养声称和营养成分功能声称。

（1）营养成分表是标有食品营养成分名称和含量的表格，表格中可以标示的营养成分包括能量、营养素、水分和膳食纤维等。

（2）营养声称是指对食物营养特性的描述和说明，包括：①含量声称：指描述食物中能量或营养素含量水平的声称。声称用语包括“含有”“高”“低或无”等。②比较声称：指与消费者熟知同类食品的营养成分含量或能量值进行比较后的声称：声称用语包括“增加”和“减少”等。

（3）营养成分功能声称是指某营养成分可以维持人体正常生长、发育和正常生理功能等作用的声称。

2. 食品标签营养素参考值 食品标签营养素参考值（NRV）是食品营养标签上比较食品营养素含量多少的参考标准，是消费者选择食品时的一种营养参照尺度，是消费者判断食品属于健康食品还是垃圾食品的一个有用指标。

营养素参考值是依据我国 RNI 和 AI 来制定的，详见表 2－6。中国营养学会制定的中国营养素参考值能量为 8400kJ，蛋白质为 60g，脂肪 <60g，碳水化合物 300g，钙 800mg，钠 2000mg。

表 2－6 中国营养素参考值（NRV）

营养成分	NRV	营养成分	NRV
能量	8400kJ	泛酸	5mg
蛋白质	60g	生物素	30μg
脂肪	<60g	胆碱	450mg
饱和脂肪酸	<20g	钙	800mg
胆固醇	<300mg	磷	700mg
碳水化合物	300g	钾	2000mg
膳食纤维	25g	钠	2000mg
维生素 A	800μg RE	镁	300mg
维生素 D	5μg	铁	15mg
维生素 E	14mg α－TE	锌	15mg
维生素 K	80μg	碘	150μg
维生素 B_1	1.4mg	硒	50μg
维生素 B_2	1.4mg	铜	1.5mg
维生素 B_6	1.4mg	氟	1mg
维生素 B_{12}	2.4μg	铬	50μg
维生素 C	100mg	锰	3mg
烟酸	14mg	钼	40μg
叶酸	400μg DFE		

营养素参考值百分比（NRV%）是用来比较和描述某种食品能量或营养成分含量占中国营养素参考值的百分数（NRV%），是评价食品营养价值的实用指标。NRV%计算公式为：

$$NRV\% = \frac{100g\text{某食品能量（kJ）}}{\text{中国营养素参考值（kJ）}} \times 100\%$$

表2－7是某食品的营养成分表。

表2－7　某食品营养成分表

项目	每100g	营养素参考值
能量	2269kJ	27%
蛋白质	8.0g	13%
脂肪	31.6g	53%
反式脂肪酸	0g	
碳水化合物	56.7g	19%
钠	200mg	10%

由表2－7可知，某食品100g含能量2269kJ，占能量营养素参考值的27%，计算公式为：

$$NRV\% = \frac{2269kJ}{8400kJ} \times 100\% = 27\%$$

该食品100g含蛋白质8g，占蛋白质营养素参考值的13%；含脂肪31.6g，占脂肪营养素参考值的53%；含碳水化合物56.7g，占碳水化合物营养素参考值的19%；含钠200mg，占钠营养素参考值的10%。分析此营养成分表中的营养素参考值（NRV%），可知该食品是高脂肪、高能量食品，可以为消费者提供许多有价值的食品营养信息，指导消费者科学选择食品。

3. 营养标签的管理办法　根据《食品营养标签管理规范》的规定，食品企业在标签上标示食品营养成分、营养声称、营养成分功能声称时，应首先标示能量和蛋白质、脂肪、碳水化合物、钠4种核心营养素及其含量。营养标签中营养成分标示应当以每100g（ml）和（或）每份食品中的含量数值标示，并同时标示所含营养成分占中国营养素参考值的百分比（NRV%）。

营养标签中营养成分功能声称应当符合下列条件：①被声称的营养成分的功能作用有公认的科学依据，并具有中国营养素参考值（nutrient reference value, NRV）；②产品中被声称的营养成分含量应当符合《食品营养声称和营养成分功能声称准则》的要求和条件；③应使用《食品营养声称和营养成分功能声称准则》的相关营养成分功能声称标准用语。

此外，营养标签的标示应当真实、客观，不得虚假，不得夸大产品的营养作用。任何产品标签标示和宣传等不得对营养声称方式和用语进行删改和添加，也不得明示或暗示治疗疾病的作用。

八、膳食结构与膳食指南

膳食是指经过加工、烹调处理后的食物，即把食物加工成人们可进食的饮食。膳食结构亦称膳食模式，是指膳食中各类食物的数量及其在膳食中所占比重。根据组成该膳食的各类食物所能提供的能量及各种营养素的数量及其能满足人体需要的程度来衡量该膳食模式是否合理。

膳食结构的影响因素包括各个国家或地区的人口、农业生产、食物流通、食品加工、消费水平、饮食习惯、文化传统和科学知识等。

（一）膳食结构的类型及特点

膳食结构划分最重要的依据是动物性食物和植物性食物在膳食构成中的比例。根据膳食中动植物性食物所占的比重，以及能量、蛋白质、脂肪和碳水化合物的供给量作为划分膳食结构的标准，可将世界不同地区的膳食结构分为以下四种类型。

1. 动植物食物平衡的膳食结构 动植物食物平衡的膳食结构类型主要以日本、新加坡为代表，又称为日本模式或营养型模式。膳食中动物性食物与植物性食物比例比较适当。

膳食特征：年人均消费粮食约94kg；平均每天消费258g，年人均消费动物性食物约63kg，平均每天消费173g，其中海产品占50%，平均每天能量摄入约2000kcal。能量来源中碳水化合物约占58%，脂肪26%，蛋白质16%。其中动物蛋白占总蛋白的43%。

这种膳食结构类型，能量能够满足人体需要，又不至于过剩。蛋白质、脂肪、碳水化合物的供能比例合理。来自于植物性食物的膳食纤维和来自于动物性食物的营养素如铁、钙等均比较充足，同时动物脂肪又不高，有利于避免营养缺乏病和营养过剩性疾病，已成为世界各国调整膳食结构的参考模式。

2. 动物性食物为主的膳食结构 动物性食物为主的膳食结构主要分布于西方发达国家。属于营养过剩型的膳食，以高能量、高脂肪、高蛋白质、低膳食纤维为主要膳食特点。

膳食特征：粮谷类食物年人均消费小，人均每年只有60～75kg，平均每天消费164～205g。年人均消费肉类100kg左右，平均每天消费274g；奶及奶制品人均每年100～150kg，平均每天消费274～411g；蛋类人均每年15kg，平均每天消费41g；食糖人均每年40～60kg，平均每天消费110～164g。能量高达3300～3500kcal，属于典型的高能量（3300～3500kcal/d）、高脂肪（130～150g/d）、高蛋白质（超过100g/d）膳食。

营养不平衡表现为某些营养素摄入过多如三大宏量营养素，而另一些营养素则摄入严重不足（如膳食纤维）。这种膳食结构带来的健康问题是肥胖病、高脂血症、高血压病、糖尿病及恶性肿瘤。

3. 植物性食物为主的膳食结构　植物性食物为主的膳食结构主要分布于发展中国家，也称温饱模式。膳食结构以植物性食物为主，动物性食物为辅。

膳食特征：谷类食品消费量大，年人均消费谷类200kg，平均每天消费548g；动物性食品消费量小，年人均消费10～20kg，平均每天消费27～55g。膳食能量基本可满足需要，但植物性食物提供的能量占近90%，蛋白质及脂肪摄入量均较低，动物性蛋白质仅占蛋白质总量的10%～20%，低者不足10%。膳食纤维充足。营养缺乏病是这类膳食结构人群的主要营养问题，体质较弱，健康状况不良，劳动生产率较低，但由于膳食纤维充足，动物性脂肪较低，有利于冠心病和高脂血症的预防。

4. 地中海膳食结构　地中海膳食结构是居住在地中海地区的居民所特有的膳食模式。以意大利、希腊等国为代表。突出特点是饱和脂肪摄入量低，膳食含大量复合碳水化合物，蔬菜、水果摄入量较高。

膳食特征：①富含植物性食物，包括水果、蔬菜、土豆、谷类、豆类、果仁等；②食物的加工程度低，新鲜度较高，以当季、当地的食物为主；③橄榄油是主要的食用油，脂肪提供能量占膳食总能量比值为25%～35%，饱和脂肪所占比例较低，为7%～8%；④每天食用适量的奶酪和酸奶；⑤每周食用适量鱼、禽、蛋；⑥以新鲜水果作为典型的每天餐后食品，较少食用甜食；⑦每月食用几次红肉（猪肉、牛肉和羊肉及其产品）；⑧大部分成年人有饮用葡萄酒的习惯。

采用该膳食结构的地中海地区居民心脑血管疾病发生率很低，许多国家参照这种膳食模式改进自己的膳食结构。

（二）中国居民膳食营养素参考摄入量（DRIs）

中国居民膳食营养素参考摄入量是为了保证人体合理摄入营养素而设定的每日平均膳食营养素摄入量的一组参考值。中国营养学会2013年开始修订，2016

年正式发布了《中国居民膳食营养素参考摄入量表（DRIs 2013）》，其中能量和许多营养素的推荐摄入量（RNI）或适宜摄入量（AI）有所改变。例如能量、蛋白质、碳水化合物、锌等的推荐摄入量有调整；对胆固醇摄入量上限解除；饱和脂肪、糖和盐等上限制定等。DRIs 的主要用途在于评价膳食和计划膳食两个方面。

1. 平均需要量 平均需要量（EAR）是指某一特定性别、年龄及生理状况群体中的所有个体对某种营养素需要量的平均值。摄入量达到 EAR 时可以满足群体中 50% 个体对该营养素的需要，但不能满足另外 50% 个体的需要，见图 2－4。EAR 是制定 RNI 的基础。针对人群，EAR 可以用于评估群体中摄入不足的发生率。针对个体，可以检查其摄入不足的可能性。由于某些营养素的研究尚缺乏足够的人体需要量资料，因此，并非所有的营养素都能制定出 EAR。

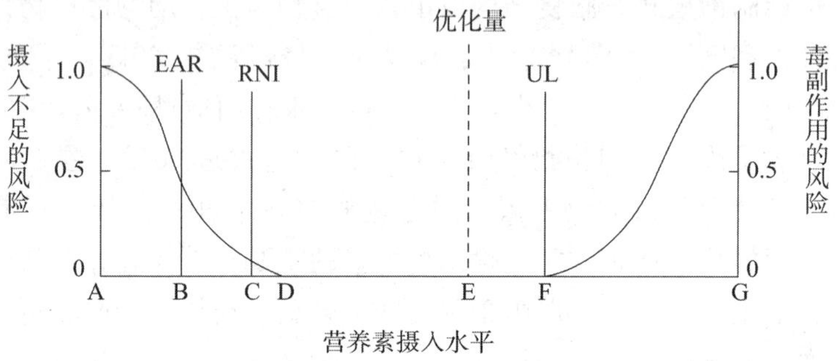

图 2－4 营养摄入水平与摄入不足风险及毒副作用风险的关系图

2. 推荐摄入量 推荐摄入量（RNI）是指可满足某一特定性别、年龄及生理状况群体中绝大多数个体（97%～98%）需要量的某种营养素摄入水平。长期摄入 RNI 水平，可以维持组织中有适当的储备。RNI 是健康个体的膳食营养素摄入量目标，RNI 是以 EAR 为基础制定的，RNI＝EAR＋2SD，SD 为标准差。如果关于需要量变异的资料不够充分，不能计算标准差时，一般设定 EAR 变异系数为 10%，为了满足大部分个体的需要，以平均需要量加上变异系数的 2 倍作为推荐摄入量，即 RNI＝EAR＋2×(10% EAR)＝1.2EAR。

RNI 是根据某一特定人群在正常范围的个体需要量而设定的，对个别身高、体重超过此范围较多的个体，需按照每天每千克体重的需要量调整其摄入量。

3. 能量需要量 能量需要量（EER）是指能长期保持良好的健康状态、维持良好的体形和机体构成以及理想的身体活动水平的个体或群体，达到能量平衡时所需要的膳食能量需要量。

群体的能量摄入量直接等同于该群体的能量 EAR，而不是像蛋白质等其他营养素那样等于 EAR 加 2 倍标准差。所以，能量的推荐摄入量不用 RNI 表示，而直接使用 EER 来描述。

EER 的制定需要考虑性别、年龄、体重、身高和身体活动水平的不同。

成人 EER 的定义：一定年龄、性别、体重、身高和身体活动水平的健康群体中，维持能量平衡所需要摄入的膳食能量。儿童 EER 的定义：一定年龄、体重、身高、性别（3 岁以上）的个体，维持能量平衡和生长发育所需要的膳食能量摄入量。孕妇的 EER 要包括胎儿组织增长所需要的能量；乳母的 EER 要包括泌乳所需要的能量。

4. 适宜摄入量　适宜摄入量（AI）是通过观察或实验获得的健康人群某种营养素的摄入量。AI 应能满足目标人群中几乎所有个体的需要。AI 的准确性远不如 RNI，可能高于 RNI，当某种营养素的个体需要量研究资料不足而不能计算 EAR 时使用。

AI 主要用作个体的营养素摄入目标。当健康个体营养素摄入量达到 AI 时，出现营养缺乏的危险性很小。

5. 可耐受最高摄入量　可耐受最高摄入量（UL）是健康个体平均每天可摄入该营养素的最高量。这个量对一般人群中的几乎所有个体的健康均不至于造成损害，但并不表示达到此摄入水平对健康是最有益的。UL 的主要用途是检查个体摄入量过高的可能，避免发生中毒。当摄入量超过 UL 时，发生毒副作用的危险性会增加。在大多数情况下，UL 包括膳食、强化食物和添加剂等各种来源的营养素之和。

6. 优化量　“优化量”是最近 20 年国外提出的新概念。优化量就是要达到最佳营养效果所需要的剂量，是要达至身体最佳健康状况需要的营养素量，理论上这个剂量可以满足身体所有细胞的营养需要。

优化量主要用作个体营养素摄入的最佳目标值。从理论上讲，按照营养素优化量摄入，个体营养素摄入既不会少、也不会多，更不会中毒，刚好满足身体的需要。优化量介于推荐摄入量（RNI）和可耐受最高摄入量（UL）之间，详见图 2-4。现将图 2-4 中几个关键点作一解释。

（1）B 点　平均需要量（EAR），是营养素需要量的平均值，可以满足 50% 的个体需要。

（2）C 点　推荐摄入量（RNI），相当于传统使用的 RDA 量，可以满足绝大多数（97%~98%）个体的需要。

（3）F 点　可耐受最高摄入量（UL），是健康个体平均每日可以摄入某营养素的最高量。

（4）E 点　优化量，就是达到最佳营养效果和最佳健康效果需要摄入的营养素量。优化量常游走于 RNI 和 UL 之间，不同的人优化量可能不同；同一个人在不同的时间、不同的压力或不同的劳动强度下优化量也可能不同。

从图 2－4 中可以直观地看出来，当营养摄入量到达 B 点时，满足了 50%的个体需要；到 C 点时满足 97%的个体需要；到 D 点时所有人都没有营养缺乏症了，但没有营养缺乏症并不意味着达到了最佳营养效果；当营养摄入量达到 E 点时才达到最佳摄入量（优化量）；到 F 点时达到可耐受最高摄入量，这一摄入水平一般是可以耐受的，对一般人群中的几乎所有个体都不会损害健康，都没有副作用；到 G 点时毒副作用达至最大。

营养摄入量从 A 点的 0 摄入到 C 点的 RNI，对人体的健康会有显著的改善；从 C 点增加到 D 点能够使所有的人不再有营养缺乏症；再从 D 点到 E 点，人体的健康得到最大益处，健康状况改善从量变到质变，此时还没有毒副作用；从 F 点至 G 点则毒副作用逐渐增大，所以营养摄入一般不超过 UL，超过 UL 可能没有更多的健康益处、反而会有毒副作用出现，得不偿失，见图 2－5。

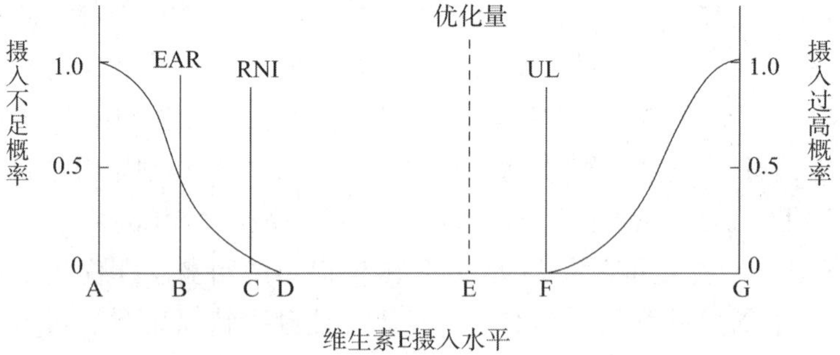

图 2－5　维生素 E 摄入水平与摄入不足概率及摄入过高概率的关系图

图 2－5 以维生素 E 为例，来说明营养摄入水平与摄入不足概率及摄入过高概率的关系图，这张图也可以说是营养摄入水平与营养缺乏风险及毒副作用风险的关系图，其中采用的维生素 E 优化量取自陈仁惇教授主编的书籍《营养组方》。表 2－8 将营养摄入量（RNI、UL）与优化量做了直观的比较。

表 2－8 比较了两个来源的优化量标准，包括中国陈仁惇教授和美国权威专家 Mac William L. 博士，以及中国的 RNI、UL 和美国的 UL；从表中可以看出，维生素的优化量一般都比中国的 RNI 高，但多数都低于中国的 UL，但也有例外，如维生素 A 和镁。近十年各国维生素 D 的各项标准都有明显提高，国外最近几年的研究表明，维生素 D 有更多的作用，需要有更多的补充，美国在 2010 年就

已经把成人维生素 D 的 UL 提高了很多倍，达到 4000 IU。仔细看矿物质标准，几个有抗氧化作用的重要矿物质，如硒、铬等元素的优化量也明显超过了 RNI 标准。

表 2－8　营养摄入量（RNI、UL）与优化量比较表

成分分类	单位	中国 RNI	陈仁惇优化量	中国 UL	M－W's 优化量	美国 UL
维生素 A	IU	2666	10000	9900	5000	10000
维生素 D	IU	400	400	2000	400	4000
维生素 K	μg	80	100	ND	180	无确定量
维生素 C	mg	100	500～1000	2000	1500	2000
维生素 E（α－生育酚）	IU	20	600	1200	600	1467
生物素	μg	40	300	ND	250	无确定量
叶酸	μg	400	800	1000	600	1000
维生素 B_1（硫胺素）	mg	1.4	50	50	55	无确定量
维生素 B_2（核黄素）	mg	1.4	50	ND	45	无确定量
维生素 B_3（烟酸）	mg	15	10	35	28	35
维生素 B_5（泛酸）	mg	5	100	ND	75	无确定量
维生素 B_6（吡哆醇）	mg	1.4	50	100	63	100
维生素 B_{12}（钴胺素）	μg	2.4	300	ND	175	无确定量
钙	mg	800	1200	2000	800	2500
铬	μg	30	150	500	238	无确定量
铜	mg	0.8	3	8	2	10
碘	μg	120	225	600	100	1100
铁	mg	15	18	42	NR	45
镁	mg	350	750～1000	700	280	350
锰	mg	4.5	10	11	7	11
钼	μg	100	30	900	65	2000
钾	mg	2000	ND	ND	215	无确定量
硒	μg	60	200	400	150	400
锌	mg	12.5	50	40	25	40

注：ND. 没有数据，NR. 不适用。信息来源为《中国居民膳食营养素参考摄入量》2013 年版，《营养组方》陈仁惇主编 2006 年版。

陈仁惇教授在《营养组方》书中提到，使用优化量不仅可以防止这种营养素缺乏，而且可以增强身体免疫能力，防治慢性疾病的发生和发展。国外也有很多营养专家做了有关优化量的系统研究。

7. 宏量营养素可接受范围 宏量营养素可接受范围（AMDR）是指蛋白质、脂肪和碳水化合物理想的摄入量范围，该范围可以提供人体对这些必需营养素的需要，并且有利于降低慢性病的发生危险，常用占能量摄入量的百分比表示。

蛋白质、脂肪和碳水化合物都属于在体内代谢过程中能够产生能量的营养素，属于人体的必需营养素，三者的摄入比例影响微量营养素。另一方面，当产能营养素摄入过量时又可能导致机体能量储存过多，增加慢性非传染性疾病（NCD）的发生风险。因此有必要提出 AMDR，以预防营养素缺乏，同时减少因摄入过量而导致慢性病的风险。

AMDR 显著的特点之一是具有上限和下限。如果一个个体的摄入量高于或低于推荐的范围，可能导致罹患慢性病的风险增加，或导致必需营养素缺乏的可能性增加。

目前制定了 AMDR 的营养成分主要有总碳水化合物、添加糖、总脂肪、饱和脂肪酸、$n-6$ 多不饱和脂肪酸、$n-3$ 多不饱和脂肪酸、EPA + DHA 等。

8. 预防非传染性慢性病的建议摄入量 膳食营养素摄入量过高或过低导致的慢性病一般涉及肥胖、糖尿病、高血压、血脂异常、脑中风、心肌梗死以及某些癌症。预防非传染性慢性病的建议摄入量（PI - NCD）是以慢性病的一级预防为目标，提出的必需营养素的每日摄入量。当慢性病易患人群某些营养素的摄入量接近或达到 PI 时，可以降低他们发生慢性病的风险。目前制定了 PI 的营养素主要是钾、钠和维生素 C。

9. 特定建议值 近几十年的研究证明了营养素以外的某些膳食成分，其中多数属于植物化合物，具有改善人体生理功能、预防慢性疾病的生物学作用。《中国居民膳食营养素参考摄入量（2013 版）》提出的特定建议值（SPL），是指某些疾病易感人群膳食中这些成分的摄入量达到或接近这个建议水平时，有利于维护人体健康。目前制定了 SPL 值的膳食成分主要是膳食纤维、植物甾醇、番茄红素、叶黄素、大豆异黄酮、花色苷、氨基葡萄糖、硫酸或盐酸氨基葡萄糖等。

（三）平衡膳食

平衡膳食是指机体的营养需要与膳食供给之间需要保持平衡状态，即：①营养素的平衡：氨基酸平衡、能量平衡、酸碱平衡以及各种营养素摄入量之间的平衡；②机体摄取的能量及各种营养素能满足人体生长发育、生理及体力活动的需要，且各种营养素之间保持适宜比例以利于营养素的吸收和利用；③养成良好进食的习惯和行为，做到合理烹调食物，鼓励愉快进餐，保持食品安全和就餐环境安静。

可供人类摄取的食物种类虽多，除母乳外，任何单一食物都不能在质和量上满足人体对营养素的需要。因此，将不同种类的食物合理搭配，来满足机体对各种营养素的需求即为合理营养。平衡膳食是实现合理营养的根本途径，要求膳食中所含的营养素种类齐全，数量充足，比例适当，膳食中所提供的营养素与人体的需要能保持平衡以利于营养素的吸收和利用，达至合理营养。平衡膳食包括合理的膳食结构、多样化的食物种类与良好饮食习惯等内容。

1. 平衡膳食的要点

（1）食物品种　必须包括谷类（米、面、杂粮）及薯类（马铃薯、甘薯、木薯等）；动物性食物（畜、禽、鱼、奶、蛋等）；豆类（大豆及其制品、其他豆类）和坚果（花生、核桃、杏仁等）；蔬菜、水果类和菌藻类。

（2）能量来源比例合理　一般以谷类食物为主，合理配给动物性食物、奶类、蛋类等；其次是三大供能营养素的比例要合理，通常正常成年人膳食中碳水化合物、蛋白质、脂肪的摄入量应各占供能总量的 55%～65%、10%～15%、20%～30%。

（3）蛋白质来源组成合理　膳食中优质蛋白应占 30%～50%，理想的膳食蛋白质应包含比例合理的 9 种必需氨基酸，全蛋和奶是最好的氨基酸平衡食品。

（4）脂肪来源合理　植物性脂肪和动物性脂肪的摄入比例应恰当，以保证必需脂肪酸的供给量，饱和脂肪酸不应超过总能量的 10%。

（5）其他营养素来源合理　膳食中各种矿物质的含量应有合适的比例，各维生素之间保持平衡，各营养素均达到参考摄入量为宜，还要考虑其来源合理，如动物性食物来源铁吸收效率比植物性食物来源铁吸收效率高，因此，膳食中要注意动物性食物来源铁的摄取。

2. 食物搭配原则

（1）提供数量充足的食物　所供膳食应满足人体需要的能量、蛋白质、脂肪以及各种矿物质和维生素，不仅品种要多样，而且数量要充足，膳食既要满足就餐者的需要，又要防止过量。对于一些特定人群，如儿童和青少年、孕妇和乳母、老年人，还要注意容易缺乏营养素如钙、铁、锌等的供给。

（2）确保各营养素间比例适宜　膳食中能量来源及其在各餐中的分配比例要合理。要保证膳食蛋白质中优质蛋白质占适宜的比例。要以植物油作为油脂的主要来源，同时还要保证碳水化合物的摄入。各矿物质之间也要配比适当。

（3）注意食物的合理搭配　充分了解当地、当季可供选择的食物原料及其营养特点，注意主食与副食、杂粮与精粮、荤与素等食物的平衡搭配。

（4）完善膳食制度和加工方法　一般应该定时定量进餐，成人一日三餐，儿童、老年人三餐之外可加一次点心。在可能的情况下，既要使膳食多样化，又要照顾就餐者的膳食习惯。注意烹调方法和就餐环境，注意食物的色香味。

（四）中国居民膳食指南

膳食指南是健康教育和公共政策的基础性文件，是国家推动食物合理消费、提升国民科学素质、实施健康中国－合理膳食行动的重要措施。新修订的《中国居民膳食指南（2022）》于2022年4月26日发布。

指南由一般人群膳食指南、特定人群膳食指南和中国居民平衡膳食实践三个部分组成；同时推出了中国居民膳食宝塔（2022）、中国居民平衡膳食餐盘（2022）和儿童平衡膳食算盘等三个可视化图形，指导大众在日常生活中进行具体实践。

一般人群膳食指南适用于2岁以上的健康人群。2022年版膳食指南提出了平衡膳食八准则。

准则1　食物多样，合理搭配

坚持谷类为主的平衡膳食模式。

每天的膳食应包括谷薯类、蔬菜水果、畜禽鱼蛋奶和豆类食品。

平均每天摄入12种以上食物，每周25种以上，合理搭配。

每天摄入谷类食物200～300g，其中包含全谷物和杂豆类50～150g；薯类50～100g。

准则2　吃动平衡，健康体重

各年龄段人群都应天天进行身体活动，保持健康体重。

食不过量，保持能量平衡。

坚持日常身体活动，每周至少进行5天中等强度身体活动，累计150分钟以上；主动身体活动最好每天6000步。

减少久坐时间，每小时起来动一动。

准则3　多吃蔬果、奶类、全谷、大豆

蔬菜水果、全谷类和奶制品是平衡膳食的重要组成部分。

餐餐有蔬菜，保证每天摄入不少于300g的新鲜蔬菜，深色蔬菜应占1/2。

天天吃水果，保证每天摄入200～350g新鲜水果，果汁不能代替鲜果。

吃各种各样的奶制品，摄入量相当于每天300ml以上液态奶。

经常吃全谷物、大豆制品，适量吃坚果。

准则4　适量吃鱼、禽、蛋、瘦肉

鱼、禽、蛋和瘦肉摄入要适量，平均每天120～200g。

每周最好吃鱼2次或300～500g，蛋类300～350g，畜禽肉300～500g。

少吃深加工肉制品。

鸡蛋营养丰富，吃鸡蛋不弃蛋黄。

优先选择鱼，少吃肥肉、烟熏和腌制肉制品。

准则5　少盐少油，控糖限酒

培养清淡饮食习惯，少吃高盐和油炸食品。成人每天食盐不超过5g，烹调油25～30g。

控制添加糖的摄入量，每天摄入不超过50g，最好控制在25g以下。

反式脂肪酸每天摄入量不超过2g。

不喝或少喝含糖饮料。

儿童青少年、孕妇、乳母以及慢性病患者不应饮酒。成人如饮酒，一天饮用的酒精量不超过15g。

准则6　规律进餐，足量饮水

合理安排一日三餐，定时定量，不漏餐，每天吃早餐。

规律进食，饮食适度，不暴饮暴食、不偏食挑食、不过度节食。

足量饮水，少量多次。在温和气候条件下，低身体活动水平成年男性每天喝水1700ml，成年女性每天喝水1500ml。

推荐喝白水或茶水，不喝或少喝含糖饮料，不用饮料代替白水。

准则7　会烹会选，会看标签

在生命的各个阶段都应做好健康膳食规划。

认识食物，选择新鲜的、营养素密度高的食物。

学会阅读食品标签，合理选择预包装食品。

学习烹饪、传承传统饮食，享受食物天然美味。

在外就餐，不忘适量与平衡。

准则8　公筷分餐，杜绝浪费

选择新鲜卫生的食物，不食用野生动物。

食物制备生熟分开，熟食二次加热要热透。

珍惜食物，按需备餐，提倡分餐不浪费。

做可持续食物系统发展的践行者。

（五）中国居民膳食宝塔内容

中国居民平衡膳食宝塔（以下简称“宝塔”）是根据《中国居民膳食指南（2022）》的准则和核心推荐，把平衡膳食原则转化为各类食物的数量和所占比例的图形化表示。中国居民平衡膳食宝塔形象化的组合，遵循了平衡膳食的原则，体现了在营养上比较理想的基本食物构成。宝塔共分5层，各层面积大小不同，体现了5大类食物和食物量的多少。5大类食物包括谷薯类、蔬菜水果、畜禽鱼蛋奶类、大豆和坚果类以及烹调用油盐。食物量是根据不同能量需要量水平设计，宝塔旁边的文字注释，标明了在1600－2400kcal能量需要量水平时，一段时间内成年人每人每天各类食物摄入量的建议值范围。见图2－6。

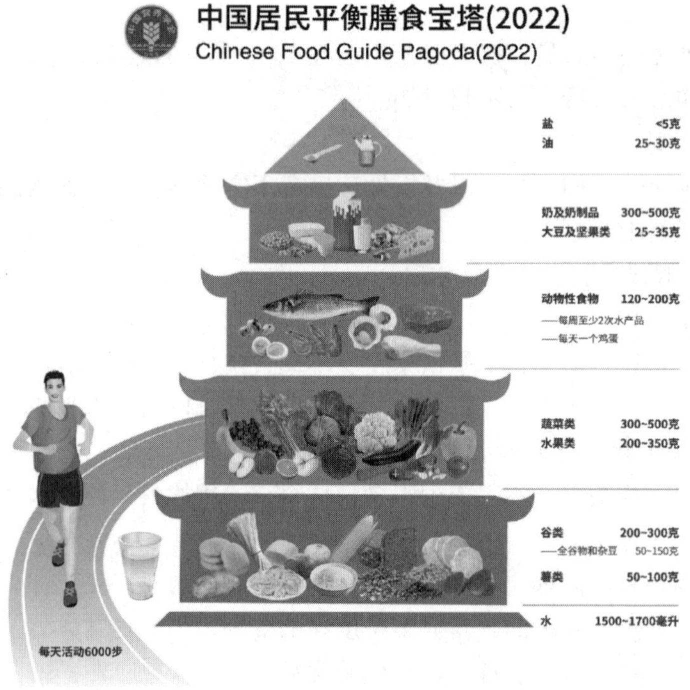

图2－6　中国居民平衡膳食宝塔

1. 中国居民膳食宝塔的结构

（1）第一层谷薯类食物　是膳食能量的主要来源（碳水化合物提供总能量的50%～65%），也是多种微量营养素和膳食纤维的良好来源。膳食指南中推荐2岁以上健康人群的膳食应做到食物多样、合理搭配。谷类为主是合理膳食的重要特征。在1600～2400kcal能量需要量水平下的一段时间内，建议成年人每人每天摄入谷类200～300g，其中包含全谷物和杂豆类50～150g；另外，薯类50～100g，从能量角度，相当于15～35g大米。

谷类、薯类和杂豆类是碳水化合物的主要来源。谷类包括小麦、稻米、玉米、高粱等及其制品，如米饭、馒头、烙饼、面包、饼干、麦片等。全谷物保留了天然谷物的全部成分，是理想膳食模式的重要组成，也是膳食纤维和其他营养素的来源。杂豆包括大豆以外的其他干豆类，如红小豆、绿豆、芸豆等。我国传统膳食中整粒的食物常见的有小米、玉米、绿豆、红豆、荞麦等，现代加工产品有燕麦片等，因此把杂豆与全谷物归为一类。2 岁以上人群都应保证全谷物的摄入量，以此获得更多营养素、膳食纤维和健康益处。薯类包括马铃薯、红薯等，可替代部分主食。

（2）第二层蔬菜水果　是膳食指南中鼓励多摄入的两类食物。在 1600 ~ 2400kcal 能量需要量水平下，推荐成年人每天蔬菜摄入量至少达到 300g，水果 200 ~ 350g。蔬菜水果是膳食纤维、微量营养素和植物化学物的良好来源。蔬菜包括嫩茎、叶、花菜类、根菜类、鲜豆类、茄果瓜菜类、葱蒜类、菌藻类及水生蔬菜类等。深色蔬菜是指深绿色、深黄色、紫色、红色等有颜色的蔬菜，每类蔬菜提供的营养素略有不同，深色蔬菜一般富含维生素、植物化学物和膳食纤维，推荐每天占总体蔬菜摄入量的 1/2 以上。

水果多种多样，包括仁果、浆果、核果、柑橘类、瓜果及热带水果等。推荐吃新鲜水果，在鲜果供应不足时可选择一些含糖量低的干果制品和纯果汁。

（3）第三层鱼、禽、肉、蛋等动物性食物　是膳食指南推荐适量食用的食物。在 1600 ~ 2400kcal 能量需要量水平下，推荐每天鱼、禽、肉、蛋摄入量共计 120 ~ 200g。

新鲜的动物性食物是优质蛋白质、脂肪和脂溶性维生素的良好来源，建议每天畜禽肉的摄入量为 40 ~ 75g，少吃加工类肉制品。目前我国汉族居民的肉类摄入以猪肉为主，且增长趋势明显。猪肉含脂肪较高，应尽量选择瘦肉或禽肉。常见的水产品包括鱼、虾、蟹和贝类，此类食物富含优质蛋白质、脂类、维生素和矿物质，推荐每天摄入量为 40 ~ 75g，有条件可以优先选择。蛋类包括鸡蛋、鸭蛋、鹅蛋、鹌鹑蛋、鸽子蛋及其加工制品，蛋类的营养价值较高，推荐每天 1 个鸡蛋（相当于 50g 左右），吃鸡蛋不能丢弃蛋黄，蛋黄含有丰富的营养成分，如胆碱、卵磷脂、胆固醇、维生素 A、叶黄素、锌、B 族维生素等，无论对多大年龄人群都具有健康益处。

（4）第四层奶类、大豆和坚果　是鼓励多摄入的食物。奶类、大豆和坚果是蛋白质和钙的良好来源，营养素密度高。在 1600 ~ 2400kcal 能量需要量水平下，推荐每天应摄入至少相当于鲜奶 300g 的奶类及奶制品。在全球奶制品消费中，我国居民摄入量一直很低，多吃各种各样的乳制品，有利于提高乳类摄入量。

大豆包括黄豆、黑豆、青豆，其常见的制品如豆腐、豆浆、豆腐干及千张等。坚果包括花生、葵花子、核桃、杏仁、榛子等，部分坚果的营养价值与大豆相似，富含必需脂肪酸和必需氨基酸。推荐大豆和坚果摄入量共为25～35g，其他豆制品摄入量需按蛋白质含量与大豆进行折算。坚果无论作为菜肴还是零食，都是食物多样化的良好选择，建议每周摄入70g左右（相当于每天10g左右）。

（5）第五层烹调油和盐　作为烹饪调料必不可少，但建议尽量少用。推荐成年人平均每天烹调油不超过25～30g，食盐摄入量不超过5g。按照DRIs的建议，1～3岁人群膳食脂肪供能比应占膳食总能量35%；4岁以上人群占20%～30%。在1600～2400kcal能量需要量水平下脂肪的摄入量为36～80g。其他食物中也含有脂肪，在满足平衡膳食模式中其他食物建议量的前提下，烹调油需要限量。按照25～30g计算，烹调油提供10%左右的膳食能量。烹调油包括各种动植物油，植物油如花生油、大豆油、菜籽油、葵花籽油等，动物油如猪油、牛油、黄油等。烹调油也要多样化，应经常更换种类，以满足人体对各种脂肪酸的需要。

我国居民食盐用量普遍较高，盐与高血压关系密切，限制食盐摄入量是我国长期行动目标。除了少用食盐外，也需要控制隐形高盐食品的摄入量。酒和添加糖不是膳食组成的基本食物，烹饪使用和单独食用时也都应尽量避免。

（6）身体活动和饮水　图示包含在可视化图形中，强调增加身体活动和足量饮水的重要性。水是膳食的重要组成部分，是一切生命活动必需的物质，其需要量主要受年龄、身体活动、环境温度等因素的影响。低身体活动水平的成年人每天至少饮水1500～1700ml（7～8杯）。在高温或高身体活动水平的条件下，应适当增加饮水量。饮水过少或过多都会对人体健康带来危害。来自食物中水分和膳食汤水大约占1/2，推荐一天中饮水和整体膳食（包括食物中的水，汤、粥、奶等）水摄入共计2700～3000ml。

身体活动是能量平衡和保持身体健康的重要手段。运动或身体活动能有效地消耗能量，保持精神和机体代谢的活跃性。鼓励养成天天运动的习惯，坚持每天多做一些消耗能量的活动。推荐成年人每天进行至少相当于快步走6000步以上的身体活动，每周最好进行150分钟中等强度的运动，如骑车、跑步、庭院或农田的劳动等。一般而言，低身体活动水平的能量消耗通常占总能量消耗的1/3左右，而高身体活动水平者可高达1/2。加强和保持能量平衡，需要通过不断摸索，关注体重变化，找到食物摄入量和运动消耗量之间的平衡点。

2. 中国居民膳食宝塔的应用

（1）确定适合自己的能量水平 膳食宝塔中建议的每人每日各类食物适宜摄入量范围适用于一般健康成人，在实际应用时要根据个人年龄、性别、身高、体重、劳动强度、季节等情况适当调整。青春期少年处于生长发育高峰期，学习任务繁重，身体活动强度大，因此所需能量较成年人高，应适当多吃些主食。对于正常成人，体重是判定能量平衡的最好指标，每个人应根据自身的体重及变化适当调整食物的摄入，主要应调整的是含能量较多的食物。

（2）食物同类互换，调配丰富多彩的膳食 应用膳食宝塔可把营养与美味结合起来，按照同类互换、多种多样的原则调配一日三餐。

（3）要因地制宜充分利用当地资源 我国幅员辽阔，各地的饮食习惯及物产不尽相同，只有因地制宜充分利用当地资源才能有效地应用膳食宝塔。如牧区奶类资源丰富，可适当提高奶类摄入量；渔区可适当提高鱼及其他水产品摄入量；农村山区则可利用山羊奶以及花生、瓜子、核桃、榛子等资源。在某些情况下，由于地域、经济或物产所限无法采用同类互换时，也可以暂用豆类代替乳类、肉类；或用蛋类代替鱼、肉；不得已时也可用花生、瓜子、榛子、核桃等坚果代替大豆或肉、鱼、奶等动物性食物。

（4）要养成习惯，长期坚持 膳食对健康的影响是长期的结果。应用平衡膳食宝塔需要自幼养成习惯，并坚持不懈，才能充分体现其对健康的重大促进作用。

章节练习题

（一）选择题（选择一个正确的答案）

1. 下列说法错误的是（D）。

A. 七大营养素是蛋白质、脂类、碳水化合物、矿物质、维生素、水、膳食纤维

B. 赖氨酸是人体必需营养素

C. 亚油酸是人体必需营养素

D. 烟酸属于脂溶性维生素

2. 1g 乙醇在体内约可产生的能量为（C）。

A. 3kcal　　B. 4kcal　　C. 7kcal　　D. 9kcal

3. 某产品营养成分表中，100g 营养麦片的能量为 1554kJ，折算为（B）。

A. 275. 6kcal　　B. 371. 4kcal

C. 412. 5kcal　　D. 324. 7kcal

4. 测定基础代谢的条件是（D）。

A. 受测者处于完全安静、清醒状态

B. 周围环境气温 18 ~ 25℃之间

C. 时间为餐后 12 ~ 14 小时

D. 以上选项都正确

5. 下列关于人体能量消耗影响因素的描述，错误的是（C）。

A. 身体活动强度越大，能量消耗越多

B. 身体活动持续时间越长，能量消耗越多

C. 对某项工作掌握越熟练，做该工作时能量消耗就越多

D. 心情紧张时比心情平静时能量消耗增多

6. 下列有关基础代谢影响因素的描述，错误的是（C）。

A. 与体表面积成正比　　B. 与年龄成反比

C. 与温度成反比　　D. 与身体活动成正比

7. 描述食物热效应正确的是（D）。

A. 蛋白质 < 脂肪　　B. 蛋白质 < 碳水化合物

C. 进食慢者 < 进食快者　　D. 鸡蛋 > 米饭

8. 某食物测得其氨基酸含量最低为丝氨酸，其次是赖氨酸，再次是苏氨酸，其他氨基酸含量与鸡蛋白比较相近，则该食物当中的（C）。

A. 丝氨酸为第一限制氨基酸　　B. 赖氨酸为第二限制氨基酸

C. 赖氨酸为第一限制氨基酸　　D. 苏氨酸为第三限制氨基酸

9. 含有丰富优质蛋白质的蛋类食物其（A）往往不能满足人类需要。

A. 维生素　　B. 矿物质　　C. 必需氨基酸　　D. 脂肪

10. 下列选项中，最容易消化的蛋白质食物是（A）。

A. 鱼类　　B. 猪肉　　C. 鸭肉　　D. 鸡肉

11. 大豆制品与米饭同时食用可起到（A）。

A. 蛋白质互补作用　　B. 蛋白质更大的浪费

C. 蛋白质生物价下降　　D. 蛋白质利用率下降

12. 膳食调查发现某人某天蛋白质摄入量80g，脂肪60g，碳水化合物300g，其能量中蛋白质比例为（A）。

A. 16%　　B. 18%　　C. 26%　　D. 58%

13. 膳食调查发现某人的肉类蛋白质摄入量为20g，大豆蛋白摄入量为15g，其他植物性蛋白摄入量为40g，优质蛋白质比例为（C）。

A. 20%　　B. 27%　　C. 47%　　D. 53%

14. 运动后服用（D）的补充品，能帮助身体建造蛋白质，增加肌纤维的横截面积，有利于肌肉的发展壮大。

A. 脂类　　B. 糖类　　C. 蛋白质　　D. 糖类加蛋白质

15. 有关必需脂肪酸的描述错误的是（B）。

A. 体内不能合成，必须从食物获得的脂肪酸是亚油酸及α－亚麻酸

B. 亚油酸最好的食物来源是动物油类

C. α－亚麻酸最好的食物来源是植物油类

D. 猪油中的亚油酸含量比牛油多

16. EPA与DHA的生理功能主要是（A）。

A. 预防心脑血管病发生　　B. 抗炎

C. 健脑　　D. 护肝

17. 脂肪酸组成中含有较多二十碳五烯酸（EPA）和二十二碳六烯酸（DHA）的油脂是（D）

A. 玉米油　　B. 花生油　　C. 小麦胚芽油　　D. 深海鱼油

18. 关于植物油正确的说法是（A）。

A. 膳食来源不应低于总脂肪的50%

B. 易发生酸败

C. 含较多的饱和脂肪酸

D. 花生油含有一定量的磷脂

19. 下列选项中，含有较高胆固醇的是（D）。

A. 豆油　　B. 橄榄油　　C. 菜籽油　　D. 牛油

20. 大豆磷脂不能降低的物质是（A）。

A. 高密度脂蛋白胆固醇　　B. 胆固醇

C. 三酰甘油　　D. 低密度脂蛋白胆固醇

21. 下列对橄榄油的描述正确的是（C）。

A. 饱和脂肪酸含量高　　B. 亚油酸含量高

C. 单不饱和脂肪酸含量高　　D. 亚麻酸含量高

22. 必需脂肪酸的生理功能不包括（D）

A. 在体内参与磷脂的合成　　B. 对形成线粒体具有重要的作用

C. 是合成前列腺素的前体　　D. 对形成细胞核的结构具有重要作用

23. 下列不属于 $n-3$ 系列的脂肪酸是（A）。

A. 亚油酸　　B. 亚麻酸

C. 二十碳五烯酸　　D. 二十二碳六烯酸

24. 耐力性运动随运动时间的延长，（C）供能比例增加。

A. 肌酸　　B. 糖　　C. 脂肪　　D. 蛋白质

25. 促进肠道中双歧杆菌繁殖的糖是（A）。

A. 低聚果糖　　B. 葡萄糖　　C. 果糖　　D. 半乳糖

26. 描述碳水化合物的代谢正确的是（C）。

A. 葡萄糖进入肝细胞后与磷酸反应生成葡萄糖-1-磷酸

B. 果糖和麦芽糖在肝中转变为葡萄糖

C. 葡萄糖经酵解最终生成丙酮酸

D. 1分子葡萄糖经无氧酵解生成1分子ATP

27. 描述膳食纤维的生理功能错误的是（D）。

A. 改善肠道功能　　B. 预防肠道恶性肿瘤
C. 减肥　　D. 预防缺铁

28. 高膳食纤维可预防多种疾病，但不包括（D）。
A. 便秘、糖尿病　　B. 肥胖症
C. 高脂血症、高胆固醇血症　　D. 肺结核

29. 下列对膳食纤维食物来源的描述正确的选项是（A）。
A. 主要来自植物　　B. 粮谷类含大量树胶
C. 苹果中含较高木质素　　D. 香蕉中含膳食纤维少

30. 耐力运动总能耗高，膳食中碳水化合物比例较大，推荐摄取碳水化合物的量是（C）。
A. 5～6g/kg　　B. 7～8g/kg
C. 8～10g/kg　　D. 11～12g/kg

31. 持续10秒以上且强度很大的运动所需ATP再合成的能量主要依靠（B）提供。
A. 有氧氧化系统　　B. 乳酸能系统
C. 高能磷酸化合物　　D. 糖

32. 足球运动员在赛前3～4小时应补充（A）。
A. 高碳水化合物的饮食　　B. 高脂类的饮食
C. 高蛋白质的饮食　　D. 高脂与高糖的混合饮食

33. 有关血糖生成指数的描述错误的是（D）。
A. 血糖生成指数即GI值，是食物的一种生理学参数
B. 血糖生成指数是衡量食物引起餐后血糖反应的一项有效指标
C. 血糖生成指数是表示含50g有价值的碳水化合物的食物和相当量的葡萄糖或面包在2小时内体内血糖应答水平百分比值
D. 血糖生成指数越高，血糖升高越趋缓和

34. 描述血糖生成指数正确的是（B）。
A. 进食50g重食物与50g葡萄糖或白面包对比餐后血糖
B. 血糖生成指数越低，血糖升高越趋缓和
C. 血糖生成指数高的食物进入消化道后，消化慢，吸收不完全
D. 以上选项都正确

35. 高血糖生成指数的食物有（D）。
A. 麦芽糖　　B. 大米饭
C. 小麦面馒头　　D. 以上都是

36. 锌的生理功能不包括（B）。
A. 许多酶的组成部分　　B. 维持心肌的正常功能
C. 促进生长发育　　D. 促进食欲

37. 蔬菜中的草酸影响其他食物中（C）的吸收。

A. Na　　B. K　　C. Fe　　D. 维生素

38. 描述铁吸收与代谢错误的是（C）。

A. 铁在体内的代谢过程中可反复被机体利用

B. 铁主要在小肠内吸收

C. 维生素 B_2 可干扰铁的吸收

D. 女性丢失铁常见原因是由于月经量过多

39. 有利于肠道钙吸收的因素有（A）。

A. 氨基酸、乳糖、维生素 D　　B. 脂肪酸、氨基酸、乳糖

C. 抗酸药、乳糖、钙磷比　　D. 乳糖、青霉素、抗酸药

40. 铁的生理功能不包括（D）。

A. 参与体内氧的运送和呼吸过程

B. 维持正常的造血功能

C. 参与体内氧和二氧化碳转运

D. 维持细胞内外的酸碱平衡

41. 人体骨骼的生长在什么时期达到高峰（C）。

A. 5 ~ 8 岁　　B. 9 ~ 12 岁　　C. 13 ~ 16 岁　　D. 17 ~ 20 岁

42. 下列有关促进钙吸收因素的描述错误的是（D）。

A. 乳糖可促进钙吸收　　B. 降钙素可促进钙吸收

C. 赖氨酸可促进钙吸收　　D. 钠可促进钙吸收

43. 下列属于牛乳中含量最少的矿物质是（B）。

A. 钙　　B. 铁　　C. 锌　　D. 碘

44. 下列不属于缺乏后导致高同型半胱氨酸血症的维生素是（B）。

A. 叶酸　　B. 维生素 B_2　　C. 维生素 B_6　　D. 维生素 B_{12}

45. 描述机体维生素 B_6 来源正确的是（B）。

A. 肠道中细菌可合成维生素 B_6，可满足婴儿需要量

B. 肠道中细菌可合成维生素 B_6，但不能满足人体需要

C. 食物分布局限，容易造成维生素 B_6 缺乏症

D. 膨化谷物中，维生素 B_6 生物效用较高

46. 安排乒乓球、射击等项目运动员的膳食应注意补充足够的（D）。

A. 维生素 D　　B. 维生素 C　　C. 维生素 B　　D. 维生素 A

47. 维生素 E 的生理功能是（A）。

A. 具有抗氧化性

B. 维持血清钙磷浓度的稳定

C. 缺乏时会出现细胞增生、毛发角化

D. 预防骨质疏松

48. 下列在烹调过程中最不耐热的维生素是（B）。

A. 维生素 A　　B. 维生素 B_1　　C. 维生素 B_2　　D. 维生素 E

49. 下列描述错误的选项是（B）。

A. 维生素除对生命活动有重要的调节作用，对运动能力的提高及疲劳消除也非常重要

B. 进行耐力性项目锻炼时，要注意做到高糖膳食

C. 进行力量性项目锻炼时，蛋白质的摄入比例应适当提高

D. 进行力量性项目锻炼时，碳水化合物的摄入比例应适当提高

50. 长期进行灵巧性运动训练，维生素 A 的补充应不低于（C）。

A. 1400μg RE　　B. 1600μg RE　　C. 1800μg RE　　D. 2000μg RE

51. 对水生理功能的描述错误的是（A）。

A. 水能在组织与器官间起缓冲作用，但不能起保护作用

B. 调节体温

C. 营养素和代谢产物的溶剂

D. 构成细胞和体液

52. 生理情况下净吸收水分最多的部位是（D）。

A. 十二指肠　　B. 空肠　　C. 回肠　　D. 结肠

53. 谷类烹调对食品营养价值的影响不正确的选项是（D）。

A. 大米淘洗时水溶性维生素和无机盐会损失，营养素损失的程度与淘洗次数、浸泡时间和用水温度密切相关

B. 米饭在电饭煲中保温，随时间延长，维生素 B_1 损失会增加

C. 制作油条，因碱和高温作用，使维生素 B_2 和尼克酸（烟酸）等维生素受到损失

D. 米饭在电饭煲中保温，随时间延长，蛋白质会损失

54. 描述谷类食物不正确的是（B）。

A. 谷皮不含淀粉

B. 糊粉层含丰富淀粉

C. 胚乳含大量淀粉和一定量的蛋白质

D. 胚芽含有脂溶性维生素

55. 描述大豆及其制品营养特点错误的是（D）。

A. 蛋白质含量高，为优质蛋白

B. 不饱和脂肪酸含量高

C. 50% 碳水化合物不能被吸收

D. 矿物质不容易被吸收

56. 大豆及其制品营养特点错误的是（B）。

A. 蛋白质含量高

B. 氨基酸不平衡

C. 脂肪含量高

D. 含丰富的钙、硫胺素、核黄素、维生素 E、大豆异黄酮

57. 下列豆制品蛋白质吸收率最高的是（B）。

A. 煮黄豆　　B. 豆腐　　C. 豆浆　　D. 腐竹

58. 下列关于蔬菜和水果的营养特点描述错误的是（D）。

A. 新鲜水果维生素 C 和胡萝卜素很丰富

B. 蔬菜、水果是膳食纤维的重要来源

C. 颜色较深蔬菜及水果中所含抗氧化剂较多

D. 蔬菜矿物质含量丰富，且吸收率很高

59. 水果的营养特点包括（D）。

A. 新鲜水果是维生素 C 的良好来源

B. 胡萝卜素在绿色、黄色或红色蔬菜中含量较多

C. 颜色较深的蔬菜及水果中所含的抗氧化剂较多

D. 以上选项都正确

60. 下列饱和脂肪酸含量最高的食物是（A）。

A. 羊肉　　B. 牛肉　　C. 鸡肉　　D. 鸭肉

61. 下列对鱼肉蛋白质的描述错误的是（A）。

A. 蛋白质含量远高于畜肉和禽肉

B. 肌纤维短而纤细且含水丰富

C. 蛋白质比畜肉更易消化

D. 蛋白质的吸收率可高达 90%

62. 深海鱼油中富含（A）。

A. $n-3$ 系列多不饱和脂肪酸

B. $n-6$ 系列多不饱和脂肪酸

C. $n-7$ 系列多不饱和脂肪酸

D. $n-9$ 系列多不饱和脂肪酸

63. 关于蛋制品的营养特点描述错误的是（A）。

A. 生鸡蛋含蛋白质高，宜用开水冲服有利于消化吸收

B. 鸡蛋经蒸、煮、炒后其蛋白质不损失，消化吸收率高达 95% 以上

C. 制作皮蛋时，为了保持风味，加入少量氧化铅（黄丹粉）营养价值基本不变，但对人体有害

D. 蛋类经烹调维生素损失最多

64. 牛奶与酸奶的营养特点相比较差别是（D）。

A. 牛奶比酸奶更容易吸收

B. 牛奶乳糖已经分解

C. 牛奶适合乳糖酶缺乏的人食用

D. 以上选项都错误

65. 在食品标签中特别强调加入了数种维生素则（A）。

A. 必须分别标示加入的所有维生素的量

B. 必须标示加入的所有维生素的总量

C. 只需要标示加入量最大的维生素的量

D. 只需要标示加入量最大的两种维生素的量

66. 下列选项中符合食品保质期标示方式的是（C）。

A. 最好在“”之前食用　　B. 最佳在“”之前食用

C. 最佳食用日期“”之前　　D. 最好食用日期“”之前

67. 营养标签显示了食品的（C）。

A. 营养功能和相关营养学信息

B. 营养特性和相关营养功能信息

C. 营养特性和相关营养学信息

D. 营养配料和相关营养学信息

68. 食品标签中营养成分表的构成包括能量和营养成分的名称、含量以及该含量占（A）的百分比等内容。

A. 营养素参考值　　B. 营养素的推荐值

C. 营养素的推荐摄入量　　D. 营养素的适宜摄入量

69. 下列选项中符合营养成分表中营养成分标示顺序的是（B）。

A. 能量、蛋白质、碳水化合物、脂肪、膳食纤维、钠、钙、维生素 A

B. 能量、蛋白质、脂肪、碳水化合物、膳食纤维、钠、钙、维生素 A

C. 能量、蛋白质、脂肪、碳水化合物、钠、膳食纤维、钙、维生素 A

D. 能量、蛋白质、脂肪、碳水化合物、钙、膳食纤维、钠、维生素 A

70. 下列不符合食品保质期表示方式的是（D）。

A. 2005 年 1 月 15 日之前最佳

B. 20050115 之前最佳

C. 2005－01－15 之前最佳

D. 15 01 2005 之前最佳

71. 营养成分功能声称中所涉及的营养成分仅指具有（C）的成分。

A. RNA　　B. AI　　C. NRV　　D. EAR

72. 营养标签显示食品的（C）。

A. 生产方式信息

B. 食品科研信息

C. 营养特性和相关营养信息

D. 治疗作用信息

73. 当达到 RNI 时，（D）以上的个体没有发生缺乏病的危险。

A. 30%　　B. 50%　　C. 70%　　D. 97%

74. 合理膳食的要求是（D）。

A. 提供种类齐全、比例合适的营养素

B. 提供数量充足的能量和营养素，食物新鲜卫生

C. 正确的烹调加工，良好的进餐制度和环境

D. 以上选项都正确

75. 关于中国居民膳食指南的内容正确的是（A）。

A. 食物要多样，谷类为主　　B. 食物要多样，肉类为主

C. 食物要多样，豆类为主　　D. 食物要多样，蔬菜为主

76. 关于膳食营养素参考摄入量的描述正确的是（A）。

A. 是一组每日平均膳食营养素摄入量的参考值

B. 是一组每日膳食食物量的参考值

C. 是一组每日平均膳食食物种类的参考值

D. 以上都不是

77. 按目前观点，以下何种模式是最不合理的膳食结构，容易引起心脏病、脑血管病、肿瘤（B）。

A. 中国膳食模式

B. 西方发达国家模式

C. 日本模式

D. 地中海膳食模式

78. 膳食结构合理的要求包括（A）。

A. 一天膳食包括五大类食物，12 种以上品种

B. 一天膳食包括四大类食物，10 种以上品种

C. 一天膳食包括 2 ~ 3 大类食物，10 种以下品种

D. 以上均错误

79. 平衡膳食宝塔建议的各类食物摄入量是一个一定时期内的（B）。

A. 绝对值　　B. 平均值　　C. 相对值　　D. 累加值

80. DRIs 是应用于（D）的膳食营养素参考摄入量。

A. 患有营养缺乏病的人

B. 急性病的患者

C. 慢性病的患者

D. 健康人

81. 下列不属于地中海膳食模式特点的是（B）。

A. 富含植物性食物

B. 食物加工程度比较高

C. 每日吃适量的鱼禽蛋

D. 餐后吃水果

（二）判断题（正确的在后面的括号内填 A，错误的填 B）

1. 营养是机体通过摄取食物，消化、吸收和利用其中的营养素，构成组织器官，满足其生理功能和体力活动需要的过程。(A)

2. 蛋白质分解成氨基酸后可以被小肠吸收。(A)

3. 含量相对较低的必需氨基酸被称为限制氨基酸。(A)

4. 非必需氨基酸是人体不需要的氨基酸。(B)

5. 大豆制品与馒头同时使用可提高食物的营养价值。(A)

6. 大豆蛋白有降低血胆固醇和抗动脉粥样硬化的作用，所以编制冠心病患者食谱，可多吃豆类或豆类制品。(A)

7. 蛋白质－能量营养不良症（PEM）水肿型的主要原因之一是能量摄入不足。(B)

8. 完整的蛋白不可能在小肠吸收。(B)

9. 中小学生在体育锻炼或运动训练期间蛋白质的供应量应比平时增加。(A)

10. 脂肪在胆汁的作用下被乳化成脂肪微粒，在胰脂肪酶的作用下变成可以吸收的三酰甘油脂肪酸等。(B)

11. 植物油不含有胆固醇。(A)

12. 鱼类脂肪中多不饱和脂肪酸含量高。(A)

13. 反复加热的油脂有毒，不应食用。(A)

14. 亚油酸及亚麻酸最好的食物来源是植物油类。(A)

15. 钠、钾、钙、镁的补充对保证和维持神经与肌肉的正常功能有重要作用。(A)

16. 机体缺乏维生素 B_2 则出现能量和物质代谢的紊乱。(A)

17. 为弥补运动中的消耗，运动员应大量补充维生素，尤其是脂溶性维生素。(B)

18. 体内水的来源包括饮水、食物中的水以及内生水。(A)

19. 大米淘洗时水溶性维生素和无机盐会损失，营养素损失的程度与淘洗次数有关、与浸泡时间和用水温度无关。(B)

20. 超高温瞬时灭菌奶是将牛奶迅速加热至 135～140℃在 3～4 秒内瞬间灭菌，然后无菌灌装的产品。(A)

21. 氢化植物油熔点高、稳定性好且营养价值高。(B)

22. 营养成分表的构成包括能量和营养成分的名称、含量以及该含量占营养素参考值的百分比等内容。(A)

23. 营养成分功能声称指某营养成分可以维持人体正常生长发育和正常生理功能等作用的声称。(A)

24. 应用平衡膳食宝塔要养成习惯，长期坚持才能充分体现对健康的促进作用。(A)

25. 应用平衡膳食宝塔要注意分配三餐食物量及间隔时间，并应与作息时间和劳动状况相匹配。(A)

26. 膳食指南是根据营养学原则，结合国情，教育人民群众采用平衡膳食，以达到合理营养、促进健康目的的指导性意见。(A)

27. 中国居民的膳食结构存在的主要问题之一是豆类及豆制品消费量偏低。(A)

28. 富裕型模式膳食不利于控制冠心病、高血压、糖尿病等慢性非传染性疾病。(A)

29. 营养素需要量是为了维持“适宜的营养状况”每天必须获得的“该营养素的最低量”。(A)

30. 食谱的能量和营养素的摄入量评价一般是将能量和营养素计算结果与膳食营养素参考摄入量进行比较，以评价能量和营养素是否符合要求。(A)

（三）技能练习题

1. 简述人体能量消耗的基本途径。

参考答案：

（1）基础代谢：维持人体最基本生命活动必需的最低能量消耗。即人体在安静和恒温（18～25℃），禁食 12 小时后，静卧、放松而又清醒时的能量消耗。

（2）体力活动：是构成人体总能量消耗的一部分，取决于体力活动的强度和时间。

（3）食物热效应：指人体摄食过程中引起的能量消耗。食物消耗本身能量的比例：糖 5%～6%，脂肪 4%～5%，蛋白质 30%。

（4）生长发育：婴幼儿、儿童、青少年需要增加生长发育所需能量。孕妇需要增加子宫、胎盘、胎儿、乳房和体脂储备所需能量。乳母需要增加合成分泌乳汁所需能量。

2. 简述碳水化合物的生理功能。

参考答案：

① 供给和贮存能量；② 构成组织和重要生命物质；③ 节约蛋白质；④ 抗生酮作用；⑤ 解毒作用；⑥ 增强肠道功能。

3. 请写出中国居民膳食指南“一般人群膳食指南”的内容和适用对象。

参考答案：

（1）一般人群膳食指南的内容

①食物多样，谷类为主；②吃动平衡，健康体重；③多吃蔬果、奶类、大豆；④适量吃鱼、禽、蛋、瘦肉；⑤少盐少油，控糖限酒；⑥杜绝浪费，兴新食尚。

（2）一般人群膳食指南的适用对象

适用对象为 6 岁以上健康人群。

4. 简述血糖生成指数的概念、分类及临床意义。

参考答案：

（1）血糖生成指数（GI）　是表示某种食物升高血糖效应与标准食品（葡萄糖）升高血

糖效应之比，是人体食用一定食物后会引起多大的血糖反应。

（2）根据GI值的高低将食物进行分类

GI>70为高GI食物，如面包、馒头、米饭、麦芽糖等，它们进入胃肠后消化快，吸收率高，葡萄糖释放快，血液中出现峰值高。

GI<55为低GI食物，如煮山药、茎叶、豆类、蔬菜、牛奶、山芋等，它们在胃肠中停留时间长，吸收率低，葡萄糖释放缓慢，峰值低，下降速度慢。

GI在56~69为中GI食物，如煮番薯、冰淇淋、牛奶巧克力、荞麦、燕麦、全麦粉等。

（3）GI的临床意义　GI是人们从全新角度，深入认识到碳水化合物与肥胖、糖尿病的内在关系，为科学选择食物、倡导平衡膳食、遏制慢性疾病提供了理论基础。

①控制超重与肥胖。如果经常选择低GI食物，血糖和胰岛素的波动幅度相对平缓，饱腹感持续时间较长，可控制食欲，延迟饥饿感，有利于减肥。

②控制糖尿病患者的血糖水平。经常食用低GI食物可延迟葡萄糖的吸收，能降低胰岛素浓度峰值和总胰岛素的需求量，有利于控制血糖。

③防止冠心病。选择低GI食物，可降低总胆固醇、低密度脂蛋白胆固醇和三酰甘油，升高高密度脂蛋白，有助于减少心血管疾病的发生。

5. 一名身高175cm，体重80kg的25岁男运动员，训练中共跑了6次100m（每次12秒）、3次1500m（每次5分钟），请用计算法简易计算这次训练的热量消耗量为多少？

答题用的计算公式：体表面积（m^2）= 0.00659 × 身高（cm）+ 0.0126 × 体重（kg）− 0.1603，热量消耗量（E）=（RMR + 1.2）×（BMR × BSA/60）× T（min），式中：RMR为相对代谢率，BMR为基础代谢率，单位为kcal/（m^2·h），BSA为体表面积。查表知道25岁男性运动员的BMR为37.5kcal/（m^2·h），100m的RMR为209kcal/（m^2·h），1500m的RMR为30kcal/（m^2·h）。

参考答案：

（1）计算体表面积：

$$\begin{aligned}\text{计算公式}(m^2) &= 0.00659\times\text{身高}(cm)+0.0126\times\text{体重}(kg)-0.1603\\ &= 0.00659\times175(cm)+0.0126\times80(kg)-0.1603\\ &= 1.153+1.008-0.160=2.00(m^2)\end{aligned}$$

（2）跑6次100m的热量消耗量为：

$$\text{热量消耗量}(E)=(RMR+1.2)\times(BMR\times BSA/60)\times T(min)$$

跑6次100m的热量消耗量为：

$$\begin{aligned}E_1 &= 6\times[(209+1.2)\times(37.5\times2.00/60)\times(12/60)]\\ &= 6\times[210.2\times1.25\times0.2]=315.3(kcal)\end{aligned}$$

（3）跑3次1500 m的热量消耗量为：

$$\begin{aligned}E_2 &= 3\times[(30+1.2)\times(37.5\times2.00/60)\times5]\\ &= 3\times[31.2\times1.25\times5]=585.00(kcal)\end{aligned}$$

（4）该运动员总热量消耗量为：$E = E_1 + E_2 = 315.3 + 585.00 = 900.3$（kcal）

6. 运动时碳水化合物供能有哪些特点？

参考答案：

（1）任何运动开始、加速时，都需要糖代谢提供能量。

（2）短时间、高强度运动时的能量绝大部分由葡萄糖供给。

（3）长时间、低强度运动时，首先利用糖氧化供给能量，当可利用的糖耗竭时，才动用脂肪或蛋白质供应能量。

（4）葡萄糖是唯一既可以进行无氧氧化，又能进行有氧氧化的能源物质。

（5）糖氧化时消耗的氧气量比脂肪和蛋白质都低。这一优点在氧气不足的情况下尤为重要。

（6）糖类为运动中的主要能源物质之一，因为它有助于运动过程中发挥最佳的运动能力。

（7）科学、适时、适量地补充糖类有助于缩短体能恢复的时间。

（8）对于健身人群来说，糖类也是控制体重、预防肥胖的重要因素。

7. 简述脂肪供能的特点。

参考答案：

（1）脂肪单位重量产能高，是机体的能量库。

（2）只有在氧气供给充足时，脂肪才能分解供能。

（3）碳水化合物/氧气供给不充足的时候，脂肪分解产生酮体，诱发中枢疲劳。

（4）运动强度小，运动持续时间长，脂肪供能比较高。

8. 增肌锻炼时为什么需要补充蛋白质？

参考答案：

（1）蛋白质是合成肌肉的主要原料。肌肉力量与耐力既是体适能的基础，也是影响体形和美感的重要因素之一。

（2）在增加肌肉的练习过程中，肌肉蛋白质始终处于更新与破坏的交替过程中，即新的蛋白质合成，旧的蛋白质分解。蛋白质的合成和分解率决定了肌肉块的大小。

（3）研究表明，进行力量训练的运动员增加蛋白质摄入量时，机体蛋白质的合成代谢会增强；蛋白质中支链氨基酸可保障中枢神经的兴奋性，降低疲劳程度，提高锻炼或运动能力。

（4）在进行增肌练习时要特别注重适量补充蛋白质，包括食物蛋白和增肌蛋白粉，这样才会有更好的增肌效果。

9. 运动人群需要较多的维生素吗？为什么？

参考答案：

运动人群需要摄入较多的维生素。主要原因有以下几点：

（1）运动人群胃肠道吸收能力下降。

（2）运动时汗液、尿液、粪便中维生素排出量增加。

（3）体内维生素的代谢周转率加速，导致维生素利用率提高、消耗增加。

（4）运动人群能量代谢增加，维生素需求量增加。

10. 简述钙与运动的关系。

参考答案：

（1）钙离子在维持神经和肌肉细胞的兴奋性，骨骼肌的收缩，细胞内第二信使作用等方面具有重要功能。

（2）运动人员及时补钙有助于保持运动能力，缩短恢复时间。因为运动时出汗多，会丢失大量的钙。

（3）运动有促进钙在骨骼中沉积的作用。运动后骨密度有明显的增加；没有运动锻炼只补钙，对骨密度无增加作用。

（4）运动人员采用控制膳食的办法来减轻体重的话，有可能造成钙离子的摄入不足，往往需要额外多补钙。

11. 请阐述运动补液的内容。

参考答案：

（1）运动补液的理由：一次大强度、大运动量锻炼或训练，在大量排汗的同时，会流失许多维生素和矿物质，要及时进行合理补充。

（2）运动补液的指征：口渴感是运动人士确定其是否出现脱水最早和有效的主观指标。但在运动者感到口渴时，机体已处于轻度脱水状态。养成及时补水是纠正运动脱水的好办法。

（3）运动补液的选择：运动饮料是运动时理想的补液必备品，内含水、矿物质及糖。

（4）运动补液的原则：少量多次是运动补液最重要的一个原则。补液量一定要大于丢失水的量。

（5）运动补液的时间：①运动前补液。减少脱水，也有利于保持运动能力。②运动中补液。总量不超过 800ml/h。③运动后补液。少量多次，切忌暴饮。

12. 请阐述血糖生成指数对体重管理的意义。

参考答案：

（1）根据 GI 合理选择和搭配食物。体重控制要多选择低 GI 食物；选择高 GI 食物时，可以混合搭配低 GI 食物。

（2）低 GI 食物在人体内消化和吸收更为缓慢，有利于控制餐后血糖和管控体重。

（3）低 GI 食物能提高用餐后的饱腹感，成为体重管理者日常生活的主导食物，可以更好地调节和控制体重水平。

（4）加工与烹调会影响 GI。如粮食在精加工过程中研磨颗粒变细，更利于吸收，但 GI 值也增高。

（5）研究表明，用 GI 教育居民比标准膳食指导和食物交换份法更易被理解和接受，对于长期维持血糖水平和合适体重有更好的作用。

13. 某中老年奶粉，每份（100g）含能量 1800kJ、碳水化合物 56g、蛋白质 22g、脂肪 10g、膳食纤维 2g、钙 960mg、钠 400mg。请完成下列操作：

（1）计算该产品能量及营养素的 NRV%。

（2）为该产品设计一种基本格式的营养成分表。

附：中国食品标签营养素参考值（NRV）

营养成分	NRV	营养成分	NRV
能量	8400kJ	膳食纤维	25g
蛋白质	60g	钠	2000mg
脂肪	<60g	钙	800mg
碳水化合物	300g		

参考答案：

（1）计算该产品能量及营养素的 NRV%（以每份 100g 计）

能量（kJ）	（1800 ÷ 8400）×100% ＝21.4%
碳水化合物（g）	（56 ÷ 300）×100% ＝18.7%
蛋白质（g）	（22 ÷ 60）×100% ＝36.7%
脂肪（g）	（10 ÷ 60）×100% ＝16.8%
膳食纤维（g）	（2 ÷ 25）×100% ＝8.0%
钙（mg）	（960 ÷ 800）×100% ＝120%
钠（mg）	（400 ÷ 2000）×100% ＝20.0%

（2）为该产品设计营养成分表

营养成分	每份 100g	NRV%
能量	1800kJ	21.4%
蛋白质	22g	36.7%
脂肪	10g	16.8%
碳水化合物	56g	18.7%
膳食纤维	2g	8%
钠	400mg	20%
钙	960mg	120%

14. 现有某中老年奶粉的食品标签标注有以下内容。

项目	每 100g	NRV%
能量	1804kJ	21%
蛋白质	30.0g	50%
脂肪	3.4g	6%
碳水化合物	44.8g	15%
钠	200mg	10%

续表

项目	每100g	NRV%
钙	640mg	80%
镁	50mg	17%
维生素A	390μg 视黄醇当量	49%
维生素E	12.0 总 α-生育酚当量	86%
维生素D_3	4.7μg	94%

高钙、低脂肪、添加维生素A+维生素E，富含多不饱和脂肪酸。

每日膳食中脂肪提供的能量占总能量的比例不宜超过30%。

钙是人体骨骼和牙齿的主要组成成分，许多生理功能也需要钙的参与；维生素A有助于维持视力，维生素D可促进钙的吸收；维生素E有抗氧化作用。

配料：脱脂奶粉、低芥酸菜籽油、鲜牛乳、玉米油、碳酸钙、大豆磷脂、维生素E、维生素A、维生素D_3。

请指出该标签已经表达的营养标签信息。

参考答案：该标签已表达的营养标签信息如下。

（1）营养成分表　指标有食品营养成分名称和含量的表格。如每100g平均含量：能量1804kJ、脂肪3.4g、蛋白质30.0g、碳水化合物44.8g、钠200mg、钙640mg、镁50mg、维生素A 390μg视黄醇当量、维生素E 12.0总α-生育酚当量、维生素D_3 4.7μg。

（2）营养声称　指对食物营养特性的确切描述和说明，包括含量声称和比较声称。如高钙、低脂肪、添加维生素A+维生素E、富含多不饱和脂肪酸。

（3）营养成分功能声称　是指某营养成分可以维持人体正常生长发育和生理功能等作用的声称。如每日膳食中脂肪提供的能量占总能量的比例不宜超过30%，钙是人体骨骼和牙齿的主要组成成分，许多生理功能也需要钙的参与；维生素A有助于维持视力，维生素D可促进钙的吸收，维生素E有抗氧化作用。

15. 现有某营养麦片的食品标签，标注有以下主要内容。

营养麦片，每100g营养成分见下表。

营养成分	每100g平均含量	每份（25g）平均含量
能量（kJ）	1554	390
脂肪（g）	5.6	1.4
蛋白质（g）	6.7	1.7
碳水化合物（g）	72.5	18.1
膳食纤维（g）	≥3.0	≥0.75
低聚糖（g）	≥3.0	≥0.75
维生素D（U）	≥80	≥20
钙（mg）	600	150

营养麦片富含9种维生素、6种矿物质、富含膳食纤维，添加培保因子（水溶性膳食纤维），有丰富钙质及帮助钙质吸收的维生素 D_3，低糖分。

有益消化系统健康，可防止便秘，有益骨骼健康。

配料：全小麦粉、大米、大麦麦芽精、白砂糖、玉米粉、食盐、植脂末、稳定剂、低聚糖、矿物质、各种维生素、香兰素。

请指出该产品已表达的营养标签信息。

参考答案：该产品已表达的营养标签信息如下。

（1）营养成分表　标有食品营养成分名称和含量的表格。如每100g平均含量：能量1554kJ、脂肪5.6g、蛋白质6.7g、碳水化合物72.5g、膳食纤维≥3.0g、低聚糖≥3.0g、9种维生素、6种矿物质。

（2）营养声称　指营养标签上对食物营养特性的确切描述和说明，包括含量声称和比较声称。如富含膳食纤维，添加培保因子（水溶性膳食纤维），有丰富钙质及帮助钙质吸收的维生素 D_3，低糖分。

（3）营养成分功能声称　是指某营养成分可以维持人体正常生长发育和生理功能等作用的声称。如该麦片有益消化系统健康，可防止便秘，有益骨骼健康。

第三章　肥　胖　症

一、肥胖症概述

（一）肥胖症的定义和分类

肥胖症是由于机体脂肪细胞数目增多或体积增加，引起体脂占体重的百分比异常增加，并在某些局部过多沉积脂肪，造成体重过度增加，导致人体病理生理改变，是一种慢性代谢性疾病。

肥胖症可以分为单纯性肥胖和继发性肥胖两大类。单纯性肥胖又称原发性肥胖，无明确病因，可能与遗传、饮食和运动习惯等因素有关，占肥胖症总人数的95%以上；继发性肥胖是指由于其他疾病所导致的肥胖，如垂体性肥胖、甲状腺功能低下性肥胖、库欣综合征、性腺功能低下等原因导致的肥胖，还包括因服用某些药物引起的医源性肥胖等。

依照脂肪在身体分布的部位不同，肥胖可分为中心型肥胖和外周型肥胖两种。中心型肥胖又称为腹型肥胖、内脏型肥胖、苹果型肥胖，脂肪主要沉积在腹部的皮下、腹腔内，男性肥胖多为此类型；外周型肥胖又称为非中心型肥胖、臀型肥胖、梨型肥胖，其脂肪主要沉积在臀部以及大腿部位，女性肥胖多为此类型。

依照脂肪组织的解剖特点，肥胖可分为多细胞性肥胖和大细胞性肥胖。多细胞性肥胖一般始于婴幼儿时期，脂肪细胞数量较正常人增加2～4倍；大细胞性肥胖是脂肪细胞数量正常，但细胞体积增大。大多数肥胖都属于大细胞性肥胖。

（二）肥胖症的现状

《中国居民营养与慢性病状况报告（2015年）》提示中国超重肥胖问题凸显，全国18岁及以上成人超重率为30.1%，肥胖率为11.9%，超重肥胖率合计42%，比2002年上升了7.3和4.8个百分点；6～17岁儿童青少年超重率为9.6%，肥胖率为6.4%，比2002年上升了5.1和4.3个百分点；北方高于南方；大城市高于中小城市，中小城市高于农村；经济发达地区高于不发达地区。

目前中国大陆肥胖症患者已经超过9000万人，超重者多于2亿人，已经对国人的健康状况构成严重影响。超重和肥胖已经是全球引起死亡的重要原因，肥胖症是继心脑血管病和癌症之后对人类健康和生命造成严重威胁的第三大敌人。美国医学联合会会长路易斯博士说："癌症是可怕的，但对人类健康造成最大威胁的是肥胖。"

（三）肥胖症的病理生理

众所周知，肥胖的发生常常是由遗传、少动以及摄入过多能量共同导致的结果。从代谢研究角度看，肥胖症是基于代谢紊乱，代谢紊乱是肥胖从基因到临床表现的中心环节。肥胖者多存在脂类代谢紊乱，脂肪合成过多，而脂肪水解和脂肪分解氧化无明显异常。血浆三酰甘油、游离脂肪酸和胆固醇一般高于正常水平。在内分泌激素分泌方面，研究发现胰岛素在肥胖形成的不同时期有不同表现，在早期即肥胖形成期，靶细胞对胰岛素保持正常敏感性，所有靶细胞均受胰岛素的刺激，血浆胰岛素水平升高，血糖降低，糖耐量正常，对胰岛素没有抵抗。在后期，又称为肥胖稳定期，此期高胰岛素血症持续存在，外周组织胰岛素受体对胰岛素敏感性降低，而由于肥胖后细胞体积增大，胰岛素受体密度降低，胰岛素敏感性进一步下降，表现为胰岛素抵抗及高胰岛素血症。1994 年瘦蛋白即瘦素的提出也完善了超重/肥胖内分泌系统的研究。瘦素是肥胖基因的蛋白质产物，由成熟脂肪细胞分泌，作为脂肪组织和中枢神经系统间网络联系的外周信号，影响摄食行为和调节自主神经系统。当食物摄取后，瘦素和胰岛素同时作用，起到抑制食欲，增加消耗，维持体重及热量平衡。在肥胖患者中，同样出现瘦素增高及瘦素抵抗现象，其发生机制跟胰岛素抵抗相类似。随着基因组学研究的快速进展，人们发现在基因多态性上的差异，使得在各年龄层次的人群都有对肥胖更易感者。在上述背景下，加之膳食结构变化后肠道菌群结构发生的适应性变化，使得这类具有遗传易感者对三大宏量营养素（碳水化合物、蛋白质和脂肪）的应答出现显著差异，进而造成肥胖的发生。

（四）影响体重的主要因素

（1）饮食摄入能量的多少。

（2）运动消耗能量的多少。

（3）肥胖相关遗传基因的不同。

（4）身体结构的不同，如肌肉比脂肪燃烧更多热量。

（5）代谢速度包括脂肪燃烧的速度不同。

（五）减肥的心理需求

（1）健康是减肥第一需求。

（2）对漂亮时装的苛求。

（3）渴望爱情降临或要留住永久的爱情。

（4）寻求发展事业的更好机会。

二、肥胖症的影响因素

（一）遗传因素

研究结果表明，肥胖症属于多基因遗传疾病。

肥胖症受多种因素影响，大量家族聚集性以及双生子试验皆证明遗传因素是肥胖症的最主要原因之一。遗传因素可以占肥胖症影响因素的40% ~70%。遗传因素对肥胖症的影响是多方面的，主要表现在以下几点。

（1）遗传因素不仅影响肥胖的程度，还影响脂肪分布的类型。遗传因素影响皮下脂肪厚度及内脏脂肪组织，特别是对内脏脂肪的影响尤为显著。

（2）过度喂养后的反应性，即过度喂养后体重增加的敏感性是由遗传决定的。

（3）遗传还可影响个体的基础代谢率、食物的热效应和运动的热效应，即能量的支出受遗传因素的影响，个体间能量支出的差别可达40%以上。

（4）人们摄入蛋白质、糖类及脂肪的比例可能受遗传的影响。

（5）习惯性的体力活动水平也受遗传因素的影响。

随着近几年全基因组关联研究的应用及发展，越来越多的肥胖相关基因位点被识别，目前已识别超过 200 个与肥胖相关的基因位点，如 Leptin、FTO、GPR120、CRTC3 等，并且肥胖相关基因的研究不再限制于单基因遗传变异领域。尽管如此，目前已经被识别出来的基因及位点也只能解释2% ~4%的肥胖变异程度，这种现象被称为丢失的遗传度。另外，表观遗传学也能影响机体发生肥胖。来自荷兰的饥荒研究表明，在生命早期经历饥荒可导致 IGF2 基因发生甲基化，从而使机体成年后发生肥胖。目前被识别的肥胖相关基因根据其主要功能分为以下三类：①调节能量消耗的基因，如 UCP 基因家族、肾上腺受体基因家族等。②调节能量摄入的基因，如瘦素、POMC 基因、MC4R 基因等。③调节脂肪细胞储存脂肪的基因，如过氧化物酶体增殖物激活受体基因、脂联素基因等。

1. 调节能量消耗的基因

（1）肾上腺素能受体（ADRB）　肾上腺素能 β 受体家族包括 ADRB1、ADRB2 和 ADRB3 三大类，均与肥胖相关，如在肾上腺素能 β（ADRB1、ADRB2 和 ADRB3）受体敲除的小鼠中，给予高脂肪饮食，与野生型小鼠相比，不含肾上腺素能β受体的小鼠更容易发生肥胖，原因是抑制了膳食诱导的生热作用。与肥胖的关系更为密切的是ADRB3基因，ADRB3主要在脂肪组织中表达，参与脂肪分解和产热的调节。人群研究发现，ADRB3基因突变W64R与机体体重增加的能力有关，W64R杂合子的体重累计25年变化（从20岁起）为67kg，而没有突变者为51kg，杂合子中最大体重差异为74kg，而无突变者为59kg。此外，对278名日本男性调查发现，在BMI较高的受试者中W64R突变更为频繁，同时在中度肥胖症受试者中，W64R突变与内脏肥胖相关。

（2）解耦联蛋白（UCPs）　解耦联蛋白基因家族参与机体能量代谢，对机体能量平衡有显著影响，与机体ATP的生成相关，其中UCP1、UCP2与UCP3与肥胖关系最为密切。UCP1在人类和成年大型动物中含量很少，但是在调节啮齿类动物体重中有重要作用。UCP3主要存在于骨骼肌和啮齿类动物的棕色脂肪组织，调节产热和能量平衡。UCP3基因突变能导致变态肥胖，可以作为肥胖候选基因。UCP2在人体组织中广泛表达，在高脂肪摄入诱导的肥胖中，UCP2在白色脂肪组织中表达量上调，此外UCP2多态性与肥胖相关。

（3）IRX3和IRX5基因　IRX3和IRX5基因是易洛魁族同源因子基因家族IrxB子群中的两种蛋白质，它们在人体中分别编码IRX3和IRX5基因，它们能直接调节白色脂肪细胞产热，并决定是否消耗或储存能量。有研究表明，在人的大脑中，肥胖相关单核苷酸多态性与IRX3的表达有关。IRX3基因缺陷小鼠体重减轻25%～30%，可显示IRX3的表达与体重之间有着直接联系，这充分说明IRX3基因影响肥胖。此外，调控IRX3和IRX5通路可以减少人类细胞中与脂肪相关的标志物，并改变脂肪细胞功能，使白色脂肪逐步转变为消耗能量的棕色脂肪，从而减少脂肪和减轻体重。

2. 调节能量摄入的基因

（1）瘦素以及瘦素受体　瘦素又称脂肪抑制素，是肥胖基因所编码的蛋白质，瘦素对机体能量代谢和肥胖的发生有重要作用。在肥胖者中有95%以上的人存在瘦素缺乏和瘦素抵抗。

瘦素能够抑制体重的增加，抑制食欲、促进能量消耗，其主要作用于下丘脑区，即调节摄食与能量代谢的主要中枢区域。人群试验发现，肥胖者机体内瘦素的含量水平较高，其原因可能是瘦素负反馈调节体重。另外，机体极易出现瘦素抵抗，也可导致机体瘦素水平增高。瘦素受体主要在下丘脑表达，瘦素通过与瘦素受体结合，从而发挥调控机体体重的作用。大量研究已经证实，人类瘦素受体发生变异会引起机体肥胖。

（2）黑素皮质激素受体 4（MC4R） MC4R 是下丘脑腹内侧核分泌的一类肽类物质。MC4R 在调节食欲、体重稳态和能量平衡方面起关键作用，如敲除 MC4R 基因的小鼠会出现胰岛素分泌增多、肥胖等症状。Branson 等在肥胖的人群中发现，机体食欲大增是 MC4R 基因变异的一个典型特征，MC4R 基因以及周围发生变异能够增加肥胖、糖尿病的发病风险。此外有研究认为，6% 的极度肥胖患者出现 MC4R 基因变异，其机制可能是 MC4R 与脑分泌的天然内源配体 α - 促黑激素相结合，并能拮抗刺鼠色蛋白的表达，进而发挥调节机体体重的作用。

（3）阿黑皮素原（POMC） POMC 基因突变可导致人严重肥胖，患者以幼年发病、肥胖、多食以及红发为主要临床症状。POMC 是瘦素重要的靶器官，并且 POMC 代谢途径是瘦素介导的能量代谢途径的一个下游分支通路。机体内的瘦素随血液进入下丘脑与其受体结合后，促使下丘脑神经细胞 POMC 基因表达加强，其基因表达产物是一种前激素原，该蛋白质分解产生的促黑素细胞激素能与 MC4R 结合，进而调控机体体重及能量平衡。人群试验表明，POMC 变异会增加早发性肥胖的危险。此外，POMC 还能促进机体产生饱腹感。另有研究表明，POMC 神经元能够促进体内内源性大麻素诱导的进食行为，内源性大麻素通过与大麻素受体结合可以调节人体食物摄入、能量储存和消耗。POMC 介导的机体能量代谢途径是一个复杂的过程。

3. 调节脂肪细胞储存脂肪的基因

（1）过氧化物酶体增殖物激活受体 γ（PPARG） PPARG 是过氧化物酶体增殖物激活受体家族的一员，主要在脂肪组织中表达。PPARG 参与能量代谢、脂肪细胞分化，是前脂肪细胞分化过程中重要的调节因子，PPARG 能够刺激前脂肪细胞分化成为成熟脂肪细胞，使脂肪细胞的数目增加，通过适度抑制 PPARG 的活性，可以抑制前脂肪细胞的分化，从而起到抑制肥胖发生的作用。PPARG 还可以抑制成熟脂肪细胞中瘦素的表达，而瘦素在调节体重的过程中发挥重要的作用。人群试验发现，PPARG2 突变与过度肥胖相关，在 4 例重度肥胖的德国受试者中，Ristow 等鉴定了 PPARG2 基因的外显子 6 中的 P115Q 突变。

（2）脂联素（ADPN） 脂联素是前脂肪细胞向脂肪细胞分化过程中转录高表达的、脂肪细胞分泌的一种激素，它在调节能量稳态、葡萄糖和脂质代谢中起重要作用。脂联素的自分泌活性有助于脂肪细胞分化。研究表明，小鼠胚胎前脂肪细胞 3T3L1 表现出脂联素的高表达。它的过表达保护了高脂肪饮食引起脂质积累的脂毒性、急性和慢性毒性作用，并且还能增加小鼠脂肪组织的代谢活性。据报道，肥胖型糖尿病 KKAy 小鼠可以通过上调脂联素表达激活 PPARG 来刺激脂联素发挥作用，从而改善肥胖小鼠胰岛素抵抗。此外，大量研究发现，肥胖患者的脂联素表达受负反馈调节，其与肥胖患者的体质指数呈负相关。

与肥胖相关的基因很多，需要以后继续深入研究。

（二）肥胖症的环境因素

1. 生活方式

（1）膳食因素

①摄食过多：由于摄取的食物过多，能量过剩，在体内多余的能量则以脂肪的形式储存起来。

②高脂饮食：脂肪能量密度高而且味美，容易导致能量摄入超标。

③不良的饮食习惯：进食太快，吃甜食频率过多、边看电视边进食，以及睡前进食等，这些不良的饮食行为均可加速肥胖的发生发展。

④节食不当：节食减肥依靠的是自制力，节食者一旦其自制力降低时，过度饮食的风险就较大。

（2）营养因素：有助于消耗脂肪的营养素，如蛋白质、维生素 B_2、泛酸等摄入不足，肝脏便无法产生酶以抑制胰岛素的分泌，于是血液里拥有过多的胰岛素，导致低血糖症。而血糖偏低的人会经常感觉饥饿，他们会不停地吃，逐渐发胖。

（3）体力活动缺乏：体力活动缺乏，则能量的消耗减少，可导致体重增加、肥胖。

（4）戒烟：戒烟者体重普遍增加，此与尼古丁的突然停止摄入有关，因为尼古丁可以通过兴奋交感神经而抑制食欲、促进脂肪的分解。男性在戒烟后发生肥胖的风险较非吸烟者高 2.4 倍，因此准备戒烟者应制定控制体重的计划。

（5）饮酒：酒是纯能量物质，饮酒过多容易肥胖。

2. 社会因素

（1）拥有特权的阶层，肥胖者较多。

（2）缺乏营养教育。

（3）心理问题。心理因素与肥胖有一定的关系。某些精神抑郁者，有时会以多进美食、获得满足感来补偿。

3. 药物与疾病 有些药物，如精神病药物、糖皮质激素、胰岛素等可引起肥胖。甲状腺功能减退、胰岛素瘤、妊娠和绝经等可伴有肥胖。肝病可能是造成过度肥胖的主要原因之一，肝病患者无法制造足量的酶以消耗脂肪，会导致肥胖。

上述原因导致每天的能量摄入大于能量消耗，就会增加体重，造成肥胖。

三、肥胖患者的营养代谢变化

（一）脂肪组织的变化

脂肪组织主要由脂肪细胞构成。人体脂肪量的增减主要由脂肪细胞数目和脂肪细胞大小的变化来调节。正常人全身脂肪细胞数为（25～50）×10^9个，皮下脂肪细胞平均直径为67～98μm，每一脂肪细胞含脂肪量约0.60μg，脂肪细胞的大小随着年龄增长而增大。根据脂肪细胞数量多少、脂肪细胞大小或胞内脂肪含量的变化，可将单纯性肥胖分为3型：①肥大型。肥胖时只出现脂肪细胞的肥大，每个细胞直径可达100～150μm；②增生型。脂肪细胞大小和细胞内脂肪含量在正常范围内，脂肪细胞数量明显增加，常为（50～150）×10^9，一般始于幼儿期，发病最初2年内增加迅速，约占单纯性肥胖病的10%；③混合型。脂肪细胞数目、大小及其脂肪含量均呈轻度到重度增加，细胞数常常超过100×10^9，细胞直径超过100μm，胞内脂肪含量超过1.0μg。以上只是病理的分型，在临床上很难区分，因为每个患者的脂肪细胞数目、细胞大小、胞内脂肪含量均有差异，即使在同一患者身上不同部位其脂肪构成也不相同。一般认为脂肪细胞数目的逐渐增多与年龄增长及脂肪堆积程度有关，很多从儿童时期开始肥胖的人，成年后体内脂肪细胞的数目就会明显增多；而缓慢持续的肥胖则既有脂肪细胞的肥大又有脂肪细胞数量的增多，一个肥胖者的全身脂肪细胞可比正常人体脂肪细胞增加3倍以上。

（二）能量代谢的变化

虽然大多数肥胖者与非肥胖者基础代谢率无差异，少数可略降低，但无论坐、立或步行时肥胖者消耗的能量均较少，相对储存的能量增多，有学者认为这可能与遗传因素有关。

肥胖者与非肥胖者的能量代谢差异还体现在对寒冷刺激的反应方面，在寒冷情况下肥胖者一般并不显著增加代谢率，暴露在同样寒冷的环境中，瘦者代谢率常增加33%，而肥胖者则仅仅增加11%。肥胖者的食物生热效应仅为正常人的一半，而且体内可能还存在较高效的能量利用机制，即便处在同一环境进食相同食物，肥胖个体的体重增加也明显高于正常。

体温是机体能量代谢的一个侧面，但动物实验发现如用同样食物饲养，生后具有低体温的大鼠将出现肥胖，而体温正常的对照大鼠则不肥胖，提示体温表现异常可能不仅是肥胖的后果，也可能是肥胖的原因。此外，肥胖者一般运动减少，还会导致“肥胖 - 少运动 - 更肥胖 - 更少运动”的恶性循环。也有报道指出肥胖者即使在运动时生长激素的分泌增加也不如瘦者多，因此动用的脂肪也较少。

（三）糖代谢的变化

1. 血胰岛素与血糖 部分中重度肥胖患者会有空腹血浆胰岛素水平升高及餐后高胰岛素血症，这可能是对糖过量摄取的代偿反应。当代偿反应完全、有效时，患者仅出现胰岛素水平升高而血糖水平正常，但随着病情发展而不能有效代偿时，患者便会逐渐出现糖耐量下降、高胰岛素血症和高血糖，并进一步恶化导致糖尿病的发生。目前认为，肥胖患者从糖代谢正常逐步发展到糖耐量下降、最后形成糖尿病的过程中，外周的胰岛素抵抗是其关键。通过口服葡萄糖耐量试验，并对不同时期肥胖患者进行血胰岛素水平及血糖监测发现，肥胖患者即使口服糖耐量试验正常，可能也已存在明显的高胰岛素血症、高胰岛素分泌率、低胰岛素清除率以及显著的胰岛素抵抗。

2. 胰高血糖素升高 胰岛 α 细胞所分泌的胰高血糖素的作用和胰岛素相反，具有抑制体内脂肪合成的作用。肥胖者一般均具有升高的胰高血糖素水平，且肥胖程度越高胰高血糖素水平越高，可能是对葡萄糖耐受性障碍和高胰岛素血症的反应。

3. 糖代谢的生物节律 正常人机体内从清晨至夜间对胰岛素敏感性及糖耐量具有一定的生物变化节律，严重肥胖患者这种节律变化并不明显，从清晨至夜间对胰岛素的敏感性及糖耐量均无显著变化，出现这种异常可能与睡眠相关的生长激素及肾上腺皮质激素的分泌节律失常相关。

（四）脂类代谢的变化

肥胖患者脂肪组织过多，临床化验血清三酰甘油及胆固醇一般都高于正常。研究结果显示肥胖患者体内均存在不同程度的脂肪代谢紊乱，表现为脂肪合成过多、血脂含量升高、对脂肪的代谢能力减弱等。当给予标准膳食时，肥胖患者倾向通过氧化膳食脂肪来高效提供能量，糖的氧化供能则较少，从而导致过剩的糖在体内转化成脂肪储存起来。

肥胖者各种脂蛋白代谢也有异常，血液中往往具有较高水平的乳糜微粒和极低密度脂蛋白，而具有保护意义的高密度脂蛋白（HDL）则明显降低。有资料表明，男性超重时 HDL 水平即有下降，女性如 BMI < 40 则下降不明显，而当 BMI > 40 时则显著降低。

肥胖者体内多种参与脂代谢调节的激素或酶物质发生变化也会加重脂代谢异常，如具有较低的生长激素水平、高胰岛素血症、低血浆脂蛋白脂酶活性等，这些物质的异常将共同导致体内脂代谢紊乱，并出现血浆游离脂肪酸浓度过高、胆汁代谢异常，易发生胆石症、高血压、动脉粥样硬化和冠心病等。

（五）蛋白质代谢的变化

蛋白质的重要功能是维持人体的生长发育，构成人体的器官和组织等；其次才是供应人体的能量。蛋白质供能一般仅占人体能量来源的10%～15%。然而蛋白质也能在人体内转变为脂肪储存起来，但其生成的脂肪量很少，对肥胖发生的作用甚微。肥胖患者的蛋白质代谢基本正常。研究结果表明血浆总蛋白、白蛋白、球蛋白通常在正常范围内，某些氨基酸可能增加，如精氨酸、亮氨酸、异亮氨酸、酪氨酸、苯丙氨酸等。嘌呤代谢异常，血浆尿酸增加，对成人痛风、高血压、冠心病的发病率会有影响。与正常体重的人相比，在进食低能量膳食治疗肥胖病时，不易出现负氮平衡，即蛋白质分解代谢率较低，这可能与肥胖患者机体的脂肪库有关。

（六）水盐代谢的变化

肥胖患者机体组织中，脂肪所占比重较大。正常人男性一般脂肪总量占体重的15%，女性为22%，肥胖者则往往达到25%～35%。由于脂肪组织含水量远远少于其他组织，因此，肥胖者全身含水量低于正常体重者，正常体重者含水量为50%以上（细胞内水分占30%，细胞外水分占20%），而肥胖者仅为30%以下。然而，也有少数肥胖者在短期内体重很快增加，用进食多余能量的原因不能解释，患者自觉颜面、手、足明显浮肿，这显然与水盐潴留有关，而这样的肥胖病患者在采用低能量饮食治疗时，最初几天就表现出体重迅速下降，这可能是利尿消肿的结果。

（七）其他变化

国内研究结果发现肥胖儿童的铜含量高于非肥胖的对照组，铁含量则与铜相反，锌、镁含量两组未见明显差异。

四、与肥胖症相关联的进食模式

（一）暴食症与肥胖

美国有两项多点现场体重控制研究资料揭示，反复发作的暴食在寻求体重控制的肥胖人群中发生率达29%～30%；随着体质指数水平的增高，暴食发生率显著增加，提示暴食可能是肥胖的关联原因之一。

暴食症（BED）的诊断标准：①经常发作的饮食过量；②控制能力的丧失；③有与此相联系的其他表现（进食速度过快、不感觉饥饿就进食等）；④暴食后不愉快的感受；⑤暴食行为的持续时间和频率，6个月内每周平均至少两次出现暴食行为；⑥没有在神经性厌食症中观察到的补偿行为。

1. 暴食者饮食记录往往不准确 仔细分析饮食记录，发现多数超重肥胖者既低估他们所报告食物的分量，又有时省略一些贪食情节，甚至完全忽略暴食记录，结果使食物记录极不准确。经常需要做很多工作，才能拿到真实有用的饮食记录。

2. 使用饮食行为紊乱评估表进行评估，有助于发现饮食和心理问题 严格的限食，加上情感上的失落和饥饿感，可能是建立暴食行为的原因之一。

3. 暴食与精神、情绪和情感有关 研究发现暴食与精神抑郁、个性问题或情感紊乱的存在有关，负面情绪可能引发和/或依从暴食发作。

4. 暴食者肥胖的原因 主要原因是就餐时间延长，进食速度增加仅是次要原因。

5. 暴食肥胖者的特征 ①很多报道表明，暴食肥胖者比那些非暴食肥胖者发生肥胖的年龄更早。②最近的研究报告发现，频繁的阵发性减重，每次体重下降5～10kg，随后体重又恢复，可以作为暴食严重程度的一个指标。③暴食肥胖者一般有较低的认知抑制分数，反映出他们缺乏减肥的信心，不相信自己能够遵守长期减肥所必须遵守的饮食标准。④饮食节制的解除，或是受到各种类型刺激之后控制能力的丧失，可能是暴食肥胖者异常饮食行为的主要原因。

6. 暴食肥胖者的治疗 应当将营养合理的减重程序，与行为治疗完整地结合起来。

7. 暴食者的认知行为治疗 ①治疗这些暴食肥胖者需要高度个性化的行为治疗方法，必须考虑是什么诱发并导致了暴食发作。②行为治疗包括强调食物摄入的自我监督，刺激物控制技巧，自我鼓励，目标设定、用体育活动作为暴食的替代物、应付有关减肥和暴食方面负向思维的认知训练等内容。③认知行为治疗的重点是消除暴食行为，而不是降低体重。治疗的成功与否，是用与暴食发作有关的思想和行为的减少来衡量的。因为体重的减少不是这类治疗绝对追求的效果。

8. 药物治疗 在专门用于暴食行为的药物治疗中，已经考虑使用那些调整情绪和/或神经内分泌因素的药物（即神经递质、神经肽类和激素）。氛氟拉明（一种食欲抑制药物）和芬特明（一种类交感神经胺类药物）是治疗肥胖时常用的药物组合。

（二）夜食综合征与肥胖

夜食是一种特殊的饮食模式，年轻人比较喜欢，在中国南方尤其是广东比较常见。夜食进食模式会造成能量过度蓄积的状况，导致肥胖，影响睡眠。

1. 夜食综合征诊断标准 ①夜间食欲异常旺盛，或在晚餐后摄入的能量超过一天总能量的40%；②不能维持持续睡眠状态，频繁和反复地醒来进食或喝饮料，在进食喜爱的食物或饮料之后感到正常的睡意；③清晨食欲减退，特点是在传统早餐时间吃很少的食物，或完全不进食；④多导睡眠描记法检测证明，睡眠中醒来的次数增加；⑤不是由精神病学上或医学上疾病所造成的；⑥没有其他睡眠障碍造成维持睡眠的困难。

2. 夜食肥胖者的特征

（1）因原发性睡眠障碍继发了夜间进食，导致中等程度的、令人烦恼的体重增加。治疗原发性睡眠障碍往往可以达到消除睡眠中进食行为的结果，体重逐渐恢复正常状态。

（2）夜食肥胖者和暴食者一样，肥胖若发生于生命的早期（即儿童期或青春期），可能与从小养成的习惯有关。

（3）“压力诱发”夜食和体重增加。一些夜食者和暴食肥胖者都表现在生活压力较大的时期，两种行为都随着压力的减轻而减少。

（4）夜食的食物多数为垃圾食品。研究发现，夜食肥胖者的食物摄入50%的能量来自脂肪；如果将晚餐后摄入的高脂肪甜食和咸味零食调整为低脂肪零食、减少或取消夜间点心之后，其体重随之下降。

（5）现代社会生活方式发生巨大改变，夜猫子增多。有研究显示，白天食物摄入量和夜间摄入量之间呈负相关；白天摄入食物少，晚上摄入肯定多。人类能量储存和利用的脂类生成－分解循环理论说明，在每天夜晚摄入多余的能量，可能扰乱这个循环，使肥胖和脂肪增长持续下去。因而，在肥胖的治疗中，用餐时间、用餐频率、一餐数量（或其所含能量）等因素都有较大意义。

3. 控制肥胖患者夜间暴食的策略

（1）提倡膳食治疗和行为治疗相结合。结合使用膳食习惯和睡眠习惯行为调整，将夜食的零食从冰淇淋、坚果、马铃薯脆片、糖果和糕点，换成谷物片、冰棒、甘草和胶姆糖等，具有较好的作用。

（2）减肥专家和睡眠专家协同努力，可能给肥胖夜食者提供最有效的治疗选择。

4. 夜食和暴食的比较

（1）夜食和暴食行为在一些肥胖者中可能同时出现。

（2）夜食和暴食都代表着异常的饮食模式，这类模式很可能在肥胖的发生和维持中起着重要的作用。

（3）影响夜食和暴食程度和频率的因素很多，如肥胖的程度、肥胖的开始时间、性别、膳食史和“对压力的反应”等。

（4）夜食和暴食者最喜欢的食物是高脂肪的零食、甜食和肉类熟食等。

（三）情绪化进食与肥胖

1. 情绪化进食的概念和肥胖者精神身体相关模型 所谓情绪化进食是指对一系列负面情绪发生反应而进食，这些情绪包括焦虑、沮丧、愤怒和孤独等。普遍的文化理念是肥胖者比身材好的人体验着更大的情感困扰。多年来人们观察到，由于心理应激引发的进食容易促使肥胖产生。一些肥胖者在发生情感困扰时更容易饮食过量，导致体重增加。

按照精神动力理论，一些肥胖者的自我意识薄弱，不能忍受情感上的不愉快；这些人用食物来作为心理防御手段，从而导致肥胖。这个理论被称为肥胖的精神身体相关模型（PMO）。PMO 理论表述了这样的意义：肥胖大多是由于负面情绪如焦虑、厌倦、愤怒和抑郁所引起的饮食过度。PMO 的中心思想是，肥胖者和非肥胖者具有不同的饮食模式，肥胖者在感情困扰时饮食过量，而未肥胖者在同样的情况下具有更好的应对能力，因而不发生饮食过量的问题。

有专家总结出了与情绪低落有关的 10 种常见的认知扭曲，包括什么都想或什么都不想、以偏概全、心理过滤、低估积极因素、结论轻率、无限放大、情绪化推理、自责陈述、贴标签，以及人格化和指责。

有多种证据表明，某些亚群的人比其他人更容易发生情绪化进食行为。暴食肥胖者更可能在发生情绪困扰时饮食过量。这个发现对于体重管理师是有意义的，可以选择减少情绪化饮食行为的治疗计划。

2. 评判情绪化进食的常用方法 情绪化进食的特定评判方法包括行为观察、自我报告调查表和食物日记。

（1）行为观察 一直有人认为，研究进食行为最好的方法是观察人们怎样去吃，而不是他们说自己怎样吃。确实，测定自然环境下进食行为的创新方法已经建立起来，这些饮食行为研究在实际的进食环境下进行，如自助餐厅和疗养院中。

（2）自我报告调查表 近年来肥胖研究者们建立并验证了情绪化进食自我报告的方法。市面上有许多应用广泛的情绪化进食量表，含部分心理分析特性，多数方法都比较简单。

（3）食物日记　食物日记可以对有情绪化进食倾向的个体提供评估，对于体重管理师来说非常有用。已有专家设计出计算机自我监测系统，每个肥胖者坚持记录详细的食物日记几周，记载所有进食行为的情境和事先感情状态。这些信息随后被输入计算机软件当中进行综合，对饮食行为做出功能性分析，对评价情绪化进食模式很有帮助。

食物日记对于与单个客户打交道的体重管理师非常理想。这个方法强调食物与情绪的功能性联系，也强调个体差异的重要性。然而，食物日记有一个重要的限制因素。用双标记水技术评价实际的能量摄入发现，肥胖者倾向于在记录食物日记的时候低报食物摄入量；因而体重管理师在从食物日记提取能量摄入信息的时候必须非常仔细，甚至十分谨慎。

3. 情绪化肥胖治疗策略　多数现代的认知行为治疗程序都在其一揽子治疗计划中涉及情绪化过食的问题。近年来肥胖的治疗程序已经变得越来越综合，将营养教育、应对技巧训练、环境改造以及身体锻炼引导等都纳入其范围中。

认知行为原则可以用在情绪化进食问题上。在实践当中，可以给肥胖者传授应对技巧，教他们如何在情绪低落的时候选择其他方式解决而不是进食。行为和认知的应对技巧很多，其中大多数似乎对预防即刻发生的饮食过错都很有效。具有共性的行为应对技巧包括：刺激物控制、节制、替换行为以及社会支持；具有共性的认知应对技巧包括：补偿计划、替换想法、思考后果等。经验提示，环境控制方法（即控制刺激物）对于减肥干预是特别有效的。

美国斯坦福大学的研究人员证明，人际关系疗法（IPT）可以有效地减少暴食行为。IPT 理论推测，有 4 个人际关系问题促进过食：悲伤和失落感、人际关系割裂、角色转换，以及人际交往缺乏。按照 IPT 理论，如果人际关系的困难得到疏解，那么饮食行为也会改变，即使饮食行为本身并不是治疗的焦点所在。斯坦福小组的研究数据确实非常令人鼓舞，为体重管理师们指示了一条新的治疗道路。

4. 评价和治疗肥胖者情绪化进食的建议

（1）确定肥胖者本人对于情绪化进食和肥胖的推断　体重管理师不能自动地假设肥胖者是来寻求治疗负面情绪时饮食过量的问题。这样的偏见可能被肥胖者感知，从而使他们在评判病情时提供带有偏见的信息，甚至隐瞒他们的实际饮食行为。情绪化进食的评判必须尽可能地客观。

（2）对情绪化进食行为实施功能性的分析　体重管理师应当避免对进食行为做过于普遍、特征水平的描述，比如“她是个情绪化饮食者”。应当尽量将注意力集中于进食行为前发生的事件以及进食行为的后果上。前因和后果可以是情景的（如被朋友所抛弃）或感情的（如对父母气愤）。尽可能从多渠道采集资料（如自我报告、行为、其配偶意见等）。

（3）确定干预的特定目标　干预目标可以各有不同，包括减少情绪化进食行为，降低体重，或改善促使过食发生的生活环境（如糟糕的人际关系）等。这些结果的每一个都应当十分具体，而且在干预开始的时候清楚地鉴别出来。不能错误地假设，解决人际交往缺乏问题就会自动地减少情绪化进食；同样地，减少了情绪化进食也不一定就能促进体重下降。因而，必须给肥胖者介绍清楚主要目标。

（4）改变目标的行为必须连续一致　按照IPT模型进行治疗的体重管理师必须集中于其人际关系问题，不要危险地跳回调整混乱的饮食行为这个巢窝，反之亦然。如果经过几个疗程的治疗（一般为8～12个）没有发现改善，体重管理师可以换一种不同的治疗方法。

五、肥胖症的临床特点及其危害

肥胖症病本身的症状多为非特异性症状，涉及多个系统，牵涉临床各个专科。多数症状与肥胖症的严重程度和年龄有关。主要由机械性压力和代谢性紊乱两方面所引起，并导致了许多并发症。

（一）一般表现

肥胖症一般症状是气喘、疲劳和乏力、睡眠困难、关节疼痛、焦虑和抑郁等。肥胖者的代谢率偏高，常常多汗，易引起皮肤擦烂、感染。

1. 气喘　气喘是超重肥胖者的常见症状和特有主诉，由于肥胖常导致呼吸道机械性压迫，患者往往感觉呼吸困难，同时代谢率升高也使患者需要吸入更多的氧气，排出更多的二氧化碳，因此就像负重行走一样。另外肥胖易导致原有呼吸系统疾病加重、呼吸道感染，特别是手术后感染机会明显增多。

2. 关节痛　这是肥胖者最多见的症状。主要是机械性损伤、进行性关节损害及其症状加重引起的疼痛。但也有代谢的原因，如脂肪增加所引起的代谢改变。双手的骨关节病多见于超重肥胖患者，痛风也多见于肥胖患者。

3. 疲劳　疲劳是肥胖者的常见症状。移动庞大的身体、代谢率长期升高、打鼾导致睡眠质量低、睡眠呼吸暂停综合征等均是肥胖病患者感觉疲劳的原因。

4. 抑郁　疲劳、生活质量低、社会歧视及身体痛苦等因素很容易导致肥胖患者抑郁。由于体形肥胖，缺乏性吸引力，性生活质量下降，肥胖患者还经常表现出性无能。长期的身心挫折导致自信心不足、心情抑郁、焦躁及精神负担沉重。

（二）内分泌代谢紊乱

近期研究表明，脂肪细胞不仅仅是脂肪库，而且还可作为内分泌细胞，合成某些激素，也可作为许多激素的靶细胞。肥胖患者的激素作用模式有所改变，尤其是腹内脂肪过多积聚者。

人群中的胰岛素敏感性差异很大，但是胰岛素抵抗常常与肥胖者有关，尤其是腹部脂肪量增加明显的患者。由于胰岛素抵抗在极胖者（BMI＞40）中非常普遍，一些研究者指出，胰岛素抵抗可能是对肥胖的一种适应性反应，可限制进一步脂肪沉积。但胰岛素抵抗时，往往更容易发生脂肪氧化分解，胜过脂肪储存和葡萄糖氧化，这意味胰岛素过度分泌对葡萄糖代谢缺陷的代偿作用可能远远高于对脂质代谢缺陷的代偿作用。特定器官或组织的抗胰岛素性不同可能是造成局部脂肪堆积的原因，腹内脂肪对胰岛素敏感性相对较差被认为是中心型脂肪堆积的原因。

体脂过多尤其是腹部肥胖与排卵功能障碍、雄性激素过多及激素敏感性肿瘤之间具有显著的生殖内分泌学关系，这些异常似乎是由于循环中性激素水平的改变所致。肥胖者雄烯二酮及睾酮浓度通常增加，而性激素结合蛋白（SHBG）浓度却降低，血浆雌酮与雌二醇之比也显著升高。SHBG 水平降低与游离睾酮和雌二醇清除率增加有关，从而打破性激素的平衡。文献报道中度肥胖通常与多囊卵巢综合征有关，肥胖促发多囊卵巢综合征妇女的相关激素异常或者月经紊乱，一般通过减肥可将上述情况改善。

肥胖个体的循环血浆皮质醇浓度正常，并且昼夜节律正常，尿游离皮质醇水平也正常。但肥胖时的皮质醇生成率增高，以代偿加快的皮质醇分解率。皮质醇可抑制人类脂肪细胞中胰岛素的抗脂解作用，这种作用正常情况下在腹部脂肪中尤其明显，因为腹部脂肪含有高密度的糖皮质激素受体。这也可能是引起胰岛素抵抗现象的机制。研究表明，腹内脂肪明显堆积的患者皮质醇分泌增加，可能是由于其下丘脑－垂体轴活性增强所致。

（三）消化系统的表现

超重肥胖者常见消化不良，主要是因为发生裂孔疝的机会增多，以及腹部脂肪块造成压迫的影响。肥胖者易发生脂肪肝，并出现肝功能异常。发生脂肪肝的原因是肥胖者的脂代谢活跃，大量游离脂肪酸进入肝脏，为脂肪的合成提供了原料。

（四）肥胖性心肺功能不全综合征

肥胖可以损伤肺结构和功能，引起病理生理改变。由于腹部与胸部脂肪过度堆积，腹腔内压力增加，横膈抬高，膈肌活动幅度降低，腹式呼吸受阻，胸式呼吸也受到一定限制，造成呼吸效率降低，成为低换气状态，使肺内气体交换减少，血氧浓度降低，二氧化碳浓度增加。呼吸中枢长期处于高二氧化碳分压状态下，对二氧化碳反应性降低。这些因素均造成肺泡通气不良，换气受阻，二氧化碳潴留，血氧饱和度下降，出现呼吸性酸中毒、发绀、红细胞增多、意识不清、嗜睡及昏睡等。重度肥胖患者呼吸做功明显增加，使呼吸耗氧增加，加重了缺氧。同时由于胸腔阻力增加，静脉回流受阻，静脉压升高，而出现右心功能不全综合征，如颈静脉怒张、肺动脉高压、肝肿大、浮肿等。加之肥胖者血循环量增加、心输出量与心搏量增加，也会加重左心负荷，造成高搏出量心力衰竭，而导致肥胖性心肺功能不全综合征。该综合征多见于重度肥胖患者，其主要特点如下。

（1）重度肥胖。体重常超过100kg，呈极度肥胖状态。

（2）嗜睡。睡眠时呈周期性呼吸，呼吸暂停，呼吸困难。

（3）发绀。随缺氧加重而加重，动脉血氧饱和度可降到80%以下，二氧化碳分压增高可达到60～70mmHg。

（4）继发性红细胞增多症。红细胞增多，血液黏度增加。

（5）肌挛缩。由于肌肉缺血缺氧导致。

（6）中心静脉压增高，心脏扩大，三尖瓣关闭不全，肝肿大，下肢浮肿，肺动脉压力增加。

（7）肺活量降低，肺顺应性降低，阻力增加，生理死腔增加。

（8）心功能检查。心排血量正常或增加。

（五）肥胖合并症

肥胖症的最大危害是各种与肥胖症有关的并发症和合并症。主要包括以下几种。

1. 睡眠呼吸暂停综合征 该综合征与肥胖症的气喘有关，发病隐匿，有时可能危及生命。特征是睡眠中阵发性呼吸暂停，往往由其他人首先发现。下列症状提示可能患本综合征：打鼾、睡眠质量差或出现低氧血症，醒后不能恢复精神。

睡眠呼吸暂停综合征的病理生理：患者呼吸中枢敏感性降低，软腭功能障碍、过度肥胖和腹型脂肪分布等导致呼吸道机械性堵塞。睡眠呼吸暂停综合征的情形类似于在胸部扎上弹性绷带，而健康人胸部扎上弹性绷带，夜间也会出现动脉血氧分压降低。睡眠呼吸暂停综合征患者症状严重时，由于较易发生低氧性心律失常，可导致患者死亡，也会发生低氧性痉挛，但抗痉挛药无效。调查表明，

65%～75%阻塞性睡眠呼吸暂停患者均为肥胖者。

2. 心血管病 包括冠心病（CHD）、脑卒中和高血压等。冠心病、脑卒中在大多数工业化国家男女死亡中占有很大比例，其发病率在发展中国家也正呈上升趋势。肥胖者易患高血压、胆固醇升高和糖耐量降低等，而这些都是心血管病的危险因素。长期的前瞻性研究结果提示，肥胖是 CHD 相关患病率和死亡率的一个重要的独立危险因素，BMI 与发生 CHD 的危险呈正相关。

高血压与肥胖的关系现已得到充分证实。收缩压和舒张压都随着 BMI 的增加而升高。美国有调查表明，体重超重成年人的高血压患病率是体重未超重成年人的 3.9 倍。肥胖患者血压升高的机制尚未完全阐明，有研究报道肥胖者肾小管重吸收增加导致肾脏钠潴留可能是其主要原因，其他可能导致高血压的因素包括肥胖者血浆肾素增高或儿茶酚胺活性增强等。

3. 糖尿病 许多调查已观察到肥胖与发生非胰岛素依赖型糖尿病（NIDDM）的危险呈正相关。对 30～55 岁的妇女观察研究了 14 年，结果发现，肥胖妇女发生 NIDDM 的危险是苗条身材妇女（BMI＜22）的 40 多倍。发生 NIDDM 的危险随 BMI 增加而增加，随体重减轻而下降。大规模前瞻性研究表明，体重超重和肥胖对 NIDDM 具有重要影响。如果 BMI 不超过 25，从理论上来讲，约 64% 的男性 NIDDM 病例和 74% 的女性 NIDDM 病例是可以预防的。经过详细分析肥胖与 NIDDM 的关系，在校正了年龄、吸烟和 NIDDM 家族史后，进一步明确了肥胖者发生 NIDDM 的危险特征，包括：①儿童青少年时期肥胖；②从 18 岁开始进行性体重增长；③腹内脂肪堆积。其中，腹内脂肪堆积已被认为是全世界大量人群和各种族人群发生 NIDDM 的一个独立危险因素。

缺乏体力活动和不健康的膳食是体重超重和肥胖的主要危险因素。与经常从事大量体力活动者相比，体力活动很少者 NIDDM 的患病率是前者的 3～5 倍。腹内脂肪堆积以及肥胖本身也与糖耐量降低和胰岛素抵抗等前驱糖尿病危险增加有关。

4. 胆囊疾病 肥胖症是胆石症的一个危险因素，肥胖者发生胆石症的危险是非肥胖者的 3～4 倍，而腹部脂肪过多者发生胆石症的危险性更大。发生胆石症的相对危险随 BMI 增加而增加。肥胖者胆汁内胆固醇过饱和、胆囊收缩功能下降是胆石症形成的原因。此外，由于胆石症易使胆囊发炎，所以急慢性胆囊炎也在肥胖者中多见。胆绞痛和急性胰腺炎是胆石症的其他可能并发症。

总之，肥胖是当前严重威胁人类健康的一种常见病和多发病。研究表明，随体重增长，死亡率逐渐升高。病死率高的主要原因是糖尿病、心脏病、高血压及感染等并发症。

六、各种减肥方法比较分析

各种减肥方法比较分析见表3－1。

表3－1 各种减肥方法比较分析

	减肥法	特点	可能的不良影响
减肥药	安非他命	控制下丘脑摄食中枢，使食欲降低，减少进食量	①服用会上瘾，产生失眠、幻觉、便秘等症状。②副作用有：话多、紧张、失眠、情绪激动、易怒，少数患者还会有自杀、暴力倾向。③一旦养成对药物的依赖，停药后还会有抑郁情形出现
	利尿剂	脱水，体重暂时下降	①未减少脂肪。②副作用有：呕吐、晕眩、虚弱、血压下降，继发糖尿病、破坏肾功能。③停止服用则体重上升
	甲状腺素	促进新陈代谢，增加能量消耗	可能引发心血管疾病
	泻药	间隙地发生腹泻，并使胃酸减少，食欲减退	经常服用会发生贫血及肠胃疾病，停止服用则体重回升
	奥利司他（罗氏鲜）	胃肠道脂肪酶抑制剂，减少肠道脂肪吸收	多见胃肠道不良反应，大便次数增多、腹痛、恶心、呕吐及呃逆等
	诺美婷	中枢神经系统神经传导物质重吸收抑制剂，用后较快达到饱足感，同时增加基础代谢率	有口干、便秘、失眠等，少数人会出现血压升高和心跳加快
饮食疗法	减肥茶、减肥糖	食欲下降，饮食量减少	易引起营养不良，虚弱。停止服用则体重回升
	只吃肥肉	影响食欲，易酸中毒	非一般人所能适应的饮食方式。易引起营养不良、腹泻、脱水、血脂升高
	蔬果减肥	偏食，每天摄入食物种类过少，营养不均衡	容易引起营养不良、耳鸣、脱发、健忘、注意力不集中、皮肤松弛
	只吃肉、不吃饭	耐饿，增加代谢率	①对心脏病、高血压病患者不适宜。②会增加肝肾负担。③长期采用可能造成骨质疏松，有抽筋等现象
	饥饿法	消耗身体蛋白质、脂肪、维生素和矿物质	不能持久。易造成肌肉耗损，水分及电解质大量流失

续表

	减肥法	特点	可能的不良影响
其他方法	蒸汽浴	身体暂时失去一部分水	喝水又恢复体重了
	针灸指压	降低食欲	不能持久，一旦停止，食欲恢复，体重仍会上升
	减肥裤、束腰带	太紧身，不舒服	长期穿对身体是有危害的，因为这一类产品都是非常紧致的，脂肪全部被挤压到一起，长期保持这个状态会压迫到血管神经
	推脂物理仪器	物理高频振动	效果不好
	纤维质饮食	增加饱足感以减少热量摄取	影响矿物质吸收，易造成贫血及骨质疏松
外科手术	抽脂	用手术割除或吸出腹部、臀部脂肪	手术后再度发胖
	胃间隔手术	胃容积缩小15%～30%，从而减少胃容量以降低食物摄取	易影响消化道正常吸收功能
	小肠回路法	截短小肠，减少营养素的吸收	可能有胆结石、尿道结石、关节炎、酸中毒、高血压、肝功能不良、秃发、贫血等不良影响

七、肥胖症的诊断技术

（一）膳食调查

一般采用24小时回顾法，属于食物询问法，是目前最常用的一种回顾性膳食调查方法，是通过询问调查对象，回顾过去24小时、48小时或数天内所有食物和液体的摄入情况，并对其摄入量进行计算和评价的一种方法。

为使所收集的资料和数据尽量准确完整，通常需配备一些食物模具或图谱，指导被调查者能够准确描述摄入量。食物回顾法具有省时、依从性高等优点；但其有效性有赖于被调查者的记忆。当食物摄入不足时，回忆的摄取量比称重的摄取量倾向于偏高；当摄入量充足的时候，倾向偏低。食物回顾法适用于个体调查及特殊人群的调查，不适宜年幼儿童使用。调查结果登记在表3－2中。

表3－2　膳食调查表

餐次	进餐时间	食物名称和重量
早餐		
午餐		
晚餐		
宵夜		

（二）膳食结构调查

（1）每天摄取食物种类　≤11 种□　12 ~ 20 种□　>20 种□
（2）每天主副食比例　主食为主□　主副食各半□　副食为主□
（3）粗细搭配　精米面为主□　粗细各半□　粗粮杂粮为主□
（4）平均每天吃蔬菜　<300g□　300 ~ 500g□　>500g□
（5）平均每天吃水果　<200g□　200 ~ 350g□　>400g□
（6）平均每天吃鸡蛋　不吃□　40 ~ 50g□　≥50g□
（7）平均每天吃鱼虾　<40g□　40 ~ 75g□　>75g□
（8）平均每天吃肉　<40g□　40 ~ 75g□　>75g□
（9）奶和奶制品摄取频率　每天喝□　有时喝□　不喝□
（10）奶和奶制品每天摄入量　<300g□　300g□　>300g□
（11）豆制品摄入频率　每天吃□　有时吃□　不吃□
（12）每人每月植物油消费量　<750g□　750 ~ 900g□　>900g□
（13）每人每月食盐消费量　≤180g□　180g□　>180g□
（14）您常吃早餐吗？　每天吃□　有时吃□　不吃□
（15）三餐分配比例　早餐　中餐　晚餐
（16）每天饮水量　≤1500ml□　1500 ~ 1700ml□　>1700ml□
（17）吃垃圾食品　经常□　偶尔□　不吃□
（18）您的饮食习惯　喜甜食□　咸□　辣□　腌制食品□　油炸食品□

（三）生活方式调查

1. 运动

（1）您平均每周锻炼次数　≥7 次□　2 ~ 6 次□　≤1 次□
（2）平均每次锻炼时间　>60 分钟□　20 ~ 60 分钟□　<20 分钟□
（3）最常用的锻炼方式　跑步□　走路□　球类□　游泳□　舞蹈□　其他□
（4）工作 8 小时坐着的时间　几乎全部□　2 ~ 6 小时□　<2 小时□
（5）近距离（3km）外出办事，您主要的出行方式是
　步行□　乘车□　开车□
（6）家务劳动　经常□　有时□　很少□
（7）每天活动量　≥6000 步□　2000 ~ 6000 步□　<2000 步□

2. 生活习惯

（1）您是否吸烟　是□　偶尔吸□　否□　已戒□
（2）每日吸烟量　1 ~ 5 支□　6 ~ 20 支□　>20 支□

（3）吸烟年数　　1 年内□　　1 ~ 10 年□　　>10 年□

（4）有无被动吸烟　　经常□　　偶尔□　　无□

（5）是否经常饮酒　　是□　　偶尔□　　否□

（6）主要饮酒种类　　白酒□　　红酒□　　啤酒□

（7）平均每天饮酒量　　<100g□　　100 ~ 500g　　>500g□

（8）您的睡眠状况　　很差□　　一般□　　很好□

（9）每天睡眠时间　　≤5 小时□　　6 ~ 8 小时□　　>8 小时□

（10）您睡觉梦多吗？　　多□　　偶尔□　　无□

（11）经常熬夜吗？　　经常□　　偶尔□　　无□

（12）您平均每天看电视或上网时间　　<1 小时□　　1 ~ 4 小时□　　>4 小时□

3. 心理状况

（1）您的工作生活压力　　很大□　　一般□　　小□

（2）您的脾气是否急躁　　很急躁□　　一般□　　不□

（3）您是否经常忧虑　　经常□　　偶尔□　　不□

（4）您对自己人际关系的评价　　很好□　　一般□　　不好□

（5）您的性格属于　　内向□　　适中□　　外向□

（6）您情绪不良时通常　　立即爆发□　　压抑住□　　找人诉说□

（四）营养相关的体格测量和检查

1. 体格测量　必选项目：身高、体重、腰围、臀围；可选项目：大腿围、小腿围、皮褶厚度等。

（1）身高测量

①使用器材：符合国家标准生产的电子或机械身高计。目前常见的是复合式的电子或机械的身高体重计。使用前应校对零点，以标准刻度钢尺检查其刻度是否准确，1m 的误差不能大于 0.1cm。

②测量步骤：受试者赤足，站在身高计的底板上（上肢自然下垂，足跟并拢，足尖分开呈 60°），足跟、骶骨部及两肩胛间与立柱相接触（三点靠立柱），躯干自然挺直，头部正直，两眼平视前方，耳廓上缘与眼眶下缘呈水平位（两点呈水平）。测试者站在受试者右侧，将水平滑板下滑至受试者头顶（机械身高计）。测试人员读数时双眼应与压板的平面等高，以厘米（cm）为单位，读至小数后一位（0.1cm）。电子身高计读数时直接读显示屏上的数字并记录。

③注意事项：测量器材应置于平坦地面并靠墙。测量姿势要求“三点靠立柱”“两点呈水平”；水平压板与头部接触时松紧要适度，头顶的发辫要松开，

发结等饰物要取下。

（2）体重测量

①测量意义：体重是反映人体横向生长及围、宽、厚度和重量的整体指标。它不仅反映人体骨骼、肌肉、皮下脂肪及内脏器官的发育状况和人体的强壮程度，而且可以间接反映人体的营养状况。连续观测和记录体重的变化能有效地反映机体能量代谢和储存状况。体重是人体测量指标中最方便、价廉的指标。

②使用器材：符合国家标准生产的电子或机械的体重秤，目前常见的是复合式的电子或机械的身高体重计。体重秤在使用前要求检验其准确度和灵敏度，准确度要求误差不超过 0.1kg。准确度检验方法是分别称量备用的 10kg、20kg、30kg 标准砝码，检查指示读数与标准砝码差值是否在允许范围。灵敏度检验方法是置 100g 砝码，机械体重秤应观察刻度尺抬高了 3mm 或游标移动显示 0.1kg 位置，电子体重秤应显示 0.1kg。

③测量方法：将电子或机械体重秤置于平坦地面上，调零。受试者测量前应禁止进食、饮水，排空大小便，穿着短裤短袖衣，站在秤台中央。待受试者站稳、秤的指针或数字显示稳定后读数和记录。读数以千克（kg）为单位，精确至 0.1kg。连续测量 3 次，两次测量之间的读数误差不超过 0.1kg，以 3 次测量的平均值作为测量结果。

④注意事项：每天使用前进行校正。受试者站在秤台中央，上、下动作要轻。测量体重的标准（如穿着厚薄，测量前不能饮水、进餐，测量时间等）要统一。

（3）腰围测量

①测量意义：腰围与腹内脂肪含量相关，是反映腹部脂肪分布的重要指标。腰围作为中心型肥胖的诊断指标已得到广泛认可和应用。

②使用的器材与校正方法：使用符合国家标准生产的软尺，使用前先校正器材。校正的方法是用标准钢尺校对，每米误差不超过 0.1cm。

③测量方法：在清晨未进食的条件下，在测量定位点将软尺水平围绕腰部一周。a. 被测量者的姿势。被测者自然站立，保持自然呼吸状态，勿用力挺胸或收腹。b. 测量者站位。在被测者的前方或右前方。c. 测量定位。腋中线肋弓下缘与髂前上棘连线中点，左右两侧各定一个测量点，测量时软尺应通过两个测量点，水平围绕腰一周。d. 读数要求。在被测者平静呼气末期读数。以“cm”为单位，读至 0.1cm。连续测量 3 次，两次测量之间的误差不超过 1cm，以 3 次测量的平均值作为测量结果。

④评价标准：WHO、亚洲和中国的正常成人腰围的判断标准见表 3－3。中

心型肥胖的判定标准见表 3－4。

2. 体质指数（BMI） BMI 是反映成人营养状况的较好指标。其计算公式为：BMI＝体重（kg）／身高的平方（m^2）。

BMI 判断人体营养状况的标准，见表 3－5～表 3－7。

表 3－3 正常成人腰围的判断标准

性别	腰围（cm）		
	WHO	亚洲	中国
男性	<94	<90	<85
女性	<80	<80	<80

表 3－4 中国成人中心型肥胖判定标准

分类	腰围（cm）
中心型肥胖前期	85≤男性腰围<90 80≤女性腰围<85
中心型肥胖	男性腰围≥90 女性腰围≥85

表 3－5 中国成人 BMI 判定标准

BMI 数值（kg/m^2）	评价标准
18.5～23.9	正常
17.0～18.4	轻度营养不良（Ⅰ级）
16.0～16.9	中度营养不良（Ⅱ级）
<16	重度营养不良（Ⅲ级）
24.0～27.9	超重
≥28	肥胖

表 3－6 WHO 成人 BMI 评定标准

BMI 数值（kg/m^2）	评价标准
18.5～24.9	正常
<18.5	营养不良
25.0～29.9	肥胖前状态（超重）
30.0～34.9	一级肥胖
35.0～39.9	二级肥胖
≥40	三级肥胖

表 3 –7　亚洲地区成人 BMI 评定标准

BMI 数值（kg/m²）	评价标准
18.5 ~ 22.9	正常
< 18.5	体重过低（营养不良）
23.0 ~ 24.9	肥胖前期（超重）
25.0 ~ 29.9	一级肥胖
≥30.0	二级肥胖

成人体质指数和腰围界限值与相关疾病危险性的关系，详见表 3 –8。

表 3 –8　成人体质指数和腰围界限值与相关疾病危险性的关系

分类	BMI（kg/m²）	男 < 85 女 < 80	男 85 ~ 95 女 80 ~ 90	男≥95 女≥90
体重过低	< 18. 5	…	…	…
体重正常	18.5 ~ 23.9	…	增加	高
超重	24.0 ~ 27.9	增加	高	极高
肥胖	≥28	高	极高	极高

3. 体脂肪计检测体脂含量　利用体脂肪计可以测出体脂率，它是指人体内脂肪重量占总体重的百分比，主要反映人体内脂肪含量的多少。体脂肪计检测仪一般都用生物电阻抗测量法（BIA），可以在很短的时间内获得较准确的测量值，适合在家庭及咨询门诊使用。

体脂含量（BF）是评价肥胖程度的客观指标，适用于成人和儿童。用 BF 来判断肥胖没有全国统一的标准，可以参考每台仪器的判断标准，表 3 –9 中的标准仅作参考。实际工作中需要根据测量仪器和测量结果的不同，在专业人士的指导下，对评价标准进行适当的调整。

表 3 –9　体脂含量评价肥胖的标准

BF	男性	女性
轻度肥胖	20% ~ 25%	25% ~ 30%
中度肥胖	> 25% ~ 30%	> 30% ~ 35%
重度肥胖	> 30%	> 35%

4. 腹部B超检查 B超是将声波转换为图像的一种医疗检测仪器，通过超声探头得到各个检测脏器的二维或多维图像。B超比较适用于肝、胆、肾、膀胱、子宫、卵巢等多种脏器疾病的诊断。B超检查的价格比较便宜，又无不良反应，可反复检查。通过B超检查，可以准确判断有无脂肪肝等疾病。

5. 人体成分分析仪检测 人体成分分析仪可以对人体成分进行检测和分析，检测参数包括体重、身体脂肪率、内脏脂肪水平、肌肉量、骨骼量、水分含量等，可以较好地反映检测者身体的营养状况和健康状况。

通过对人体成分分析仪检测得到的结果进行分析，有助于营养师判断咨询者的营养状况，合理制定膳食改善计划；也有助于对咨询者调理前后进行对照，从而判断调理的效果，找到身体状况改善的轨迹，进而更科学地调整饮食和运动计划。

6. 实验室检查 营养相关的实验室检查项目有很多种，包括血常规、血白蛋白、血清铁、血钙、总胆固醇、三酰甘油、空腹血糖、餐后血糖和血尿酸等，很多医院或国家认证实验室可以做这些检测。

7. 其他检查 如骨密度测定、骨X光摄片等。骨密度全称是骨骼矿物质密度，是骨骼强度的一个重要指标。骨密度测定有助于骨质疏松症的诊断及疗效观察，灵敏度高，诊断率高，是临床广泛使用的一项检查。

八、肥胖症的诊断思路和步骤

(一) 整体营养状况的评估

根据体质指数、腰围、体脂含量等指标来综合评估。评估结果有营养不良、正常、超重、肥胖四种，程度有轻度、中度、重度三个等级，评估结果可用以下方式进行记录。

评估结果：营养不良□ 正常□ 超重□ 肥胖□

严重程度：轻度□ 中度□ 重度□

(二) 营养摄入合理性评估

根据膳食调查、膳食计算和食物特殊营养成分含量的检测结果，对照中国营养学会制定的标准，结合营养师的实际经验来综合评估个体营养素摄入的合理性。评估的内容包括能量、蛋白质、脂肪、碳水化合物、维生素、矿物质、膳食纤维和水。评估结果包括判断营养素摄入是否均衡，营养摄入不均衡者要进一步区分类别，是蛋白质、脂肪、碳水化合物、维生素和矿物质哪种不均衡，是含量过多、还是过少。可用以下方式进行记录。

营养摄入均衡性：均衡□　不均衡□

营养不均衡类别：蛋白质□　脂肪□　碳水化合物□　维生素□
　　　　　　　　矿物质□　纤维□　其他□

（三）人体营养组成合理性评估

主要根据人体成分分析仪测量结果，咨询者的年龄、性别和职业，及营养师的经验来综合评估个体营养组成的合理性。评估内容包括体重、体脂肪量、肌肉量、骨质量、蛋白质量、身体水分、体脂百分比、体质指数、腰臀比、内脏脂肪、标准体重、控制体重、基础代谢和健康评分等。评估结果包括营养素含量过多、含量正常、含量过少三种情况。

（四）超重与肥胖的评估与分期

（1）超重或肥胖的诊断

①超重或肥胖：以 BMI 为依据对成人超重或肥胖进行判定，$24.0kg/m^2 \leq BMI < 28.0kg/m^2$ 为超重，$BMI \geq 28.0kg/m^2$ 为肥胖。

②中心型肥胖：中心型肥胖可以用腰围直接判定。

（2）超重或肥胖分期　超重或肥胖分为 4 期，具体如下：

① 0 期：超重，无超重或肥胖相关疾病前期或相关疾病；

② 1 期：超重，伴有 1 种或多种超重或肥胖相关疾病前期；或肥胖，无或伴有 1 种或多种超重或肥胖相关疾病前期；

③ 2 期：超重或肥胖，伴有 1 种或多种超重或肥胖相关疾病；

④ 3 期：超重或肥胖，伴有 1 种或多种超重或肥胖相关疾病重度并发症。

（五）超重或肥胖患者体重管理目标

超重或肥胖患者体重管理目标见表 3－10。

表 3－10　超重或肥胖患者体重管理目标

超重或肥胖分期	体质指数（kg/m^2）	伴发疾病	体重管理目标
0 期	≥24.0～<28.0	无	预防体重增加减轻体重
1～3 期	≥28.0	无	减轻体重预防体重增加
	≥24.0	代谢综合征	减重 10%
		糖尿病前期	减重 10%
		2 型糖尿病	减重 5%～15% 或更多
		血脂异常	减重 5%～15% 或更多
		高血压	减重 5%～15% 或更多

续表

超重或肥胖分期	体质指数（kg/m^2）	伴发疾病	体重管理目标
		单纯非酒精性脂肪性肝病	减重5%或更多
		非酒精性脂肪性肝炎	减重10%～40%或更多
		多囊卵巢综合征	减重5%～15%或更多
		睡眠呼吸暂停综合征	减重7%～11%或更多
		骨关节炎	减重≥10%

九、肥胖症的营养预防

预防肥胖症比治疗更有效果，更有意义。最根本的预防措施是适当控制进食量，自觉避免高糖类、高脂肪饮食，经常进行体力活动和锻炼。

要做好肥胖症的营养预防，首先要在全社会范围内开展人群的一级预防，使人们对肥胖症有正确认识（既不麻痹，又不紧张恐惧），改变不良的生活方式、饮食习惯和不合理的膳食结构等，使人群中肥胖症的危险因素水平大大降低，从而控制肥胖症的发生。另一方面要提高对危险因素易感人群的识别，并及时给予医疗监督，以控制肥胖症的进展。

从妊娠中期胎儿至幼儿期5岁以前，是人的一生中机体生长最旺盛的时期，这一时期的能量摄入超标，将会促使全身各种组织细胞，包括脂肪细胞的增生肥大，为终身打下“脂库”增大的解剖学基础。因此，预防工作就应该从此时开始。其重点是纠正传统的婴儿越胖越好的错误观念，切实掌握好能量摄入与消耗的平衡，勿使能量摄入过多。对哺乳期婴儿必须提倡母乳喂养，强调母乳喂养对于预防肥胖发生的意义，即使母乳不足而进行人工喂养时也应该按照婴儿的实际需要进行适度喂养。一般来说，在生后3个月内应避免添加固体食物，生后4个月时如果小儿已经成为肥胖，更应注意避免能量摄入过量，特别在生后6～8个月时对肥胖儿童应尽量减少奶摄入量，代之以水果蔬菜。有文献报道，出生后6周至6个月小儿体重增长速度，可作为学龄期是否肥胖的预测指标之一。

待孩子稍大一点，就应培养其爱活动、不吃零食、不暴饮暴食等良好的生活饮食习惯。此时，家长不要把食物作为奖励或惩罚幼儿行为的手段。幼儿时期不但要做好各种辅食的添加工作，而且更应以糙米、粗面等作为幼儿主食，避免完全摄入精米精面的制品。学龄前期儿童应养成良好的生活习惯和进食习惯，不要偏食糖类、高脂、高能量食物，养成参加各种体力活动和劳动的习惯。比如，可以走路的场合不要坐车，上下楼要自己爬楼。还要养成每天有体育锻炼的习惯。

青春期及青春早期预防：这是一个关键时期，也是一个危险时期。特别对女孩，除了体脂增多，心理上的压力、担忧、冲突也将增多。追求苗条体形，使不少女孩引发对减肥的错误认识，片面追求节食、禁食，盲目服用减肥食品或药品，易于造成损伤或死亡。这一时期健康教育的重点是加强对营养知识和膳食安排的指导、运动方式训练的指导、正确认识肥胖等。对于已经肥胖或可能肥胖的青年应由专业人员给予个别指导并且鼓励双亲参加，以共同安排子女生活。

中年以后，每天的能量需要随着年龄的增长而递减，与青年时期相比，40～49岁者要减5%、50～59岁者减10%、60～69岁者减20%、70岁以上者则减少30%。因此，必须及时调整其日常的饮食与作息，此外，人们在病后恢复期、妇女产后和绝经期以及每年的冬春季节和每天夜晚，其体脂往往也较易引起积聚。所以，在这些时期都必须根据具体情况有针对性地对体力活动和饮食摄入量进行相应的调整，以免体内有过剩的能量积聚。

另外，应对孕妇加强营养教育，使其适当进行体育活动，不单纯为控制体重而限制饮食。孕妇每天至少应摄入125.5kJ（30kcal）/kg体重的能量，方可合理利用摄入的蛋白质。正常孕妇在妊娠全过程中体重增加在11kg左右最为理想，产科并发症也最低。妊娠初3个月仅增加0.35～0.4kg，妊娠4～6个月间所增体重主要为孕妇部分，妊娠7～9个月间所增体重主要为胎儿部分，而在增加的11kg体重中约10%为脂肪。如孕期体重增加过多，可致胎儿及母亲肥胖。因此，随着我国经济逐渐富裕，应重视孕期营养卫生知识的宣传教育，使肥胖的营养预防工作在胎儿时期即得到较好的贯彻。

十、肥胖症的营养治疗原则

合理的配餐，既可以达到肥胖控制的目的，又能使主要营养素之间保持合适的比例，从而使人体需要与膳食供应之间建立起平衡的关系，以免供应不足造成营养不良，也避免因供应过量而加重肥胖。

（一）总能量的控制

能量摄入多于消耗是肥胖的根本成因，因此对肥胖病的营养措施首先是控制总能量的摄入，即饮食供给的能量必须低于机体实际消耗的能量，使机体造成能量的负平衡，促使长期入超的能量被代谢掉，直至体重恢复到正常水平。同时，肥胖症的能量供给还要根据肥胖程度来考虑每天供给的最低热卡，控制好能量摄入与消耗的平衡，并维持好这种平衡。

供给能量的具体数值，应该统筹考虑。首先要看治疗前长期以来患者日常饮食的能量水平，其次应视肥胖是处在上升阶段还是在平衡稳定阶段，对儿童还要考虑其生长发育的需要，对老人则要注意有无并发症存在。对能量的控制，一定要循序渐进，逐步降低供给，并增加能量消耗。对于正处在发育期而又刻意追求线条美的青少年，更应以强化日常体育锻炼为主，千万不可盲目控制饮食，以免发生神经性厌食。而对孕妇来说，为保持其胎位正常，减少妊娠毒血症的发生，应以合理控制能量摄入为主，不宜多做体力活动。

对轻度肥胖的成年患者，一般在正常供给量基础上按每天少供给能量523～1046kJ（125～250kcal）的标准来确定其一日三餐饮食的供能量，这样每月可稳步减肥0.5～1.0kg。而对中度以上的成年肥胖者，常伴有食欲亢进及贪食高能量食物等因素；同时因肥胖体力活动少，使能量消耗进一步下降，易于形成恶性循环，以致肥胖的趋势难于遏制。必须严格限制能量，每天以减少能量2.30～4.60（MJ）（550～1100kcal）为宜，可以每周减少体重0.5～1.0kg。

对于年龄很小或刚刚发生的轻中度肥胖儿童，考虑到生长发育的需要，可按不太严格的饮食调整方案进行治疗，并不绝对限制能量摄入。但对于中重度肥胖儿童，其摄食量就应予以适当限制，5岁以下每日摄入能量为2512.08～3349.44kJ（600～800kcal），5岁以上为3349.44～5024.16kJ（800～1200kcal），青春期则为6280.2～8374.6kJ（1500～2000kcal）。

（二）蛋白质的供给

肥胖是能量入超的结果，那么任何过多的能量，无论来自何种能源物质，都可能引起肥胖，食物蛋白质自然也不例外。对于采用低能量饮食的中度以上肥胖的成人患者，其食物蛋白质的供给量应当控制在占饮食总能量的20%～30%，即每4.18MJ（1000kcal）供给蛋白质50～75g为宜。同时，由于在严格限制饮食能量供给的情况下，蛋白质营养过度还会导致肾功能损害，故低能量饮食蛋白质的供给也不宜过高，而应选用高生物效价的优质蛋白，如牛奶、鱼、鸡、鸡蛋清和瘦肉等。另外，嘌呤可增进食欲和加重肝肾代谢负担，故含高嘌呤的动物内脏性食物应加以限制，如动物的肝、心和肾等。

（三）合理摄入脂肪，限制饱和脂肪摄入

由于脂肪具有很高的能量，摄入过多易导致机体能量过高，因此限制饮食能量供给时，必须限制饮食脂肪的供给量，尤其需限制动物性脂肪的摄入。为使饮食含能量较低而耐饿性较强，又不要对饮食脂肪限制过于苛刻。所以，肥胖者饮食脂肪的供能比以控制在占饮食总能量的25%～30%为妥，任何过高或过低的脂肪供给都不可取。每日摄入脂肪50～60g为宜，可选用含单不饱和脂肪酸或多不饱和脂肪酸丰富的食用油，如：橄榄油、茶油、葵花籽油、玉米油、花生油、豆油和菜籽油等植物油。少食动物油，如猪油、牛油等。膳食胆固醇的摄入量与正常要求相同，通常每人每天小于300mg。

过多的脂肪摄入还可导致肥胖者脂肪沉积在皮下组织和内脏器官过多，常易引起脂肪肝、高脂血症、冠心病等并发症。尤其在限制糖类供给的情况下，过多的脂肪摄入还会引起酮症。多年来，国外曾经流行过多种生酮高脂肪低糖类饮食，诸如好莱坞明星膳、梅澳膳、美国滑雪队膳及嗜酒者膳等。尽管肥胖者在采用这些饮食的初期，均可使体重明显下降，而使人误认为减肥有效，但这只不过是迷人的假象，是由早期酮症所引起的大量水、盐从尿中排出造成的结果。正因为这样，不仅不能达到所预期的目的，而且还会导致高脂血症与动脉粥样硬化的发生与发展；或者由于机体水分和电解质量的过多丢失，导致体位性低血压、疲乏、肌无力和心律失常；或者因酮症发展与肌肉组织损耗引起体内尿酸滞留，而导致高尿酸血症、痛风、骨质疏松症或肾结石；或者由于整个代谢性内环境的严重紊乱，肾脏和大脑受到损伤，使整个机体蒙受危害，尤其可使肾病患者的肾代偿功能进一步失调，甚至导致死亡，必须引以为戒。

（四）限制碳水化合物的摄入量

关注碳水化合物的来源，应选择谷类食物，并严格限制糖、巧克力、含糖饮料及零食。谷物应多选择粗粮杂粮，如玉米面、荞麦面、燕麦、莜麦等。由于糖类在体内能转变为脂肪，尤其是肥胖者摄入单糖后更容易以脂肪的形式沉积，因此必须严格限制糖类的摄入。同时因糖类饱腹感低，能增加食欲，而中度以上肥胖者常有食欲亢进，因此低能量饮食中糖类比例若仍按正常或高于正常要求给予，则不适合。此外，为防止酮症和出现负氮平衡，糖类供给一般应控制在占总能量40%～55%为宜。

（五）保证维生素和矿物质的供应

节食减肥时，由于长期限制饮食，所以保证充足的维生素、矿物质和微量元素的供应非常重要。新鲜蔬菜和水果含有丰富的水溶性维生素，如维生素 B_1、维生素 B_2、维生素 B_6、维生素 B_{12}、维生素 C、烟酸及叶酸等。新鲜蔬菜和水果含能量低，营养丰富且饱腹感明显，所以在节食减肥时不要过分限制。进食过多的盐对健康不利，特别是有高血压的患者。食盐还能引起口渴并能刺激食欲和增加体重，多食不利于肥胖症治疗，故每天食盐摄入为3～6g为宜。

（六）膳食纤维的供给

膳食纤维含量高的食物对健康有利，尤其是对肥胖者。高膳食纤维膳食包括粗粮、蔬菜、水果等。例如粮食，自然的面粉（全麦粉）比精制面粉对健康更有利。每天可以适当多摄入些含膳食纤维多的食物，每人每天膳食纤维供给量以不低于 30g 为宜。

（七）营养的三餐分配及其烹调

进食餐次应因人而异，通常为三餐，能增加餐次当然更好。三餐的食物能量分配，可以早餐 35%、午餐 40%、晚餐 25%。在分配一日三餐比例时，应体现出两点：一是将动物性蛋白和脂肪含量多的食品尽量安排在早餐和午餐吃，晚上以清淡为主，含糖量低且利于消化；二是三餐量的比例应是午餐 > 早餐 > 晚餐。

饮食的烹调方法宜采用蒸、煮、烧、汆等，忌用油煎、炸的方法，煎炸食物含脂肪较多，并刺激食欲，因此不利于减肥。同时，食物必须大众化、多样化、切勿迷信时髦减肥食品。事实上，只要含能量低、食物来源分配得当，而且营养平衡，那么任何普通饮食都可成为良好的减肥饮食。至于色、香、味、形的选择与调配，应当尽可能符合具体对象的具体爱好。

（八）减肥营养治疗中的注意事项

引导患者认识肥胖的不良后果及其营养调节的意义是很重要的措施之一。患者有了正确的认识，才有可能改变饮食行为。如果减肥者自觉控制，其效果就会很好。如果能与志愿控制体重的肥胖者共同进食，则可以增加减肥的效果。因此实行肥胖症的营养治疗时尚要注意患者心理的调节，尤其在营养调节的初期应给予患者足够的关心和鼓励。

除此以外，行为调整在肥胖的饮食治疗中也至关重要。行为调整不是精神或心理治疗，而是让每个人反省自己的生活和饮食行为，找出不良的生活或饮食习惯，然后加以调整。具体的措施有：①感到焦虑时，应避免采用进食来缓解；②避免边看电视边吃零食；③进食时充分咀嚼，避免进食速度过快；④规律饮食，不暴饮暴食，避免吃饭过饱；⑤避免经常喝酒或经常在饭店进餐；⑥晚餐要少，避免睡前加餐或晚餐吃得很多又很少活动；⑦多吃蔬菜，少吃荤菜；⑧避免偏食、挑食，改掉喜吃甜食、零食、临睡前吃点心、饭后立即睡等习惯。

肥胖者的营养治疗还应包括：①饮食变化应循序渐进，避免急于求成。倘若减肥饮食与平常差别过大，比如以配方流食来代替一日三餐，营养虽已保证，但口腹之欲得不到基本满足，就难以长期坚持，一旦恢复日常饮食必定反弹。②避免进水过少，虽然减少水的摄入可以增强饮食控制，但由于长时间水分不足不但会导致身体脱水，而且还会引起体内电解质代谢紊乱而危及健康，因此饮水也应适当。③注意食物体积大小。肥胖者常常喜欢进食大块食物，如鸡块、大块肉等，因此应尽量减少体积较大食物的进食；但若食物体积过小，胃得不到饱腹感信号，终日有饥饿感，最终也将导致减肥失败。

章节练习题

（一）单项选择题（选择一个正确的答案）

1. 有关肥胖的说法，下列哪个正确？（B）

A. 体重超标　B. 体内脂肪过多　C. 体内肌肉过多　D. 体形过大

2. 有关肥胖的定义中，脂肪超过总体重的多少被认为是超重？（C）

A. 15%　B. 10%　C. 25%　D. 30%

3. 有关肥胖的说法哪个正确？（B）

A. 体内水分超标　B. 体内脂肪过多　C. 体内瘦肉过多　D. 体形过大

4. 按照肥胖的病因除可将肥胖分为继发性肥胖外，还可分为哪种类型？（B）

A. 三发性肥胖　B. 原发性肥胖　C. 单纯性肥胖　D. 先天性肥胖

5. 肥胖症发生的主要诱因是（B）

A. 遗传因素　B. 过食及缺乏适当的体育锻炼

C. 内分泌疾患　D. 精神因素

6. 反映全身体重超重或肥胖的较好指标是（C）

A. 身高　B. 体重　C. 体质指数　D. 腰围

7. 诊断内脏型肥胖最精准的方法是（D）

A. 体质指数　B. 腰围　C. 腰臀比　D. MRI 或 CT

8. 反映脂肪总量和脂肪分布的指标为（B）

A. 体质指数　B. 腰围　C. 腰臀比　D. 体重

9. 中国成人肥胖的诊断标准为（A）

A. BMI≥28kg/m²　B. BMI≥30kg/m²

C. BMI≥24kg/m²　D. BMI≥25kg/m²

10. 中国成人超重的诊断标准为（C）

A. BMI≥28kg/m²　B. BMI≥30kg/m²

C. BMI≥24kg/m²　D. BMI≥25kg/m²

11. 亚洲人群成人肥胖的诊断标准为（D）

A. BMI≥28kg/m²　B. BMI≥30kg/m²

C. BMI≥24kg/m²　D. BMI≥25kg/m²

12. 亚洲人群成人超重的诊断标准为（A）

A. BMI≥23kg/m²　B. BMI≥30kg/m²

C. BMI≥24kg/m² D. BMI≥25kg/m²

13. WHO 成人肥胖的诊断标准为（B）

A. BMI≥28kg/m² B. BMI≥30kg/m²

C. BMI≥24kg/m² D. BMI≥25kg/m²

14. WHO 成人超重的诊断标准为（D）

A. BMI≥28kg/m² B. BMI≥30kg/m²

C. BMI≥24kg/m² D. BMI≥25kg/m²

15. 中国成人体重正常范围为（B）

A. BMI：18.5～22.9kg/m² B. BMI：18.5～23.9kg/m²

C. BMI：18.5～24.9kg/m² D. BMI：18.5～26.9kg/m²

16. 亚洲人群成人体重正常范围（A）

A. BMI：18.5～22.9kg/m² B. BMI：18.5～23.9kg/m²

C. BMI：18.5～24.9kg/m² D. BMI：18.5～26.9kg/m²

17. WHO 成人体重正常范围（C）

A. BMI：18.5～22.9kg/m² B. BMI：18.5～23.9kg/m²

C. BMI：18.5～24.9kg/m² D. BMI：18.5～26.9kg/m²

18. 下列哪些因素会引起肥胖？（D）

A. 遗传因素 B. 过食、缺乏适当的体育锻炼

C. 内分泌疾患 D. 以上均是

19. 下列哪项运动有助于增加肌肉？（C）

A. 慢跑 B. 打太极拳 C. 举哑铃 D. 滑雪

20. 人体成分分析仪是采用哪种技术来获取人体组成成分的？（B）

A. X 射线 B. 生物电阻抗 C. 核磁 D. 光电

21. 下列哪个因素是减肥时不可改变的因素？（A）

A. 年龄 B. 饮食 C. 运动 D. 吸烟

22. 下列哪个因素是减肥时可改变的因素？（B）

A. 年龄 B. 吸烟 C. 性别 D. 遗传

23. 人体成分分析仪检测结果的意义，不包括（D）。

A. 有助于判断咨询者的营养状况

B. 有助于合理制定膳食改善计划

C. 有助于对咨询者调理前后进行对照，判断调理效果

D. 无助于找到健康状况改善的轨迹

24. 肥胖症发生的主要诱因是（B）

A. 遗传因素 B. 不良生活方式

C. 内分泌疾患 D. 精神因素

25. 反映全身体重超重或肥胖的指标是（B）

A. 身高　B. 体质指数　C. 腰臀比　D. 腰围

26. 诊断内脏型肥胖最精准的方法是（B）

A. 体质指数　B. MRI　C. 腰臀比　D. 人体成分分析仪

27. 反映脂肪总量和脂肪分布的指标为（D）

A. 体质指数　B. 皮褶厚度　C. 腰臀比　D. 腰围

28. 中国成人中心性肥胖男性腰围的诊断标准为（A）

A. ≥90cm　B. ≥85cm　C. ≥80cm　D. ≥94cm

29. 中国成人中心性肥胖女性腰围的诊断标准为（C）

A. ≥90cm　B. ≥85cm　C. ≥80cm　D. ≥94cm

30. 中国成人中心性肥胖男性腰臀比的诊断标准为（A）

A. ≥0. 90　B. ≥0. 85　C. ≥0. 80　D. ≥0. 94

31. 中国成人中心性肥胖女性腰臀比的诊断标准为（B）

A. ≥0. 90　B. ≥0. 85　C. ≥0. 80　D. ≥0. 94

32. 与暴食症的诊断标准不符合的是（B）

A. 经常发作的饮食过量，控制能力的丧失

B. 进食速度过慢

C. 暴食后不愉快的感受

D. 暴食行为的持续时间和频率

33. 与暴食肥胖者的特征不符的是（B）

A. 暴食肥胖者比那些非暴食肥胖者发生肥胖的年龄更早

B. 频繁的阵发性减重，随后体重又恢复，不能作为暴食严重程度的一个指标

C. 暴食肥胖者一般缺乏减肥的信心

D. 常是受到各种类型刺激之后引起饮食控制能力丧失

34. 与夜食综合征诊断标准不符的是（C）

A. 夜间食欲异常旺盛，晚餐后摄入的能量超过一天总能量的40%

B. 夜晚睡眠不佳，反复醒来，进食或喝饮料

C. 清晨食欲正常

D. 多导睡眠描记法检测证明，睡眠中醒来的次数增加

35. 情绪化进食的特定评判方法不包括（A）

A. 膳食调查　B. 行为观察

C. 自我报告调查表　D. 食物日记

36. 肥胖者气喘的常见原因不包括（D）

A. 肥胖导致呼吸道机械性压迫

B. 代谢率升高也使患者需要吸入更多的氧气

C. 肥胖导致原有呼吸系统疾病加重，呼吸道感染

D. 肥胖者换气功能正常

37. 有关肥胖者关节痛的原因，不符合的是（B）

A. 机械性损伤引起　　B. 退行性骨关节炎

C. 脂肪增加引起的代谢改变　　D. 肥胖患者并发痛风

38. 肥胖者内分泌代谢紊乱的病因，不包括（C）

A. 脂肪细胞可作为内分泌细胞合成某些激素

B. 脂肪细胞也可作为许多激素的靶细胞

C. 与遗传有一定关系

D. 肥胖者的激素作用模式有所改变

39. 肥胖性心肺功能不全综合征的主要特点不包括（B）

A. 肺活量降低　　B. 轻度肥胖　　C. 嗜睡，打鼾　　D. 发绀，缺氧

40. 有关肥胖病患者胆石症高发的描述，不正确的是（D）

A. 肥胖者发生胆石症的危险随 BMI 增加而增加

B. 高发原因是肥胖者胆汁内胆固醇过度饱和

C. 高发原因是肥胖者胆囊收缩功能下降

D. 胆石症不会并发胰腺炎

（二）判断题（正确的在后面的括号内填 A，错误的填 B）

1. 肥胖就是体内脂肪过多。（A）

2. 肥胖就是指体重超标 。（B）

3. 肥胖症发生的主要诱因是遗传。（B）

4. 过食、缺乏适当的体育锻炼是现代人肥胖的主要发病原因。（B）

5. 体重是反映全身体重超重或肥胖的指标。（B）

6. 腰围是诊断内脏型肥胖最精准的方法。（B）

7. 腰围是反映脂肪总量和脂肪分布的指标。（A）

8. MRI 或 CT 是诊断内脏型肥胖最精准的方法。（A）

9. 人体成分分析仪采用的测量方法是生物电阻抗法。（A）

10. 肥胖患者体内均存在不同程度的脂肪代谢紊乱，表现为脂肪合成过多、血脂含量升高、对脂肪的代谢能力减弱等。（A）

11. 人体脂肪量的增减主要由脂肪细胞数目和大小的变化来调节。（A）

12. 研究发现暴食与精神抑郁、个性问题或情感紊乱的存在有关，负面情绪可能引发和（或）依从暴食发作。（A）

13. 暴食肥胖者的治疗，应当将合理膳食与行为治疗完整地结合起来。（A）

14. 将夜食的零食从冰淇淋、坚果、马铃薯脆片、糖果和糕点，换成谷物片、冰棍、甘草和胶姆糖等，有较好的减肥作用。（A）

15. 食物日记可以提供情绪化进食倾向的个体评估，对于体重管理师来说非常有用。(A)

16. 肥胖病的症状主要由机械性压力、代谢性紊乱和瘦素过少所引起。(B)

17. 肥胖病的最大危害是各种与肥胖病有关的并发症和合并症。(A)

18. 人体成分分析仪可以对人体组成成分进行检测和分析。(A)

（三）技能练习题

1. 余女士，女，45岁，20年前无明诱因出现全身肥胖，平素喜食蛋糕、麦当劳等西式快餐，近2年因工作压力减轻，体重增加更为迅速。身高165cm，体重80kg。否认有使用糖皮质激素史，无明显乏力，毛发变化不大，无自行口服减肥药物史。请用中国成人肥胖诊断标准（BMI标准）判断该女士是否存在肥胖？

参考答案：

计算：该女士的BMI = 体重(kg)/身高^2(m^2) = 80/1.65^2 = 29.38kg/m^2

判断：该女士BMI > 28kg/m^2，可判断为肥胖。

2. 刘先生，男，40岁，20年前无明诱因出现全身肥胖，平素喜食蛋糕、汽水等甜食，近2年因工作压力减轻，体重增加更为迅速。身高170cm，体重105kg，腰围120cm，臀围100cm。否认有使用糖皮质激素史，无明显乏力，毛发变化不大，无自行口服减肥药物史。

请回答下列问题：

（1）请用中国成人肥胖诊断标准（BMI标准）判断该男士是否存在肥胖？

（2）请用腰围和腰臀比分别判断该男士是否存在中心型肥胖。

参考答案：

（1）计算：该男士的BMI = 体重(kg)/身高^2(m^2) = 105/1.70^2 = 36.33kg/m^2

判断：该男士BMI > 28kg/m^2，可判断为肥胖。

（2）腰臀比判断标准：男性 < 0.9，女性 < 0.8；超过以上标准为中心型肥胖。

该男士的腰围为120cm，腰臀比为 = 120/100 = 1.2，均超过中国肥胖标准，可判断该男士为中心型肥胖。

3. 请列出WHO、亚洲人群和中国人群肥胖诊断BMI标准及分级标准。

参考答案：

成人肥胖BMI诊断标准

分级	BMI标准（kg/m^2）		
	WHO	亚洲人群	中国人群
正常	18.5～24.9	18.5～22.9	18.5～23.9
超重	25.0～29.9	22.9～24.9	24.0～27.9
肥胖	≥30	≥25	≥28

4. 阐述肥胖症的营养预防方法。

参考答案：

（1）肥胖症最根本的预防措施是适当控制进食量，自觉避免高糖类及高脂肪饮食，经常进行体力活动和锻炼。

（2）首先要开展人群的一级预防，使人们对肥胖症有正确认识，改变不良的生活方式和饮食习惯等，降低人群中肥胖症的危险因素水平，从而控制肥胖症的发生。

（3）要提高对危险因素易感人群的识别，及时给予医学监督，以控制肥胖症的进展。

（4）加强孕妇营养教育，指导合理膳食，适当进行体育活动，不单纯为控制体重而限制饮食，合理控制孕期体重增长。

（5）重视5岁以前肥胖的预防，纠正婴儿越胖越好的错误观念。此阶段生长发育最快，若能量摄入超标，将会促使全身脂肪细胞的增生肥大，为终身打下“脂库”增大的解剖学基础。

（6）培养儿童不暴饮暴食、不吃垃圾食品等良好饮食习惯，养成参加各种体力活动和劳动的习惯。

（7）青春期及青春早期预防：重点是加强对营养知识和膳食安排的指导、运动方式训练指导等。对于已经肥胖的青年应由专业人员给予个别指导。

（8）中年以后，每天的能量需要随着年龄的增长而递减，应及时调整日常的饮食与作息。

5. 肥胖症的营养治疗原则。

参考答案：

（1）控制每天摄入总能量。

（2）充分供给蛋白质。

（3）合理摄入脂肪，限制饱和脂肪摄入。

（4）限制碳水化合物的摄入量。

（5）保证维生素和矿物质的供应。

（6）合理摄入膳食纤维。

（7）三餐营养合理分配。

（8）科学烹调食物。

6. 请阐述肥胖症能量控制的具体方法。

参考答案：

（1）首先是控制总能量的摄入。能量摄入多于消耗是肥胖的根本成因。

（2）对能量的控制，一定要循序渐进，逐步降低供给，并增加能量消耗。

（3）供给能量的具体数值，要看治疗前患者日常饮食的能量水平，对儿童还要考虑其生长发育的需要。

（4）需要根据肥胖程度来考虑每天供给的最低热卡。

（5）轻度肥胖的成年患者，在正常供给量基础上按每天少供给能量125～250kcal的标准来确定其一天的供能量，这样每月可稳步减肥0.5～1.0kg。

(6) 中度以上的成年肥胖者，需要严格限制能量，每天以减少能量 550～1100kcal 为宜，每周可以减少体重 0.5～1.0kg。

(7) 轻中度肥胖儿童，考虑到生长发育需要，可按不太严格的饮食调整方案进行治疗，不严格限制能量摄入。

(8) 中重度肥胖儿童，其摄食量应该予以适当限制。发育期青少年，更应以强化日常体育锻炼为主。

(9) 孕妇应以合理控制能量摄入为主，不宜过多做体力活动。

7. 请简述肥胖症脂肪摄入原则和方法。

参考答案：

(1) 合理控制脂肪供能比。肥胖者脂肪供能比占饮食总能量的 25%～30% 为妥。每日摄入脂肪 50～60g 为宜。脂肪摄入过多容易导致机体能量入超，摄入过少容易产生饥饿。

(2) 限制动物性脂肪及饱和脂肪酸的摄入。增加单不饱和脂肪酸及多不饱和脂肪酸的摄入，如橄榄油、茶籽油和亚麻籽油等。

(3) 在限制糖类供给的情况下，过多的饱和脂肪摄入会引起酮症。生酮高脂肪低糖饮食，导致体内出现酮症，引起大量水、盐从尿中排出而造成体重降低的假象，严重者会引起身体内环境的严重紊乱，甚至导致死亡。

8. 请简述肥胖治疗行为调整的内涵及具体措施。

参考答案：

行为调整是让每个人反省自己的生活和饮食行为，找出不良的生活或饮食习惯，然后加以调整。行为调整在肥胖的饮食治疗中至关重要。具体措施如下。

(1) 感到焦虑时，应避免采用进食来缓解。

(2) 避免边看电视边吃零食。

(3) 进食时充分咀嚼，避免进食速度过快。

(4) 规律饮食，不暴饮暴食，避免吃饭过饱。

(5) 避免经常喝酒或经常在饭店进餐。

(6) 晚餐要少，避免睡前加餐或晚餐吃的很多又很少活动。

(7) 多吃蔬菜，少吃荤菜。

(8) 避免偏食、挑食，改掉喜吃甜食、零食、饭后立即睡等习惯。

9. 已知某成年男性身高 1.63m，体重 70kg，请你完成以下操作：

(1) 计算并评价该男子体质指数；

(2) 提出一项能进一步了解该男子脂肪分布情况的体格测量项目；

(3) 叙述该测量操作步骤及注意事项。

参考答案：

(1) 计算并评价该男子体质指数：

体质指数（BMI）＝体重/（身高）^{2} ＝ 26kg/m^2

评价：该男子 BMI >24，体重属于超重。

（2）选择腰围作为进一步了解该男子脂肪分布情况的体格测量项目。

（3）腰围测量操作步骤及注意事项：

A 仪器：使用无伸缩性材料制成的卷尺，刻度需读至 0.1cm。

B 位置：被测者自然站立，平视前方。

C 方法：两名测试员配合，测试员甲选好肋下缘最底部和髂前上棘最高点连线中点，在此将卷尺水平围绕腰部一周。

D 测试员乙协助观察卷尺水平面是否与身体垂直，并记录读数。

E 注意事项：被测者自然呼吸，在呼气末、吸气未开始时读数。测量误差不超过 1cm。

10. 某男，45 岁，其体格测量结果见下表，请根据测量数据评价该男子的体格状况。

身高（cm）	体重（kg）	腰围（cm）
168	88	112

参考答案：

（1）体质指数（BMI）$=88/(1.68)^2=31.2kg/m^2$，大于 $28kg/m^2$，属肥胖。

（2）腰围大于 90cm，为中心性肥胖。

（3）该男性的体格状况为中心性肥胖。

11. 请写出身高测量仪的校正方法，写出体重秤灵敏度、准确度检查方法。

参考答案：

（1）身高测量仪的校正方法：校对零点，以标准刻度钢尺检查身高计刻度是否准确，1m 的误差不能大于 0.1cm。

（2）体重秤灵敏度检查方法：置 100g 砝码，机械体重秤应观察刻度尺抬高了 3mm 或游标移动显示 0.1kg 位置，电子秤应显示 0.1kg。

（3）体重秤准确度检验方法是分别称重备用的 10kg、20kg、30kg 标准砝码，检查指示读数与标准砝码差值是否在允许范围，要求误差不超过 0.1kg。

第四章　体重管理膳食营养指导技能

体重管理虽然有很多方法，但科学合理的膳食营养指导，联合运动干预仍是目前最有效、最安全的治疗方法。

一、体重管理膳食营养指导方案

1. 合理控制每天摄入食物的总能量　每天供能 1000～1500 kcal。可以采取分阶段减少每天摄入总能量。不能过分节食。

2. 食物多样化，保证维生素矿物质的摄入　每周摄入食物达 25 种以上。膳食结构合理，多选用体积大、纤维多、热量低及有饱腹感的食物，每天有蔬菜水果。水果饭前吃。

3. 高蛋白饮食　蛋白质供能比可达20%，或蛋白质供应量至少在1.5g/(kg·d)以上。减重期每天摄入动物性食物200～300g，豆腐干50～100g。可将动物性食物卤制，可以把卤制牛肉、鱼肉、鸡肉做成牛肉干、鱼干、鸡肉块，便于携带和随时食用。

4. 低 GI 饮食是体重管理核心要点之一

（1）低 GI 饮食可以降低体内胰岛素、升高胰高血糖素。

（2）体内脂肪代谢的秘诀——两类激素调节。体内脂肪的存储和燃烧，是由两类激素（胰岛素和胰高血糖素）来调节的，而激素分泌是由血糖水平直接控制的。当血糖水平高于 5mmol/L 时，胰岛素分泌就占优势；当血糖水平低于 4mmol/L 时，胰高血糖素分泌就占优势。

（3）胰岛素是一种合成和存储脂肪的激素。胰岛素是增肥的激素。胰岛素的主要功能是转移餐后血糖进入细胞内供应能量；也能促进血中过多的葡萄糖转化成三酰甘油，并储存在脂肪细胞中，导致肥胖；胰岛素还能直接抑制脂肪酶，抑制脂肪的分解。体内胰岛素过多，很容易发生肥胖。

（4）胰高血糖素是促进脂肪分解的激素。胰高血糖素是减肥的激素。胰高血糖素能直接激活脂肪酶，加快脂肪的分解和糖异生，升高血糖。

（5）饮食减肥核心要点，是要控制胰岛素水平、升高胰高血糖素水平。当饮食摄入糖太多的时候，胰岛素分泌就会显著增加；而摄入低GI食物及一定量的蛋白质和脂肪类食物时，就会刺激胰高血糖素的显著分泌。所以成功的营养减肥饮食管理一定要通过饮食控制体内胰岛素水平，提高胰高血糖素水平。这才是真正的饮食减肥。

5. 适量脂肪摄入　掌握好各种脂肪酸比例很重要。

（1）体重管理者脂肪供能比达25%～30%最好。

（2）各种脂肪酸构成比更重要。饱和脂肪酸:单不饱和脂肪酸:多不饱和脂肪酸（$n-6+n-3$）$=1:1:1$（$n-6\ 0.8+n-3\ 0.2$）。

（3）$n-3$多不饱和脂肪酸有降低低密度脂蛋白胆固醇和三酰甘油的作用。脂肪能减脂肪。富含$n-3$多不饱和脂肪酸的食物有亚麻籽油、深海鱼油。

（4）单不饱和脂肪酸有降低三酰甘油、总胆固醇和低密度脂蛋白胆固醇，升高高密度脂蛋白胆固醇的作用。脂肪能减脂肪。茶籽油或橄榄油富含该脂肪酸。

（5）每天需要使用三种食用油：①亚麻籽油或紫苏油：每天6～10ml；②茶籽油或橄榄油：每天10～12ml；③其他油：每天5～8ml。

体重管理、营养瘦身需要科学选择食用油。

6. 少量多餐　每天5～6餐。把一天的食物分成5～6餐吃，每餐吃一点，每餐间隔2～3小时。因为每餐吃的食物量较少时，大部分食物都能及时被身体转化利用掉；而每次食量较多时，体内的酶系统无法分解如此多的食物，身体也无法消耗如此多的能量，多余的能量便会积存起来变成脂肪，引起或加重肥胖。

7. 合理烹饪　少油煎、油炸，多用蒸、煮或凉拌等烹调方法。食物煎炸后热量增加几倍，食用煎炸食物太多，能量摄入很容易超标。

8. 养成良好的饮食习惯　①控制进餐速度。细嚼慢咽，吃每一口都要细细品尝食物的味道。因为大概需要20分钟，胃才能向大脑输送是否饱了的信号。吃得太快，容易超量。②防止饥饿。很多人减肥失败，都是因为耐受不了饥饿。应该增加摄入不会刺激胰岛素分泌的脂肪与蛋白质的量，减少摄入碳水化合物的量，才不会感觉饥饿。③禁食高热量、高脂肪及浓缩热量型食物。尽量不用动物油，有限量使用植物油。忌食太咸，摄钠较多易造成水分滞留，延缓体重下降。④合理食用零食，尽量选用低热量、低脂肪零食，如椒盐饼干、粗粮面包、葡萄干、水果或生蔬菜等，注意控制零食的量。

二、体重管理常用膳食模式及膳食指导

（一）限制能量平衡膳食

1. 限制能量平衡膳食概述　限制能量平衡膳食（CRD）是一类限制能量摄

入的同时保证基本营养需求的膳食模式，其宏量营养素的供能比例应符合平衡膳食的要求。

CRD 对于延长寿命、延迟衰老和延缓慢病的发生具有明确干预作用。

CRD 目前主要有三种类型：①在目标摄入量基础上按一定比例递减（减少 30% ~50%）；②在目标摄入量基础上每日减少 500kcal 左右；③每日供能 1000 ~ 1500kcal。

2. CRD 研究证据　Huffman 等对超重者进行了 6 个月 CRD 干预（能量摄入减少 25%），发现与非 CRD 相比，CRD 组的胰岛素敏感性有明显改善，并认为这是降低体重的原因。Yoshimura 等对内脏脂肪面积≥100cm^2 的成人进行 12 周 CRD（CRD 目标 25kcal/kg，基线能量摄入约为 30kcal/kg）干预后，有效降低了体重、脂肪组织重量、内脏脂肪面积以及动脉粥样硬化的发生风险。

（1）脂肪　多项研究证实 CRD 的脂肪供能比例应与正常膳食（20% ~ 30%）一致，过低或过高都会导致膳食模式的不平衡。在 CRD 中补充海鱼或鱼油制剂的研究均报道 $n-3$ 多不饱和脂肪酸（$n-3$PUFA）对肥胖者动脉弹性、收缩压、心率、血三酰甘油及炎症指标等均有明显改善，可增强 CRD 的减重效果。

（2）蛋白质　由于 CRD 降低了摄入的总能量，必然导致产热的宏量营养素摄入降低，应适当提高蛋白质供给量比例（1.2 ~ 1.5g/kg，或 15% ~20%），这样就能在减重过程中维持氮平衡，同时具有降低心血管疾病风险、增加骨矿物质含量等作用。不同来源的蛋白质减重效果可能不同，有研究发现大豆蛋白的减脂作用优于酪蛋白，且其降低血液中总胆固醇和低密度脂蛋白胆固醇的作用也更明显。

（3）碳水化合物　根据蛋白质、脂肪的摄入量来确定碳水化合物的供给量，一般为 40% ~55%。过高或过低都将导致膳食模式不平衡。碳水化合物的来源应参照《中国居民膳食指南》，以淀粉类复杂碳水化合物为主，保证膳食纤维摄入量 25 ~30g/d。严格限制简单糖（单糖、双糖）食物或饮料的摄入。

（4）微量营养素　肥胖与某些微量营养素的代谢异常相关，尤其是钙、铁、锌、B 族维生素、维生素 A、维生素 D 及叶酸的缺乏。肥胖和膳食减重也可引起骨量丢失。一项 Meta 分析显示肥胖群体患维生素 D 缺乏的风险比正常人群高 35%，比超重人群高 24%。在减重干预的同时补充维生素 D 和钙可以增强减重效果。

CRD 除能量摄入限制之外，也对营养均衡提出推荐。近年研究认为采用营养代餐方法能兼顾体重减轻和营养均衡。Wadden 等对 Look AHEAD 研究（纳入 5145 例肥胖合并糖尿病的患者）进行了后续分析，该后续分析考察了接受膳食支持和教育以及强化生活方式干预的减重情况。强化生活方式干预，在对患者进行均衡营养模式教育的同时也给予营养代餐作为一种支持措施。总的来说，配合营养代餐的强化生活方式干预比单纯的膳食支持和教育能更有效地降低患者的体重（强化生活方式干预组中37.7%的患者在干预第一年结束时达到了减重10%的目标，而膳食支持和教育组只有3.3%的患者达到此目标）。

3. CRD膳食指导原则

（1）CRD具有减轻体重、降低脂肪含量的作用。

（2）保证蛋白质充足供给（1.2～1.5g/kg），能增强CRD的减重效果。

（3）使用大豆蛋白部分替代酪蛋白可增强CRD的减重效果。

（4）CRD中脂肪的供能比例以20%～30%为宜。

（5）适当增加富含 $n-3$ 多不饱和脂肪酸的食物或补充鱼油制剂，可以增强CRD的减重效果。

（6）CRD中碳水化合物的供能比例以40%～55%为宜。

（7）增加蔬菜、水果、燕麦等富含膳食纤维的食物，可增强CRD的减重效果。

（8）适当补充B族维生素、维生素D制剂和钙，可增强CRD减重效果。

（9）采用营养代餐模式的CRD更有助于减轻体重。

（二）高蛋白质膳食

1. 高蛋白质膳食概述 高蛋白质膳食（HPD）是一类每日蛋白质摄入量超过每日总能量的20%或1.5g/kg，但一般不超过每日总能量的30%[或2.0g/(kg·d)]的膳食模式。

2. HPD研究证据 研究表明，接受高蛋白膳食6个月的肥胖者比接受正常蛋白质饮食者体重下降更明显，1年随诊后高蛋白膳食仍较对照组多降低了10%腹部脂肪。Noakes等证实，采用高蛋白膳食比高碳水化合物膳食的肥胖人群体重下降更多。当受试者每日允许能量摄入为20kcal/kg时，其蛋白质占总能量的30%，碳水化合物占45%，脂肪占25%，同时补充维生素和钾，12周后体重明显减轻（4.72±4.09）kg，BMI、腰围和腰臀比也分别下降（1.87±1.57）kg/m^2、(3.73±2.91)cm和(0.017±0.029)。

Layman等将健康成年肥胖个体随机分为高蛋白低碳水化合物组（PRO组）和低蛋白高碳水化合物饮食组（CHO组），4个月后，两组体重减少量虽无明显差别，但是PRO组的机体脂肪含量减少更明显；相对于CHO组，PRO组对肥胖者血清中的三酰甘油、高密度脂蛋白胆固醇的改善更明显，并且依从性更高。

一项为期2年的实验比较了高蛋白和高碳水化合物饮食在糖尿病超重者的减重效果，结果提示高蛋白膳食可能对存在糖尿病、心血管疾病和代谢综合征风险的患者有帮助。113例中度肥胖患者经过4周的极低能量饮食的减重治疗后，体重降低了5%～10%，而随后6个月采用高蛋白膳食(18%)及正常蛋白饮食(15%)进行体重维持，结果显示高蛋白膳食体重反弹率更低。由于慢性肾病患者可能因高蛋白饮食而增加肾脏血流负荷，建议合并慢性肾病患者应慎重选择高蛋白饮食。

3. HPD膳食指导原则

（1）对于单纯性肥胖以及合并高三酰甘油血症者、高胆固醇症者，采用高蛋白膳食较正常蛋白膳食更有利于减轻体重以及改善血脂情况；并有利于控制减重后体重的反弹。

（2）合并慢性肾病患者应慎重选择高蛋白饮食。

（三）轻断食模式

1. 轻断食模式概述　轻断食模式也称间歇式断食，一类采用5+2模式，即1周中5天相对正常进食，其他2天则摄取平常的1/4能量（女性约500kcal/d，男性约600kcal/d）的膳食模式。

2. 轻断食模式研究证据　20世纪80年代Vertes等对519例门诊患者进行断食治疗，78%的患者体重下降超过18.2kg，总体减重为每周1.5kg，女性平均每周减重1.3kg，男性每周减重2.1kg，大多数均能接受该方案而无任何严重副作用。

一项基于16例肥胖患者的研究显示，在隔日断食法干预8周后，患者体重平均下降（5.6±1.0）kg，腰围平均缩小4.0cm，体脂含量从原来的（45±2)%降到(42±2)%，收缩压由（124±5)mmHg降到(116±3)mmHg，总胆固醇、低密度脂蛋白胆固醇和三酰甘油浓度也分别下降（21±4)%、（25±10)%和（32±6)%，而高密度脂蛋白胆固醇水平无变化。

Johnson等的研究也发现，在隔日断食法干预8周后，肥胖患者的BMI较基线值下降8%，而低密度脂蛋白胆固醇和三酰甘油分别下降10%和40%。2013年发表的一项基于115例肥胖女性的研究显示，干预3个月后，2日断食法的肥胖患者体重平均下降4kg，而传统能量限制的肥胖患者体重平均下降2.4kg，且前者胰岛素抵抗改善更明显。2014年一项关于2型糖尿病预防的Meta分析发现轻断食可有效减重及预防2型糖尿病，对超重和肥胖患者的血糖、胰岛素及低密度脂蛋白胆固醇、高密度脂蛋白胆固醇等代谢标记物均有改善。

3. 轻断食模式膳食指导原则

（1）轻断食模式有益于体重控制和代谢改善。

（2）轻断食模式在体重控制的同时，或可通过代谢和炎性反应改善，间接增加体重控制获益；同时增强糖尿病、心脑血管疾病及其他慢性疾病的治疗获益。

（四）低能量膳食

低能量膳食（LCD）是一类在满足蛋白质、维生素、矿物质、膳食纤维和水这五大营养素的基础上，适量减少脂肪和碳水化合物的摄取，将正常自由进食的能量减去30%～50%的膳食模式。通常需要在医生监督下进行。生酮饮食属于LCD。

生酮饮食是一种高脂、低碳水化合物，合适的蛋白质和其他营养素的膳食配方饮食，属于低能量或低碳膳食模式。生酮饮食，就是减少五谷蔬果的摄入，增加肉类的摄入，增加脂肪的摄入。生酮饮食供能比大多是70%脂肪供能、20%蛋白质、10%碳水化合物。由于生酮饮食要求吃很少的碳水化合物，身体没有糖原来消耗，只能分解脂肪为身体提供能量。脂肪分解的越多，自然能够减肥。但因为生酮饮食膳食结构单一，可能会带来便秘、口臭、心悸、脱发等一些健康问题。由于生酮饮食提倡摄入更多的脂肪食物，如果控制不好脂肪的摄入量，反而有可能会增肥。

（五）极低能量膳食

极低能量膳食（VLCD）通常指每日只摄入400～800kcal能量，主要来自于蛋白质，而脂肪和碳水化合物的摄入受到严格限制。机体处于饥饿状态，因其能引起瘦体重减少、痛风发生风险增加以及电解质平衡紊乱等不良反应，并不作推荐。该方法必须在医生严格指导下进行，以预防并发症的发生。

三、体重管理营养调理产品

1. 代餐疗法 代餐减肥是目前风行于国际的减肥瘦身方法。它集营养均衡、效果显著、食用方便等优点于一身，自面世以来，得到众多减肥瘦身人士的喜爱和欢迎。代餐减肥类产品的相关标准为国际食品法典委员会公布的《减肥用低能量配方食品标准》。

一般代餐食品具有高纤维、低热量、易有持续饱腹感等特性，持续时间至少应在3小时以上，因此，利用代餐可以更严格和正确地控制食量及热量，进而达到减肥的目的。一般人一餐热量摄取500～1000kcal，而利用代餐者，可以依说明书将热量正确地控制在150～500kcal左右，热量摄取小于需要量，体重当然就减轻了。据文献报道，利用代餐减肥的人，比只靠节食减肥者效果更好。代餐减肥法确为一种不错的选择。

对于想要较快减轻体重者，可以三餐都用代餐粉。中国人非常适合用代餐粉取代晚餐，一般一个月可减重150～500g，甚至更多。用代餐粉的第一个目的是为了减少热量摄入，第二是为了改变膳食结构和习惯，只有改变膳食结构和习惯才能做到不反弹。

代餐减肥的优点：代餐减肥类产品秉承均衡营养、健康减肥的理念，通过调整膳食结构中的蛋白质、脂肪、碳水化合物、膳食纤维、维生素、矿物质和微量元素的摄入，保证在减肥过程中不饥饿、不乏力、不腹泻、不反弹、不改变饮食习惯，符合世界卫生组织推荐的健康减肥理念。最重要的是不会对身体造成任何损害，可以说代餐减肥是真正意义上的绿色减肥，而不是一味的节食主义。

代餐减肥的作用：①瘦身及均衡营养；②降低血脂，改善脂肪肝；③调节血糖，避免餐后血糖上升，防治糖尿病；④调节血压，有效改善肥胖患者的血压；⑤帮助调整饮食习惯，有助于长期保持标准体形；⑥促进肠道蠕动，软化宿便，预防便秘、结肠癌及直肠癌；⑦清除体内毒素，预防色斑形成、青春痘等皮肤问题；⑧促进肠道有益菌生长，提高身体免疫力。

代餐减肥注意事项：①代餐的种类主要根据营养比例来划分，有高蛋白代餐法、均衡代餐法等。高蛋白代餐法对肝肾不好，生酮反映严重，不可取；均衡代餐法很不错，是最好的代餐方法，对身体没有副作用。②要多喝水，每天至少喝2000ml 的水。当体内脂肪燃烧利用时，需要有足够的水分将体内代谢产物排出。减重的过程中非常容易脱水，所以水分补充很重要。③多吃蔬菜或其他高纤食物，饮食中多摄取膳食纤维，可以促进肠胃蠕动，帮助排便，而青菜热量低、体积大，可以减少饥饿感。肚子饿时也可以选择食用一些低热量蔬果像番茄、黄瓜等。④要摄入足够的蛋白质，通常代餐的营养成分中蛋白质的量不足以应付人体的需要，长期服用时会造成蛋白质不够，而使得身体细胞的修复能力变差，皮肤弹性下降，免疫力下降等。所以豆、奶、蛋、肉类这些富含蛋白质的食物每天都要摄取，必要时还要每天补充2勺蛋白质粉，以增加每天蛋白质的摄入量。⑤适量运动，运动可以增加热量的消耗，让你瘦得更快，而且可以帮助保持肌肉，提振精神，增加脑啡肽，在减肥的过程中也能保持心情愉快。

2. 共轭亚油酸　共轭亚油酸是一类含有共轭双键的十八碳二烯酸（亚油酸）异构体混合物，具有清除自由基，增强人体的抗氧化能力和免疫能力，促进生长发育，调节血液胆固醇和三酰甘油水平，防止动脉粥样硬化，促进脂肪氧化分解，促进人体蛋白合成，对人体进行全面的良性调节等作用。

有越来越多的临床研究报告证明，减肥的人如果能配合 CLA 的使用，可以有效地降低体内脂肪组织相对于瘦肉组织的比率，真正地减到脂肪，而使肌肉比率上升，这样的好处是肌肉越多，体内新陈代谢能力越高，于是形成良性循环，这样更容易达到减肥目标。另外，临床上发现，服用 CLA 的减肥者，情绪稳定性较高，比较能持之以恒地进行减肥计划，睡眠和精神状况也比较好；还有研究报告指出，CLA 可以显著减少减肥者复胖。CLA 适宜人群包括体重超标者、减脂人群、运动员或运动爱好者、血脂过高的人士和免疫力不佳者等。

3. 藤黄果 藤黄果含有大量天然成分羟基柠檬酸（HCA），HCA 是食欲抑制剂和脂肪燃烧剂，研究显示，它可预防碳水化合物转化为脂肪，也可增加脂肪分解。HCA 可帮助脂肪释放酶，该酶输送脂肪供燃烧，HCA 也有助于保持胰岛素及脂肪储存激素的平衡。HCA 很安全，能于餐后 8 ~ 12 小时减少 40% ~ 70% 的脂肪形成，于两个月内平均减去 5kg 的脂肪。

4. 苹果醋 苹果醋减肥是通过打开“肥胖细胞”的大门，让脂肪自然流出，将脂肪通过肌肉分解、燃烧并经血液循环排出体外，以达到快速减肥的目的，所以减去的是脂肪。若再加服多种维生素和矿物质，可以更有效地防止反弹，因为人体在减肥后，随着脂肪的减少，人体也会流失部分钙、钠、镁、钾等电解质和维生素，及时补充这些物质，保持体内营养平衡就可以有效地防止体重的反弹；同时也会使人在减肥的同时，维持一个健康的身体。

5. 卵磷脂 众所周知，卵磷脂能很好地消除多余的胆固醇，胆固醇也是肥胖的一个支点，当人体脂肪达到某种程度后，体内胆固醇就会大量增加，肝脏、血液中的胆固醇尤为多。当人体顺利地进行脂肪燃烧后，肝脏和血液中的胆固醇依然存在，这就需要卵磷脂去溶解它们。

6. 左旋肉碱 左旋肉碱是一种促使脂肪转化为能量的类氨基酸，红色肉类是左旋肉碱的主要来源，对人体无毒副作用。不同类型的日常饮食已经含有 5 ~ 100mg 的左旋肉碱，但一般人每天只能从膳食中摄入 50mg，素食者摄入更少，禁食、素食、剧烈运动、肥胖、怀孕、男性不育、吃未强化肉碱配方食品的婴儿等人群容易缺乏肉碱。左旋肉碱是一种运载工具，把长链脂肪酸一点一点地搬运到线粒体，让它进一步氧化燃烧。左旋肉碱的主要生理功能是促进脂肪转化成能量，服用左旋肉碱能够在减少身体脂肪、降低体重的同时，不减少水分和肌肉。简单地说，如果没有运动，脂肪消耗不多，只是增加左旋肉碱并不会增加脂肪的氧化分解，故对减肥并无帮助。所以，要想用左旋肉碱减肥，必须配合适当的运动和饮食控制，且最好是在运动前 1 ~ 2 小时服用左旋肉碱。国际肥胖健康组织在 2003 年认定左旋肉碱为安全无副作用的减肥营养补充品。

7. 其他 额外增加摄入可以消耗脂肪的营养素，如蛋白质粉、B 族维生素和维生素 E 等，也有助于瘦身。蛋白质是体内酶的主要合成原料，充分摄取蛋白质，则脂肪的消耗会比蛋白质不足时快两倍，再加上维生素 E，那就更事半功倍了；一般脂肪代谢都需要 B 族维生素尤其是泛酸、维生素 B_2、维生素 B_6 等作辅酶；额外摄入果蔬纤维片可以增加饱腹感，减少饭量，也有助于减肥。以上营养素协同合作，脂肪分解代谢的速度会更快，减肥会更有效。

四、肥胖合并代谢综合征的体重管理

（一）代谢综合征概述

代谢综合征是以超重/肥胖为中心并伴有一系列代谢紊乱的病症。

代谢综合征是指人体的蛋白质、脂肪、碳水化合物等物质发生代谢紊乱的病理状态，是一组复杂的代谢紊乱症候群，是导致糖尿病心脑血管疾病的危险因素，并具有以下特点：①多种代谢紊乱集于一身，包括肥胖、高血糖、高血压、血脂异常、高血黏、高尿酸、高脂肪肝发生率和高胰岛素血症，这些代谢紊乱是心脑血管病变以及糖尿病的病理基础。②有共同的病理基础。目前多认为它们的共同原因就是肥胖尤其是中心型肥胖所造成的胰岛素抵抗和高胰岛素血症。③可造成多种疾病增加，如高血压、冠心病、脑卒中，甚至某些癌症，包括与性激素有关的乳腺癌、子宫内膜癌、前列腺癌，以及消化系统的胰腺癌、肝胆癌、结肠癌等。④有共同的预防及治疗措施，防治一种代谢紊乱，也就有利于其他代谢紊乱的防治。

随着社会生活水平的提高，以及我国居民膳食模式的变化，代谢综合征的流行呈现快速上升趋势，2000～2001 年的全国性横断面调查显示，男性和女性代谢综合征的患病率分别为 23.3%、10.0%。2011 年美国 Joslin 糖尿病中心发布了肥胖合并代谢综合征者，体重管理置于营养管理的首要目标。

（二）肥胖合并代谢综合征有效体重管理的研究证据

对于合并代谢综合征的肥胖患者，研究证据中较为一致的将生活行为方式干预作为减重和改善代谢紊乱的基础治疗措施。同时，对于各种膳食模式的比较发现，在控制总能量摄入的前提下，它们的总体效果相似。需要指出的是，目前的研究样本量均不大，且干预时间较短（12～24 周），尚欠缺长时间干预的研究证据。

（三）肥胖合并代谢综合征的体重管理原则

（1）生活方式干预是代谢综合征患者减重的基础治疗，干预内容应包括加强体育锻炼、强化膳食营养干预、行为教育、心理疏导与小组支持。

（2）有效实现生活方式干预应该建立包括医师、体重管理师、心理咨询师、健身教练等在内的多学科干预指导小组。

（3）控制总能量摄入条件下，各种旨在减重的干预性膳食模式均可能有效。

（4）在控制总能量前提下，在膳食中添加核桃、亚麻籽或鳄梨可能有助于代谢改善。

五、中医体质辨识、调理与体重管理

中医体质辨识是中医基础理论的重要组成部分，是一门新兴学科。

体质现象是人类生命活动的一种重要表现形式，是指人体生命过程中，在先天禀赋和后天获得的基础上所形成的形态结构、生理功能和心理状态方面综合的、相对稳定的固有特质，是人类在生长发育过程中所形成的与自然、社会环境相适应的人体个性特征。

中医体质学以生命个体的人为研究出发点，旨在研究不同体质构成特点、演变规律、影响因素、分类标准，从而应用于指导疾病的预防、诊治、康复与养生。

（一）分类

2009 年 4 月 9 日，中国《中医体质分类与判定》标准正式发布，该标准是我国第一部指导和规范中医体质研究及应用的文件，旨在为体质辨识及与中医体质相关疾病的防治、养生保健、健康管理提供依据，使体质分类科学化、规范化。该标准将体质分为平和质、气虚质、阳虚质、阴虚质、痰湿质、湿热质、血瘀质、气郁质、特禀质九个类型。

1. 平和质（A 型）

总体特征：阴阳气血调和，以体态适中、面色红润、精力充沛等为主要特征。

形体特征：体形匀称健壮。

常见表现：面色、肤色润泽，头发稠密有光泽，目光有神，鼻色明润，嗅觉通利，唇色红润，不易疲劳，精力充沛，耐受寒热，睡眠良好，胃纳佳，二便正常，舌色淡红，苔薄白，脉和缓有力。

心理特征：性格随和开朗。

发病倾向：平素患病较少。

对外界环境适应能力：对自然环境和社会环境适应能力较强。

2. 气虚质（B 型）

总体特征：元气不足，以疲乏、气短、自汗等气虚表现为主要特征。

形体特征：肌肉松软不实。

常见表现：平素语音低弱，气短懒言，容易疲乏，精神不振，易出汗，舌淡红，舌边有齿痕，脉弱。

发病倾向：易患感冒、内脏下垂等病；病后康复缓慢。

对外界环境适应能力：不耐受风、寒、暑、湿邪。

3. 阳虚质（C 型）

总体特征：阳气不足，以畏寒怕冷、手足不温等虚寒表现为主要特征。

形体特征：肌肉松软不实。

常见表现：平素畏冷，手足不温，喜热饮食，精神不振，舌淡胖嫩，脉沉迟。

发病倾向：易患痰饮、肿胀、泄泻等病；感邪易从寒化。

对外界环境适应能力：耐夏不耐冬；易感风、寒、湿邪。

4. 阴虚质（D 型）

总体特征：阴液亏少，以口燥咽干、手足心热等虚热表现为主要特征。

形体特征：体形偏瘦。

常见表现：手足心热，口燥咽干，鼻微干，喜冷饮，大便干燥，舌红少津，脉细数。

发病倾向：易患虚劳、失精、不寐等病；感邪易从热化。

对外界环境适应能力：耐冬不耐夏；不耐受暑、热、燥邪。

5. 痰湿质（E 型）

总体特征：痰湿凝聚，以形体肥胖、腹部肥满、口黏苔腻等痰湿表现为主要特征。

形体特征：体形肥胖，腹部肥满松软。

常见表现：面部皮肤油脂较多，多汗且黏，胸闷，痰多，口黏腻或甜，喜食肥甘甜黏，苔腻，脉滑。

发病倾向：易患消渴、中风、胸痹等病。

对外界环境适应能力：对梅雨季节及湿重环境适应能力差。

6. 湿热质（F 型）

总体特征：湿热内蕴，以面垢油光、口苦、苔黄腻等湿热表现为主要特征。

形体特征：形体中等或偏瘦。

常见表现：面垢油光，易生痤疮，口苦口干，身重困倦，大便黏滞不畅或燥结，小便短黄，男性易阴囊潮湿，女性易带下增多，舌质偏红，苔黄腻，脉滑数。

发病倾向：易患疮疖、黄疸、热淋等病。

对外界环境适应能力：对夏末秋初湿热气候，湿重或气温偏高环境较难适应。

7. 血瘀质（G 型）

总体特征：血行不畅，以肤色晦暗、舌质紫黯等血瘀表现为主要特征。

形体特征：胖瘦均见。

常见表现：肤色晦黯，色素沉着，容易出现瘀斑，口唇黯淡，舌黯或有瘀点，舌下络脉紫黯或增粗，脉涩。

发病倾向：易患痛证、血证等。

对外界环境适应能力：不耐受寒邪。

8. 气郁质（H型）

总体特征：气机郁滞，以神情抑郁、忧虑脆弱等气郁表现为主要特征。

形体特征：形体瘦者为多。

常见表现：神情抑郁，情感脆弱，烦闷不乐，舌淡红，苔薄白，脉弦。

心理特征：性格内向不稳定、敏感多虑。

发病倾向：易患脏躁、梅核气、百合病及郁证等。

对外界环境适应能力：对精神刺激适应能力较差；不适应阴雨天气。

9. 特禀质（I型）

总体特征：先天失常，以生理缺陷、过敏反应等为主要特征。

形体特征：过敏体质者一般无特殊；先天禀赋异常者或有畸形，或有生理缺陷。

常见表现：过敏体质者常见哮喘、风团、咽痒、鼻塞、喷嚏等；患遗传性疾病者有垂直遗传、先天性、家族性特征；患胎传性疾病者具有母体影响胎儿个体生长发育及相关疾病特征。

心理特征：随禀质不同情况各异。

发病倾向：过敏体质者易患哮喘、荨麻疹、花粉症及药物过敏等；遗传性疾病如血友病、先天愚型等；胎传性疾病如五迟（立迟、行迟、发迟、齿迟和语迟）、五软（头软、项软、手足软、肌肉软、口软）、解颅、胎惊等。

对外界环境适应能力：适应能力差，如过敏体质者对易致过敏季节适应能力差，易引发宿疾。

（二）常见体质特点

1. 平和体质　功能协调，七情适度。

2. 阳虚体质　火力不足，畏寒怕冷。

3. 气虚体质　气力不足，容易过敏。

4. 痰湿体质　下肢沉重，容易发胖。

5. 湿热体质　又湿又热，排泄不畅。

6. 阴虚体质　烦热躁动，口干口苦。

7. 瘀血体质　面色晦暗，易生肿瘤。

8. 气郁体质　气机不顺，情绪郁闷。

（三）中医体质与肥胖

从中医的角度来看，肥胖是一种病症，是脾虚、肝郁、胃火旺、气虚痰湿。

肥胖代谢慢，和体质有关，身体过于虚、寒、湿的体质导致新陈代谢慢。

1. 中医辨证肥胖类型：脾肾两虚型　多见于中老年肥胖者或反复肥胖、多次反弹者，虚肿肥胖松软，面色㿠白，疲乏无力，嗜睡恶寒，尿频，小便多，面足浮肿，腹胀便溏，腰腿冷痛，性欲降低，舌苔薄，舌质淡红，脉沉细无力。

2. 中医辨证肥胖类型：肝郁气滞型　常见于女性，肥胖多与月经量少或闭经有关，胸胁苦满，乳房胀痛，胃脘痞满，每因情志变化而增减，喜叹息。女性伴月经不调、闭经、失眠多梦，有不良的情绪背景，焦虑压抑烦恼时食欲反而旺盛，脉弦，舌质暗红，苔白。

3. 中医辨证肥胖类型：痰湿闭阻型　中年女性居多，形体肥胖，浮肿，肌肉松软，疲乏无力，肢体沉重，尿少，食欲不振，腹部胀满，大便不爽，脉沉细，舌体胖大，边有齿痕。舌苔薄腻，舌质淡红或白。

4. 中医辨证肥胖类型：胃肠实热型　多有肥胖家族史，体质壮实。肥胖程度较重，肌肉结实，消谷善饥，肢体沉重，怕热，出汗较多，口渴喜饮，口臭，便秘尿黄，脉滑数，舌苔黄腻，舌质红。

（四）痰湿体质的基础实验研究

研究发现，痰湿体质最容易发胖。

中医体质学说认为，体质反映了机体在发病前的一种潜在趋势和对疾病的易感性。研究人员在对337例肥胖者和318例非肥胖者进行对照研究时发现，痰湿体质者肥胖发生率为73.37%，非痰湿体质的发生率为25.82%，两者有显著性差异，且痰湿体质与肥胖程度成正比。痰湿体质中兼气虚型、气虚血瘀型、阳虚型的比例高于非痰湿体质类型。研究人员在对100例肥胖高脂血症患者调查时发现，肥胖高脂血症痰湿体质的患病率（71.56%）明显高于非痰湿体质（32%）。

研究人员对23例痰湿体质组、21例非痰湿体质组的血脂、血糖、胰岛素、血液流变学、甲皱微循环等进行观察，发现了痰湿体质的病理学基础。结果表明，痰湿体质的胆固醇、三酰甘油、极低密度脂蛋白、血糖显著高于非痰湿体质，而高密度脂蛋白水平痰湿型显著低于非痰湿型，说明痰湿型体质的形成与机体的物质代谢活动失常具有重要的内在关系。对甲皱微循环和血液流变学的观察发现，痰湿体质组全血黏度、红细胞电泳、血沉、血小板聚集率及纤维蛋白原均高于正常组，反映痰湿体质者血液处于浓、黏、凝聚状态。此外，痰湿体质者甲皱微循环表现为各项检测指标都高于正常组，说明痰湿体质异行管襻增加、血液流态异常。通过以上多指标、多层次的系统研究方法，研究人员从细胞到分子水平揭示了痰湿型体质在糖代谢、脂代谢、能量代谢及免疫遗传学方面的基本特征。

（五）痰湿体质的调养

1. 调养原则：健脾利湿，化痰降浊

七分养：宜清淡，多温燥，少寒凉、少肥甘，多运动。

三分治：茯苓、山药、白芥子、陈皮、党参、白扁豆。

2. 饮食调养原则 选用具有宣肺益肾、健脾化湿、通利三焦作用的食物。肥胖的痰湿体质者，应限食盐的摄入，应少吃寒冷、肥甘、油腻、滋补、酸涩及苦寒之品、各种高糖饮料。平时，酒类也不宜多饮，且勿过饱。多吃些蔬菜、水果，尤其是一些具有健脾利湿、化痰祛痰的食物，更应多食之，如白萝卜、荸荠、紫菜、海蜇、洋葱、枇杷、白果、大枣、扁豆、薏苡仁、红小豆、蚕豆、包菜等。

3. 起居调护 痰湿体质者以湿浊偏盛为特征，湿性重浊，易阻滞气机，遏伤阳气。所居居室应该朝阳，保持居室干燥。嗜睡者应逐渐减少睡眠时间，多到户外享受日光浴，借助自然界之力宣通人体之阳气。洗澡应洗热水澡，程度以全身皮肤微微发红、通身汗出为宜。平时还应定期检查血糖、血脂、血压。

4. 运动锻炼 痰湿体质人群更要注意出汗的问题。因为这类体质人群本身湿气过重，经常大汗淋漓，会影响到皮肤毛囊、汗腺，出现湿疹等皮肤问题，虽然此体质是要提倡运动健身的，但运动肯定要出汗，而痰湿体质的人不应该出汗太多，应以微汗、小汗为宜，即可以看到汗珠但不能往下自然流淌为宜。

痰湿体质的人一般肥胖体重，身重易倦，运动锻炼宜根据各自情况，循序渐进。坚持运动，每次运动应做到全身汗出，面色发红，出汗后不宜马上洗澡，可先用干毛巾擦遍全身。运动形式多种多样，如散步、慢跑、乒乓球、网球、游泳等。运动时间宜在下午 2 ~4 点阳气极盛之时最好，应作相对较长时间的有氧运动锻炼。

5. 精神养生 学会发泄，不要太敏感。放松心情，迟钝些好。“思伤脾”，过度思虑，会使脾胃不运、消化不良，出现腹胀、食欲不振、常叹气、大便不畅等。放松心情，多练习深呼吸，清理杂乱纷纭的念头，多思伤脾，脾伤痰湿难化。听流畅悠扬舒缓有镇静作用的音乐。多外出旅行。

6. 穴位按摩——按摩足三里

位置：在小腿前外侧，外膝眼下四横指，距胫骨前缘一横指，胫骨前肌上。用大拇指按压或顺时针揉按穴位 5 ~8 分钟。

功效：调理脾胃、疏风化湿，还能补中益气、扶正祛邪，有利于增强机体免疫力。

六、体重管理中常见的问题及处理方法

1. 减肥平台期的发生原因及处理方法 在体重管理过程中一般都会碰到平

台期，减肥平台期是正常现象。减肥初期，一般只要增加运动（无论何种运动）或减少一定量饮食的摄取都能使体重下降。可一旦机体适应了这种变化，身体就会产生适应现象，将所摄取的食物热量尽量吸收并作最有效的利用，同时降低基础代谢率，减少能量的消耗，于是热量又达到一个新的平衡状态，体重就不再下降了，这种情况就被称作平台期。

很多人为了健美的身材，或多或少都有过减肥的经历，但是，在这个过程中，并非一味地节食就能奏效，如果不了解其中的一些变化，很有可能前功尽弃。在饮食或运动减肥时，开始效果很好，两个月最多可减十几千克。可是之后，即使坚持节食或运动，体重也不再减少。这是为什么？

（1）平台期形成原因　人的生理功能很奥妙，它存在一些保护性抑制功能。人在减肥过程中，机体要维持基础代谢，避免能源的完全耗竭，当体内能量消耗到一定程度时机体便会产生保护性抑制。

当我们为了减肥，减少摄取的热量一段时间后，我们的身体就会产生适应现象，将所摄取的食物热量尽量吸收并作最有效的利用，同时降低基础代谢率，减少能量的消耗，于是热量又达到一个新的平衡状态，体重就不再下降了。

此外，出现胰岛素抵抗、甲状腺功能减低、更年期或绝经期等情况，也是出现减肥平台期的常见原因。体内甲状腺分泌甲状腺激素，调节身体的新陈代谢，包括脂肪代谢，从而控制体重；甲状腺功能减低的患者激素水平低，会导致消化、吸收、心跳和脂肪燃烧率减慢，全身代谢效率降低，身体细胞需要的能量减少，摄入过量的能量会以脂肪形式储存起来，比较容易产生肥胖，而且很难减肥。更年期或绝经期女性体内激素水平降低，尤其是黄体酮水平降低，容易发生肥胖；因为黄体酮有助于刺激脂肪燃烧，减少水分滞留，提高能量代谢水平，改善甲状腺功能，有利丁体重控制。

但平台期通常不会维持太久，一般是1～3周，长的为1～3个月。

（2）平台期的判断　减肥过程中连续两周以上出现体重不下降甚至有反弹趋势，这一阶段称为平台期。想知道自己是不是面临平台期，有以下几种方法，如果发现它正符合你减重情况，那很可能就是进入了平台期。①减重计划仍在施行，但体重停滞已达两周以上。②每天都吃得很少，但体重却毫无动静。③有良好的运动习惯，体重却没有变化。

（3）进入平台期的处理方法　减重是个动态过程，需不断调整能量摄入或增加能量消耗。当机体适应当前的低能量摄入，基础能耗也相应降低，因此如果仍采取同样的能量摄入，往往在治疗开始后1～2个月出现平台期。

克服平台期最好的方法是调整膳食方案和训练计划，加大运动强度和控制能量的摄入。一般需要再次减少能量摄入，减少能量摄入的程度控制在每次 100kcal 以内，每 2 个月调整 1 次，直至降至目标体重，然后维持该能量摄入。

进入平台期时，平时仅靠一种有氧运动减肥，如跑步、游泳，此时便可尝试再加入一种运动，或是换一种新的有氧运动，并且再加入局部的无氧运动，如仰卧起坐、哑铃级器械等。无氧训练不仅让你的身材曲线更趋结实，而且你的肌肉也不会流失及萎缩。开始阶段肯定会感觉有些吃力，5 ~ 7 天后，你的身体就能适应这种变化。在减肥平台期内加大运动的强度和密度可以提高人体的新陈代谢率，令热量的消耗提高，减低人体保护功能对热量下降的适应性，可以有效缩短“停滞期”的时间。

如果平时减肥方法是控制饮食为主，就应该在控制饮食的同时增加运动量，或者在饮食总量不变的情况下调整饮食的种类，少吃肉类，多吃芹菜、油菜、韭菜、圆白菜、胡萝卜、扁豆、豌豆、茄子、青椒等蔬菜，以新鲜的玉米、白薯、土豆、赤豆、绿豆等取代部分精米、白面。每天喝水不少于 2L。此外，黑木耳、海带等都是有利于减脂的食品，喝奶最好喝脱脂奶。总而言之，当减肥进入平台期以后，最好在原来的方法上加大力度，这样突破平台期就比较容易了。

减肥平台期处理的具体建议，仅供参考。

①合理安排三餐，再适当降低每天摄入的总能量。例如早餐吃高纤麦片、低脂鲜乳，有助于排便和健康消除脂肪，肉类、海鲜则留待中餐，晚餐可以吃点清淡的，蔬菜要占大部分，每天摄入一定量大豆食品。每天要保证一定量蛋白质的摄入，才容易突破平台期，才能维持健康的身体状况。

②增加活动量。选择自己喜欢的运动项目，适当增加活动量，增加热量的消耗，停滞期一定能取得突破。如果没有运动爱好，也可以选择饭后站立半个小时，可以免去脂肪淤积在小肚子上的烦恼，有助于达到满意身材。

③睡前 5 小时禁食。减肥的一大忌就是在睡觉前吃东西。睡眠的时候身体不需要运动，摄入过多的能量会被身体吸收变成脂肪囤积起来。假如饿得受不了，也只能吃少量的水煮青菜、西红柿、黄瓜或蛋白粉。

④随时随地激励自己。在门口、冰箱、书桌贴上警惕自己的小标语、美女照；逛街时买小一号的漂亮衣服挂在墙上，让自己就算遇到停滞期也不松懈自己的减肥意志，一定可以减肥成功。

减肥像下楼梯一样，要一步步慢慢地下，通常在减到自己理想的体重前，可能会遇到好几次的停滞期，但只要努力突破，每经过一次停滞期，就离自己的减肥理想更近一点，也不易出现复胖的情形。所以，坚持一定会成功。

2. 减重治疗后的体重维持方法　减重治疗后的体重维持非常重要。机体存在多种机制调控能量平衡以维持自身体重相对稳定，通常减重计划结束后一年，大部分人会恢复已减掉体重的30%～35%，4年内基本恢复到减重前水平。发表于新英格兰医学杂志和美国医学会杂志的2项随机对照试验表明，适当的干预措施可在一定程度上延长减重后体重的维持时间。世界胃肠病学会对肥胖管理制定的全球指南强调，为了维持减重效果，专业人员应向患者提供面对面或电话随访的减重维持计划，保持与患者的规律接触（每月或更加频繁），帮助其进行高强度体力活动（如每周200～300分钟），规律监测体重变化（如每周或更加频繁），并保持低能量饮食。

（1）研究证据　英国国家卫生与临床优化研究所指南认为，肥胖管理包括节食、运动、行为改变等，且需要长期随访并推荐低脂、高纤维饮食，增加体力活动，避免久坐，规律监测体重和腰围变化。

①饮食控制和体育锻炼：一篇纳入了从1984年至2007年间42项随机对照试验的系统性综述认为，生活方式和行为干预措施［包括饮食控制和（或）代餐、体育锻炼、保持减重小组间人员交流等］，对减少减重后复重有效。Dombrowski等对非手术干预成人肥胖者减重后的长期维持进行了系统回顾和Meta分析，包含45项研究的7788例患者，结果显示包括食物摄取和体力活动在内的行为干预可以使患者较对照组复重减少1.56kg。

②心理因素：减重所引起的能量负平衡和能量储备的降低会促使关键中枢和外周调节因素发生改变，从而导致减重者食欲的增加和能量消耗的减少，导致减重成功后的复重。这种调节作用不会在新的体重稳态形成后消退，这会促使减重成功者在心理和身体诱因的驱动下恢复减掉的体重。

③网络干预：随着互联网时代对健康产生的深远影响，越来越多的研究表明网络干预对维持减重（尤其在2年以内）有效。2项设计良好的大样本随机对照试验结果均显示，在短期随访（24个月内）利用相互帮扶技术干预组的体重回升明显低于自我控制组。一个纳入5项研究的Meta分析发现，网络干预与面对面干预效果相同，高网站利用率与减重维持呈正相关。

（2）减重治疗后的维持推荐意见

①专业人员应向减重者提供细致的减重后维持计划。

②生活方式和行为干预措施（包括饮食控制和/或代餐、体育锻炼、保持减重小组间人员交流等），对减轻减重后的复重有效。

③应适当进行减重者的心理辅导。

④网络干预对维持2年内减重效果有效。

七、体重管理相关技能及实操

（一）体重管理工作流程和步骤

1. 采集基本信息与病史

（1）基本信息　包括姓名、性别、出生年月、种族、联系方式、省份、城市、联系地址。

（2）超重或肥胖病史。

2. 体检及辅助检查

（1）人体测量

①必选项目：身高、体重、腰围、臀围。

②可选项目：胸围、颈围、上臂围、下臂围、大腿围、小腿围、皮褶厚度。

（2）人体成分检测　主要检测项目包括：体脂率、体脂肪量、内脏脂肪、肌肉量、基础代谢等。

（3）实验室及仪器检查　血压、血糖、糖化血红蛋白、血脂、肝脏B超及肝功能检查、血尿酸指标等，必要时进行肥胖相关基因、维生素、微量元素、脂肪酸（$n-6/n-3$）比例及炎性因子、肠道菌群测定。

3. 营养健康风险评估

（1）腰围的判断　见表3－4。

（2）膳食营养评估　通过问卷对超重或肥胖患者膳食中的全谷类、蔬菜、水果、优质蛋白、奶制品、加工肉制品、脂肪、添加糖、盐、酒精的摄入进行调查，得出膳食营养质量评估。

（3）体力活动评估：从运动强度和时长两方面进行，具体如下。

①体力活动缺乏：几乎没有任何体力活动或运动。

②体力活动不足：每周中等强度有氧运动时间少于150分钟或高强度有氧运动少于75分钟。

③体力活动适宜：每周中等强度有氧运动时间150～300分钟或高强度有氧运动75～150分钟。

④体力活动充足：每周中等强度有氧运动时间大于300分钟或高强度有氧运动大于150分钟。

4. 超重与肥胖的评估与分期

超重与肥胖的评估与分期见本书第96页。

（二）体重管理记录表及使用方法

高效体重管理一般需要使用体重管理表，客户及体重管理师各持一份，每天测量表中的参数，并及时记录，客户和体重管理师两人均要记录，及时掌控客户体重变化情况，及时发现问题、处理问题。体重管理记录表，见表4－1。

表4－1　体重管理记录表

体重管理师				从　　年　月　日至　　年　月　日止									
姓名			性别		年龄			身高			现在腰围		
现在体重			目标体重		现在脂肪率			目标脂肪率			目标腰围		
日期	序号	体重	脂肪率（%）	蛋白率（%）	腰围	步行数量	日期	序号	体重	脂肪率（%）	蛋白率（%）	腰围	步行数量
	适应期（3天）							20					
	1							21					
	2							22					
	3							23					
	管理期（42天）							24					
	1							25					
	2							26					
	3							27					
	4							28					
	5							29					
	6							30					
	7							31					
	8							32					
	9							33					
	10							34					
	11							35					
	12							36					
	13							37					
	14							38					
	15							39					
	16							40					
	17							41					
	18							42					
	19												

注：体重管理计划一般45天为一个管理周期，体重以kg为单位，腰围以cm为单位。

（三）中国食物成分表的内容及使用方法

中国食物成分表是体重管理师的工具书。在实际工作中经常需要查阅食物成分表，所以每位体重管理师都要学会查表。

中国食物成分表所列食物品种是我国居民的主要食品，包括主食和副食。每种食物的营养素含量是具有全国代表性的数值，它不是含量最高的也不是含量最低的数值，而是一个适中的数值，也就是说全国各地的人都可以采用此数值，而不致于过高或过低地估计。

1. “中国食物成分表”基本知识

（1）食物编码　“中国食物成分表”所列食物以原料为主，包括1000多种食物的营养成分数据，每条食物名录前均有基于“食物类和亚类”的食物编码，方便将膳食调查数据录入计算机。“中国食物成分表”的食物编码由6位数组成，其中前两位数字是食物的类别编码，第3位数字是食物的亚类编码，最后3位数字是食物在亚类中的排序号。如鸡蛋的食物编码为“11－1－103”，其中前两位数字“11”是食物的类别编码，第3位数字“1”是食物的亚类编码，最后3位数字“103”是食物在亚类中的排序号。

（2）市品与食部　直接从市场上买回来的食物称为市品。从市场上购买的食物，按照通常的加工、烹调方法和食用习惯去掉其中不可食部分，剩余的即为可食部分，简称为食部。例如，市场购买的香蕉一般是带有香蕉皮的，香蕉剥皮后的重量为食部的重量。食物成分表中“食部”一栏的系数表示某一食物中可食部分占市品的百分比（即每100g市品中有多少克是可食的）。

（3）营养成分含量　“中国食物成分表”中各营养成分含量是指每100g可食部分的营养成分含量。

2. 各种营养素的计算方法和说明

（1）能量　“能量”不是直接测定的，而是由蛋白质、碳水化合物和脂肪的含量计算出来的，每1g蛋白质或1g碳水化合物在身体内可产生4kcal能量，而每1g脂肪可产生9kcal能量。每1kcal相当于4.184kJ。过去习惯地以kcal表示“能量”的计量单位，而现在国际通用的计量单位为kJ，故本表中“能量”一栏列出两种计量单位，即kcal和kJ。

（2）蛋白质　表中“蛋白质”一栏是指粗蛋白，它除了蛋白质以外，还含有一点其他的含氮物质，故不是纯蛋白质。但各国食物成分表中均以“蛋白质”表示，而不用“粗蛋白”表示。人们在计算食物中蛋白质时可按表中所列数据值计算。

（3）碳水化合物　不是直接测定的值，而是计算出来的，成分表中均以100g可食部计算，因此100g食物中的碳水化合物的计算即：

碳水化合物(g) = 100g -（水分 + 蛋白质 + 脂肪 + 膳食纤维 + 灰分)g

（4）膳食纤维　膳食纤维是植物细胞壁的组成成分，它不是由一种成分构成的，它包括很多组分，如纤维素、半纤维素、木质素等不可溶纤维，另外还有果胶、树脂等可溶性纤维。本表中所列的数据为不可溶性纤维，不包括可溶性纤维。可溶性纤维在水果和豆类中含得较多，略少于不可溶性纤维，而谷类食品中只含少量可溶性纤维，主要含不可溶性纤维。

（5）维生素A（VA）、胡萝卜素和视黄醇当量　维生素A学名为视黄醇，维生素A和胡萝卜素的含量以视黄醇当量（μg）为计量单位，这是因为胡萝卜素在人体内可转变成维生素A，但1μg胡萝卜素在人体内只起到相当于0.167μg维生素A所起到的作用。而1μg VA起到的作用相当于1μg视黄醇，所以在表示维生素A和胡萝卜素的含量时都以视黄醇当量计算。动物性食物一般只含有VA而不含有胡萝卜素，但植物性食物中只有胡萝卜素而不含VA。为了以它们的生理功效计算含量，就将VA的含量折合成含多少微克的视黄醇当量。

1μg VA = 1μg视黄醇当量，1μg胡萝卜素 = 0.167μg视黄醇当量

（6）B族维生素　B族维生素有很多种，本表中仅列出了维生素B_1（VB_1，又称硫胺素）和维生素B_2（VB_2，又称核黄素）。它们都是可溶于水的维生素，故又称为水溶性维生素。

（7）维生素C（VC）　维生素C又称抗坏血酸。表中只列出食物中总抗坏血酸的含量，它包括氧化型的和还原型的VC。水果中含有还原型VC。两种类型的VC在体内均起到相同的生理作用。

（8）元素钙（Ca）　是身体内需要较多的元素，称之为常量元素。铁（Fe）、锌（Zn）和碘（I）是人体内含量较少的元素，称之为微量元素。但它们都是人体所必需的元素，而且必须从食物中取得。本表中只列出了这四种最为重要的元素。

（9）脂肪　脂肪是由三酰甘油和脂肪酸构成的。

（10）酒类　酒类的主要成分是乙醇（酒精），它为人体提供的营养主要是能量，每1g酒精在身体内可提供7kcal能量。酒的度数是由酒中含有的乙醇毫升（ml）数决定的，例如每100ml酒中有58ml是酒精，则此酒的度数即为58度，但所含酒的重量，实际上则只有50g，因此只产生350kcal能量。白酒只供给能量，其他种类的酒中所含营养素也很少；啤酒中含有少量的B族维生素和蛋白

质。因为酒类和其他食物相比含营养素很少，因此表中未列出其他营养素的含量。

3. 表中符号的说明 食物成分表中所用符号有以下几种。

（1）“…”表示“未检出”，就是说这种营养素未能检测出来，但不表示这种食物中绝对没有这种营养素，而是含量太少了，测不出来。

（2）“－－－”表示未测定，即这种营养素未做检测，但不表示该食物中没有这种营养。

（3）“微量”表示测出的营养素含量太少，由于表格位置的限制无法将具体数值列入表中。

（4）“0”表示该食物中不含这种营养素。

（四）食物中能量和营养成分含量的计算

在实际工作中，食物能量和营养成分的计算有两种方法，即应用食物成分表进行人工计算和应用电脑营养软件进行计算。

1. 人工计算 根据膳食调查所得的个体食物摄入量，通过查阅食物成分表中各种食物的能量及营养素的含量来进行计算。在计算时要注意两点：①调查的食物是生重还是熟重，因为食物成分表中大多数食物指的是生重食物，若记录的是熟重，须利用生熟比换算为生重；②调查的食物是市品重量还是可食部分重量。注明可食部分或实际摄入量都是以100%计算；注明是市品则需要用食部进行计算。

计算一定量市品所含能量的公式为：

某食物能量含量＝市品重量×食部（%）×100g该食物能量含量（%）

计算一定量市品中的某营养成分含量的公式为：

某营养成分含量＝市品重量×食部（%）×营养成分含量(%)

例4－1 请计算50g鸡蛋的能量和蛋白质含量。

查阅中国食物成分表可知，鸡蛋食部为88%，100g鸡蛋含热量156kcal、蛋白质12.8g。

50g鸡蛋可提供的能量＝50g×88%×156%（kcal/100g）＝68.6（kcal）

50g鸡蛋可提供的蛋白质＝50g×88%×12.8%＝5.6（g）

例4－2 请计算200g河虾中蛋白质的含量。

查阅中国食物成分表可知，河虾的食部为86%、蛋白质含量为16.4%。

计算：200g×86%×16.4%＝128.2（g）。

2. 软件计算 目前国内有多种营养应用软件，有条件的个人和单位可以购买电脑应用软件来进行膳食计算。

（五）常见食物的份量和重量估计

估计常见食物的份量和重量是体重管理师一个比较重要的基本功，需要练习和掌握。

“量化”食物是理解和实践膳食指南的重要手段。在学术上我们通常用“克”“千克”等单位来表达食物的量；传统上，大家也常用到“斤”或“两”等计量单位购买食物；生活中，大家常常模糊描述如“一把”“一碗”“一个”等估计食物的量。为了更好地结合生活实践，《中国居民膳食指南》中特别提出“食物标准份量”的概念，力求使其相对“量化”和“形象”化，达到食物定量的效果。“份量”为居民更好地理解和实施膳食指南提供了新手段，在选择食物的基础上，更容易把握食物用量和平衡膳食。

1. 食物份和份量确定原则　食物份是消费者日常膳食包括在家和在外就餐时，一次食物的摄入单位。《中国居民膳食指南》制定了食物份量，指标准化的一份食物可食部分的数量，用于膳食指南的定量指导。

食物份量的确定，主要根据能量或蛋白质含量换算，也参考了全国膳食调查中食物摄入量统计结果，以及其他国家的份量确定方法。确定食物份量的目的是帮助体重管理师估计食物重量，定量饮食，更好地实现膳食指南中推荐食物量的目标，更好地控制每天摄入食物的量和总能量，有助于控制体重。

推荐的食物份量首先确定代表性食物份量，然后再用代表性食物换算为常见食物的份量，其确定方法如下。

（1）能量一致原则　对于谷类、薯类、禽畜肉、蛋类、坚果、某些碳水化合物含量较高的鲜豆类和根类蔬菜、糖分高的水果等，食物之间以含有相同的能量进行折算。

（2）蛋白质等量原则　在能量一致的原则下，对于乳制品、豆类及豆制品同类产品要同时考虑食物所提供的蛋白质应该与同一类食物的含量水平近似。例如液态奶为代表性食物，当与酸奶折算时，应在能量相当的情况下，根据蛋白质含量与酸奶之间进行折算。

（3）份量参考　通过中国居民营养与健康调查中的膳食摄入量统计分析，确定此习惯摄入量为代表性食物的份量基础，然后参考和比较其他国家及地区的份量。通过修约如尽量取整数、避免小数、与实际包装一致等方法来修正和确定最终的食物标准份量。

2. 量具和参照物　为了将份量与实际生活相关联，经过技术工作组调研，确定了常见标准量具式物品及手势作为参照物，希望通过不断探索经验，熟悉食物份量和掌握估量食物的方法。推荐的标准物品规格和用途及参考手势的定义和用途见表4－2、表4－3。

表4－2　标准物品定义和用途

参照物	规格和尺寸	用途
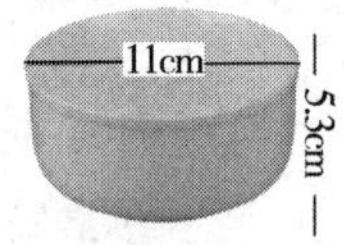	11cm直径，直口碗	主要用于衡量主食类食物的量
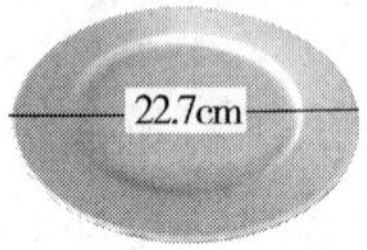	22.7cm直径，浅式盘	一盘，主要用于衡量副食的量
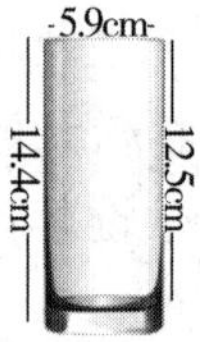	250ml，圆柱形杯子	一杯，主要用于衡量奶、豆浆等液体食物的量
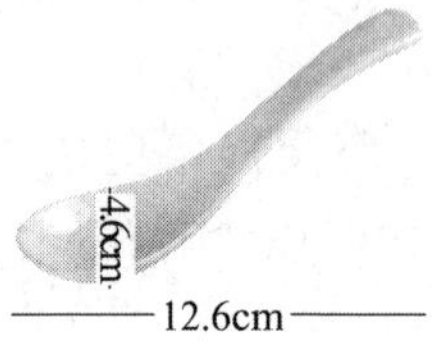	10ml，瓷勺	一勺，衡量油、盐的量
	乒乓球	比较鸡蛋、奶酪和肉的大小
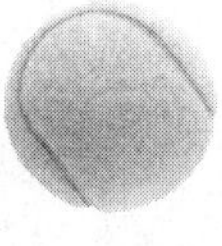	网球	比较水果大小

表 4－3　参考手势的定义和用途

参照物	规格和尺寸	用途
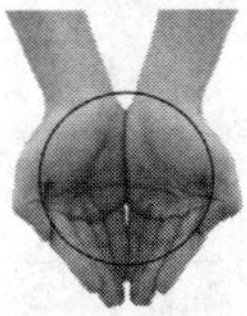	两手并拢，一捧可以托起的量	双手捧，衡量蔬菜类食物的量
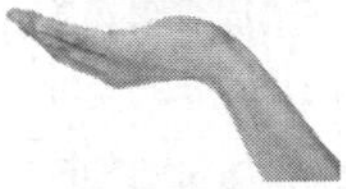	一只手可以捧起的量	单手捧，对于大豆、坚果等颗粒状食物，单手捧为五指弯曲与手掌可拿起的量
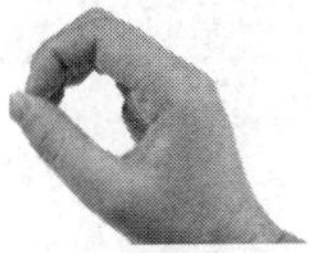	示指与拇指弯曲接触可拿起的量	一把，衡量叶茎类蔬菜的量；一手抓起或握起的量，衡量水果的量
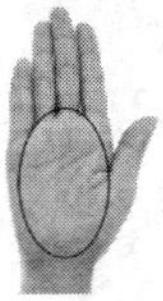	一个掌心大小的量	一个掌心，衡量片状食物的大小
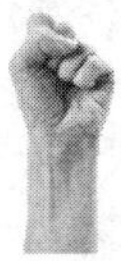	五指向内弯曲握拢的手势的大小的量	一拳，衡量球形、块状等食物的大小
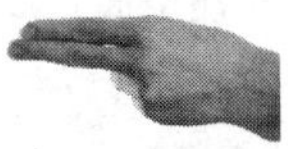	两指厚长	两指，衡量肉类、奶酪等

注：表中规格和尺寸均以中等身材成年女性的手为参照。

3. 食物标准份量　根据《中国居民膳食指南》建议的五类食物和多个食物组，在每组食物中，选取消费频率高或消费量大、对营养素贡献权重大的食物作为该类食物中的代表性食物。

例如谷类食物，选择馒头、米饭作为代表性食物，其份量值是以等同能量（700～750kJ 或 160～180kcal）来确定，相当于面粉、大米 50～60g 为“一份”。对于蔬菜、水果、坚果等食物，由于种类多，则按照嫩叶茎类、富含碳水化合物或能量值等原则来划分类别，11 种代表性食物的份量结果见表 4－4。

表 4－4　常见食物的标准份量（以可食部计）

食物类别		份量（g/份）	能量（kcal）	备注
谷类		50～60	160～180	面粉 50g＝70～80g 馒头 大米 50g＝100～120g 米饭
薯类		80～100	80～90	红薯 80g＝马铃薯 100g（能量相当于 0.5 份谷类）
蔬菜类		100	15～35	高淀粉类蔬菜，如甜菜、鲜豆类，应注意能量的不同，每份的用量应减少
水果类		100	40～55	100g 梨和苹果，能量相当于高糖水果如枣 25g，柿子 65g
畜禽肉类	瘦肉（脂肪含量＜10%）	40～50	65～80	瘦肉的脂肪含量＜10% 肥瘦肉的脂肪含量 10%～35% 肥肉、五花肉脂肪含量一般超过 50%，应减少食用
	肥瘦肉（脂肪含量 10%～35%）	20～25	65～80	
水产品类	鱼类	40～50	50～60	鱼类蛋白质含量 15%～20%，脂肪 1%～8%，虾贝类蛋白质含量 5%～15%，脂肪 0.2%～2%
	虾贝类		35～50	
蛋类（含蛋白质 7g）		40～50	65～80	一般鸡蛋 50g，鹌鹑蛋 10g，鸭蛋 80g 左右
大豆类（含蛋白质 7g）		20～25	65～80	黄豆 20g＝北豆腐 60g＝南豆腐 110g＝内酯豆腐 120g＝豆干 45g＝豆浆 360～380ml
坚果类（含油脂 5g）		10	40～55	淀粉类坚果相对能量低，如葵花籽仁 10g＝板栗 25g＝莲子 20g（能量相当于 0.5 份油脂类）
乳制品	全脂（含蛋白质 2.5%～3%）	200～250ml	110	200ml 液态奶＝20～25g 奶酪＝20～30g 奶粉 全脂液态奶中脂肪含量约 3% 脱脂液态奶中脂肪含量＜0.5%
	脱脂（含蛋白质 2.5%～3%）	200～250ml	55	
水		200～250ml	0	

注：1. 谷类按能量一致原则或 40g 碳水化合物进行代换。薯类按 20g 碳水化合物等量原则进行代换，能量相当于 0.5 份谷类。

2. 蛋类和大豆按 7g 蛋白质，乳类按 5～6g 蛋白质等量原则进行代换。脂肪不同时，能量有所不同。

3. 畜禽肉类、鱼虾类以能量为基础进行代换，参考脂肪含量区别。

4. 坚果类按 5g 脂肪等量原则进行代换，每份蛋白质大约 2g。

（六）用食物交换份法为减肥者编制食谱

体重管理师需要为减肥者编制食谱。编制的食谱需要达到平衡膳食和合理营养的要求。具体来说，在食谱编制过程中，需要特别注意以下几方面的原则要求。

（1）保证营养平衡　食谱编制要根据使用对象的年龄、性别、身体活动水平选用合适的食物并计算各种食物的用量，使用膳人员的能量和各种营养素的摄入在一定时间内（例如在一周内）达到设计的要求，以有效减轻体重、并满足人体的营养需要。同时还要使各营养素之间的比例适当，以达到营养素之间的互补，发挥协同作用和增进健康的目的。在食谱编制过程中选择的食物要尽量做到多样化，食物之间的搭配要合理。食物搭配主要是指主副食搭配、粗细搭配、荤素搭配等。

（2）合适的烹调方法　需要权衡食物加工烹调的各种影响，结合每个使用对象的饮食习惯，选择合适的烹调方法。不管是何种烹调方法，都不能一成不变，需要经常变换。

（3）兼顾饮食习惯　在制订食谱的过程中，在不违反营养学原则的前提下，应尽量照顾服务对象的饮食习惯。饮食习惯的形成受许多因素影响，而饮食习惯一旦形成，不是一朝一夕可以改变的。

（4）结合市场供应　一般来说，植物性食物的种植和市场供应受季节等因素的影响比较明显，动物性食物的市场供应受养殖、运输等多种因素的影响。营养配餐过程中食物的选择必须联系市场的供应实际，选择市场上方便购买并且价格适宜的食品。

（5）兼顾经济条件　满足需要的营养素可以来源于不同的食物，或者说，可以由多种不同的食物来满足个体对某一种营养素的需求。显然，不同的食物有不同的价格，不同的家庭有不同的经济承受能力。在食谱编制过程中，需要考虑食谱使用对象的经济承受能力。

食谱编制的方法有多种，常见的有计算法、食物交换份法、膳食宝塔应用法和进食量确定法等。计算法是食谱编制的基础方法，其特点是逻辑性强，初学人员比较容易理解，但计算过程比较繁琐。食物交换份法是使用最多的方法，本书主要介绍用食物交换份法编制食谱的具体方法。

食物交换份法是将常用食物按其所含营养素量的近似值归类，计算出每类食物每份所含的营养素值和食物质量，然后将每类食物的内容列出表格供交换使用；最后根据不同能量需要，按蛋白质、脂肪、碳水化合物的合理分配比例，计算出各类食物的交换份数和实际重量，再按每份食物等值交换表选择食物。具体步骤如下。

1. 根据膳食指南，按常用食物所含营养素的特点划分为五大类食物

第一类：谷类和薯类。谷类包括米、面、杂粮；薯类包括马铃薯、甘薯、木薯等。主要提供碳水化合物、蛋白质、膳食纤维、B族维生素。

第二类：动物性食物。包括畜、禽、鱼、蛋等，主要提供蛋白质、脂肪、矿物质、维生素A和B族维生素。

第三类：豆类及其制品。包括大豆及其制品，主要提供蛋白质、脂肪、膳食纤维、矿物质和B族维生素。

第四类：蔬菜水果类。包括鲜豆、根茎、叶菜、茄果等，主要提供膳食纤维、矿物质、维生素C和胡萝卜素。

第五类：纯能量食物。包括植物油、淀粉、食用糖和酒类，主要提供能量，植物油还提供维生素E和必需脂肪酸。

2. 各类食物的每单位食物交换代量表

第一类：谷类。富含淀粉的食品。每1交换单位谷类含有能量377kJ（90kcal），蛋白质2g，碳水化合物19g，脂肪0.5g。等值谷类食物交换表见表4－5。

表4－5　等值谷类食物交换份表

食品	重量（g）	食品	重量（g）
稻米、小米、糯米、面粉、米粉、干玉米、玉米面、玉米渣、薏米、混合面、挂面、燕麦片、莜麦片、荞麦片	25	苦荞麦、油条、油饼、通心粉、饼干、高粱米、藕粉、银耳、绿豆、赤豆、芸豆、干豌豆	25
咸面包	37.5	荸荠、湿米粉	150
干粉条	23	土豆、山药	125
馒头、烧饼、烙饼、窝窝头	35	茨菇	75
生面条	30	凉粉	400

第二类：蔬菜类。富含矿物质、维生素和膳食纤维。每一交换份含能量335kJ（80kcal），碳水化合物15g，蛋白质5g，等值蔬菜食物交换份表见表4－6。每份均为净食部分重量。

第三类：水果类。富含矿物质、维生素和果糖。每1交换单位含能量377kJ（90kcal），碳水化合物21g，蛋白质1g，等值水果类食品交换表见表4－7。表中均为市品部重量，可按规定量互换品种。

表4-6　等值蔬菜类食物交换份表

食品	重量（g）	食品	重量（g）
大白菜、圆白菜、菠菜、油菜、韭菜、芹菜、茼蒿、油菜苔、龙须菜、芥蓝菜	500	菜花、莴笋、西红柿、绿豆芽、黄豆芽、鲜蘑菇、黄瓜、丝瓜、苦瓜、冬瓜、茄子、茴香	500
西蓝花、白萝卜、南瓜、茄瓜、甜椒	350	胡萝卜、蒜苗、洋葱	200
鲜豌豆、芋头、百合	100	鲜豇豆、扁豆、四季豆	250
莲藕、凉薯	150	毛豆	70

表4-7　等值水果类食品交换表

食品	重量（g）	食品	重量（g）
柿子、柚子、猕猴桃、李子、苹果、荔枝	200	甜橙	350
鸭梨、黄岩蜜橘	250	枣、香蕉	100
桃子	175	橘子、汕头蜜橘	275
葡萄	220	西瓜	750

第四类：肉蛋鱼类。包括瘦肉类、水产品、鱼类和部分豆类制品，富含蛋白质。每1交换单位含有能量335kJ（80kcal），蛋白质9g，脂肪5g。表4-8食品除了鸡蛋、鸭蛋带壳外，其他食品均为可食部，可按规定量互换。

表4-8　等值肉蛋鱼类食物交换份表

食品	重量（g）	食品	重量（g）
瘦猪肉、牛、羊、鸡、鸭、鹅、大排骨（带肉）豆腐丝、豆腐干	50	鲫鱼、鲤鱼、甲鱼、草鱼、鳝鱼、带鱼、虾、鲜贝	80
鸡蛋、鸭蛋、松花蛋	55	鲳鱼、青鱼、鲢鱼、比目鱼	75
鱿鱼、兔肉、北豆腐	100	猪心、猪肝	70
香肠、熟火腿、黄豆	20	肉松、酱肉	25
南豆腐	125	豆腐脑	200
午餐肉、熟叉烧肉	35		

第五类：豆乳类。包括牛奶和豆浆，富含蛋白质、脂肪和碳水化合物等营养素。每1交换单位含有能量335kJ（80kcal），蛋白质4g，脂肪5g，碳水化合物6g。表4-9列出的每种食品，按规定量可互换。豆浆一般是指按黄豆与水重量比为1∶8浸泡、磨浆、过滤煮沸。

表 4－9　等值豆乳类食物交换份表

食品	重量（g）	食品	重量（g）
淡牛奶、酸牛奶、羊奶	125	豆浆粉、豆腐粉	20
奶粉	15	豆浆	200
豆汁	500		

第六类：油脂类。包括烹调用油和含脂肪丰富的硬果类。每 1 交换单位含能量 335kJ（80kcal），9g。表 4－10 可按规定量食品互换。

表 4－10　等值油脂类食物交换份表

食品	重量（g）	食品	重量（g）
花生油、豆油、菜籽油、葵花籽油、红花油、麻油、玉米油	9	调和油、猪油、牛油、羊油、黄油	9
花生米、芝麻酱、杏仁	15	南瓜籽、葵花籽	30
核桃仁	12.5		

3. 食物交换份法的应用　食物交换份法是一个比较粗略的方法。优点是方法简单，同类食品可以互换，如以粮换粮、以豆换豆、以肉换肉、以蔬菜换蔬菜等。任意选择，1 份换 1 份，半份换半份，1/3 份换 1/3 份等。便于用餐者根据自己的情况进行食物选择，可使食物多样化，避免单调。食物交换份的不足之处是只考虑食物交换份的能量和产能营养素含量，忽略了微量营养素（维生素、矿物质）含量的差异。虽然各交换单位内的食物营养价值并不完全相同，人体摄入的营养素在每天之间可能会存在一定的差异。但从较长的一段时期看，只要保持食物的多样化，保持能量平衡，人体摄入的营养素会处于动态均衡状态。

例 4－3　张同学，男，17 岁，身高 169cm，体重 85kg，肥胖，平日活动少，不爱运动，吃肉多、吃饭多。请用食物交换份法为他编制食谱。表 4－11 为热能系数［kcal/（kg · d）］、实际体重和体力活动的关系表，表 4－12 为不同热量食物份数分配表。

表 4－11　热能系数［kcal/（kg · d）］、实际体重和体力活动的关系表

体形	体力活动强度			
	卧床	轻体力	中等体力	重体力
正常	20～30	30	35	40
消瘦（＜标准体重 20%）	30	35	40	45～50
肥胖（＞标准体重 20%）	15～20	20～25	30	35

表 4－12　不同热量食物份数分配表

热量（kcal）	总交换份	各类食物交换份					
		谷类	蔬菜	肉类	奶类	水果	油脂
1000	11	4.5	1	2	1.5	0.5	1.5
1100	12	5.5	1	2	1.5	0.5	1.5
1200	13.5	6	1	2	1.5	1	2
1300	14.5	7	1	2	1.5	1	2
1400	15.5	8	1	2	1.5	1	2
1500	16.5	8.5	1	2.5	1.5	1	2
1600	18	9	1	3	1.5	1	2.5
1700	19	10	1	3	1.5	1	2.5
1800	20	11	1	3	1.5	1	2.5
1900	21	12	1	3	1.5	1	2.5
2000	22.5	13	1	3.5	1.5	1	2.5
2100	23.5	14	1	3.5	1.5	1	2.5
2200	24.5	15	1	3.5	1.5	1	2.5
2300	25.5	16	1	3.5	1.5	1	2.5
2400	27	17	1	4	1.5	1	2.5

解题步骤：

1. 计算标准体重

计算公式：标准体重＝身高(cm)－105，张同学标准体重＝169－105＝64(kg)

2. 计算每天所需总能量

张同学是高中学生，一般按表 4－12 中等体力活动强度来供给能量，但他有肥胖症，需要调低每天热能供应，实际按热量系数 30kcal/（kg·d）来供给能量。

全日所需总能量（kcal）＝标准体重×热量系数＝64×30＝1920（kcal）

3. 计算全日三大产能营养素摄入量

蛋白质＝（15%×1920）÷4＝72（g）

脂肪＝（25%×1920）÷9＝53（g）

碳水化合物 =（60% ×1920）÷4 =288（g）

4. 确定食物的重量和食物内容

（1）确定各类食物份数　张同学一天摄入的总热量为1920kcal，按1900kcal查表4－13“不同热量食物份数分配表”，得到一天的食物总份数为21份，各种食物份数为谷类12份，蔬菜类1份，肉蛋类3份，奶类1.5份，水果类1份，油脂类2.5份。

（2）换算成食物重量　大米300g，青菜500g，肉蛋150g，牛奶250g，苹果200g，油脂25g。

5. 编制一天食谱　将上面食物种类和数量，按饮食习惯分配于一日三餐。

（1）早餐（5.5份）　牛奶250g，米（面)75g，鸡蛋50g；

（2）午餐（8.5份）　大米125g，瘦肉50g，青菜250g，花生油15g，苹果100g；

（3）晚餐（7份）　大米100g，瘦肉50g，青菜250g，花生油10g，苹果100g。

6. 食谱的复核、计算、评价和调整　根据食谱的计算和评价结果对食谱中的食物品种、数量、搭配和营养素含量进行调整。由于在食谱编制过程中是以能量和三大产能营养素为基础计算的，没有更多考虑微量营养素。因此，编制的初步食谱，其能量和产能营养素一般可以达到要求，要重点关注评价和调整微量营养素。如果某种微量营养素不足，可以参考食物交换份法，同类食物间进行互换，以达到营养素平衡。例如，如果食谱中维生素A不足，在用食物交换份法编制食谱时，同类的动物性食物可以换成维生素A含量较高的食物（如动物肝脏、鸡蛋)，也可以在蔬菜水果类中选择含β－胡萝卜素较高的深色蔬菜水果代替浅色蔬菜水果，以提高维生素A和β－胡萝卜素摄入量。

7. 用食物交换份法编制一周食谱　同一类食物可以以份为单位进行交换，这样就可以快速编制出一周的食谱。

（七）低能量食谱套餐举例

实践表明，低能量食谱可在一个较长时间内达到减重效果，常有较好的接受性。能量的控制应循序渐进，逐步降低，适可而止，切忌操之过急。从理论上讲，如果每日的能量负平衡为418.4kJ（100kcal），那么一年就可减重5kg。一个中度肥胖患者如果每星期体重下降0.5kg，每月2kg，疗效就算满意，切忌体重过快下降。常用的低能量平衡食谱见表4－13～表4－16。

表 4－13　每天 4.18MJ（1000kcal）能量的食谱套餐

餐次	食物名称	食物数量
早餐	馒头	100g
	牛奶	250g
	咸菜	少量
午餐	蒸米饭	200g
	清炖猴头菇	材料：猴头菇 100g，水发口蘑 50g，莴笋 100g，植物油、料酒、精盐、葱段、姜片各少许
	鸡肉扒小白菜	材料：小白菜 150g，鸡肉 50g，植物油 5g，料酒、水淀粉、葱花、味精、精盐各适量
	瓜片汤	材料：冬瓜 100g，海米 3g，香菜 3g，植物油、精盐适量
晚餐	小窝头	1 个
	小米粥	20g 小米
	甜橙	200g
	辣味芹菜	材料：芹菜 200g，鲜红辣椒 1 个，香油 2g，味精、精盐各适量

表 4－14　每天 5.02MJ（1200kcal）能量的食谱套餐

餐次	食物名称	食物数量
早餐	馒头	100g
	煮鸡蛋	1 个
	小米粥	25g 小米
	炝芹菜	材料：芹菜 200g，水发虾干、香干各 10g，植物油 3g，花椒、味精、精盐各少许
午餐	蒸米饭	200g
	草鱼炖豆腐	材料：草鱼块 150g，豆腐 100g，茭白片、雪菜各 10g，大蒜叶、精盐、味精各少许
	口蘑扒菜心	材料：口蘑 50g，菜心 150g，香油 2g，精盐、味精、湿淀粉各少许
晚餐	美味面片	1 碗 材料：面片 100g，虾 30g，甜面酱 1 小勺，胡椒粉、嫩蒜叶、料酒、味精、精盐、香油各少许
	拌油菜	材料：嫩油菜 200g，水发海米 20g，香油 2g，味精、精盐、醋各少许
	草莓	300g

表 4－15　每天 5.86MJ（1400kcal）能量的食谱套餐

餐次	食物名称	食物数量
早餐	馒头	150g
	玉米面粥	25g 玉米面
	拌榨菜	材料：榨菜 50g，香油 2g，味精、料酒各少许
午餐	蒸米饭	300g
	洋葱猪肝	材料：猪肝 50g，洋葱 100g，植物油 5g，料酒、酱油、味精、淀粉各少许
	炒辣白菜	材料：白菜 200g，干辣椒 10g，植物油 5g，精盐、醋、酱油、淀粉各少许
	海米南瓜汤	材料：去皮南瓜 100g，水发海米 10g，水发木耳 10g，姜、香菜、精盐各少许
晚餐	阳春面	1 碗 材料：面条 100g，鸡蛋 1 个，蒜苗 25g，香油 2g，精盐、味精少许
	素炒韭黄	材料：韭黄 150g，干豆丝、泡辣椒、冬菜各 10g，植物油 5g，醋、味精、精盐、酱油各少许
	李子	250g

表 4－16　每天 6.69MJ（1600kcal）能量的食谱套餐

餐次	食物名称	食物数量
早餐	油条	100g
	煮鸡蛋	1 个
	豆浆	250g
	清拌银芽	材料：绿豆芽 250g，精盐、味精、醋各适量
午餐	二米饭	材料：小米、大米各 50g
	砂锅鲢鱼	材料：鲢鱼 250g，蘑菇 50g，胡萝卜 25g，葱、姜、精盐、味精各少许
	芹菜炒蘑菇	材料：芹菜 200g，蘑菇 50g，植物油 5g，盐、味精少许
	酸辣笋瓜	材料：笋瓜 200g，辣椒油 5g，葱、姜、蒜、盐、味精、醋、酱油各少许
晚餐	萝卜丝糕	2 块 材料：白萝卜、大米粉各 100g，虾米、冬菇各 5g，盐少许
	藕粥	材料：大米、小米各 10g，藕 50g，去心莲子 8 个
	拌三样	材料：胡萝卜、绿豆芽、白菜心各 100g，香油 2g，葱花、盐、味精各少许
	草莓	500g

（八）肥胖儿童的营养食谱举例

肥胖儿童的营养减肥方案有别于成人，其具体要求为：①总能量摄入。在正常儿童一日应供给总能量的基础上，对轻、中、重度肥胖儿童分别减少10%、20%、30%的能量供给；②蛋白质供能应占总能量的15%，尽量采用优质蛋白质；③脂肪供能较低，占总能量20%~25%，多采用富含不饱和脂肪酸的植物油等，少食或不食肥肉、油煎或炸食品；④碳水化合物供能占总能量50%~60%，常食粗粮，少食或不食高能量食品如蔗糖、巧克力等；⑤胆固醇限制在300mg以下，可每天一个鸡蛋；⑥供给丰富的维生素、无机盐及纤维素；⑦烹调用食盐以一日2~6g或酱油10ml为宜，少食或不食腌制特咸的榨菜、酱菜及蛋类食品；⑧餐次：幼儿一日4~5餐，学龄儿童一日三餐。保证吃早餐，晚餐少吃。饥饿时可加食鲜味无油或微量油的菜或菜汤、水果充饥或吃些健康零食。肥胖儿童的营养食谱举例，见表4-17、表4-18。

表4-17　肥胖儿童的营养食谱举例（一）

餐次	食物名称	食物数量
早餐	大米粥	大米25g
	花卷	面粉50g
	西红柿炒鸡蛋	西红柿100g，鸡蛋35g
间餐	柑橘	100g
	糖牛奶	糖10g，牛奶250ml
午餐	米饭	米80g
	溜肝尖土豆片	肝50g，土豆50g
	紫菜虾皮冬瓜汤	紫菜5g，虾皮5g，冬瓜100g
间餐	鸭梨	100g
晚餐	大米粥	大米25g
	豆沙包	40g
	溜豆腐瓜片	豆腐100g，黄瓜50g

注：患者情况：　男，5岁，身高113.5cm，体重24.8kg，身高标准体重19.8kg

诊断：　超重25.25%，属轻度肥胖

能量计算：　每日总能量19.8×376kJ（90kcal）=6.73MJ（1603.8kcal）

蛋白质占总能量15%，为60.15g；

脂肪占总能量25%，为44.55g；

碳水化合物占能量60%，为240.57g。

表 4－18　肥胖儿童营养食谱举例（二）

餐次	食物名称	食物数量
早餐	糖牛奶	200ml
	花卷	50g
	毛虾烧豌豆	毛虾 58，豌豆 50g
间餐	菠萝	100g
	豆奶	20g
午餐	米饭	米 80g
	虾仁烧菜花	虾仁 200g，菜花 150g
	西红柿炒鸡蛋	西红柿 100g，鸡蛋 35g
	紫菜瓜片汤	紫菜 5g，黄瓜 50g
间餐	桃	100g
晚餐	大米粥	米 20g
	千层饼	50g
	炒豆腐胡萝卜丁	豆腐 20g，胡萝卜 25g
	拌笋丝、黄瓜丝	笋 100g，黄瓜 50g

注：患者情况：　男，6 岁，身高 121.4cm，体重 31.25kg，身高标准体重 20.6kg

诊断：　超重 38.27%，属中度肥胖。

能量计算：　每日总能量 20.6 × 376kJ（90kcal）= 7.02MJ（1627.2kcal）

蛋白质占总能量 15%，为 61.02g；

脂肪占总能量 25%，为 45.2g；

碳水化合物占能量 60%，为 244.08g。

（九）体重管理经验小结

肥胖是一种常见的代谢性疾病。主要是由于食物摄入过多、能量摄入过多，及/或运动太少、能量消耗少，能量摄入超过了身体的需要，导致体内脂肪过多。体重管理时，要通过健康调查、膳食调查和计算、体格测量及相关检查，根据国家的判定标准和自己的经验，来分析和判断咨询者有无肥胖症，肥胖主要是由哪种或哪几种原因引起。肥胖者应该减少食物的摄入量，多做运动增加能量的消耗，饮食应该高蛋白、低能量、少量多餐，合理使用营养补充剂，如促进全身代谢的 B 族维生素，减少食物中糖分吸收的纤维片等。目前很流行的代餐减肥方法也有很好的效果。一般综合干预方案能取得更好的减肥效果，而且不容易反弹。

使用科学的体重管理方法来控制体重，减脂增肌，不但有显著效果，而且属于健康减肥。许多其他减肥方法也能减肥，比如药物减肥，虽然可能有效，但有副作用，有损健康，而且容易反弹。减少反弹的秘诀是改变肥胖者的酸性体质，变成碱性体质后一般嘴就不馋了，体重管理就变得相对容易。我国现有超重及肥胖的人将近3亿，而且还在快速增加，想减肥的人很多。减肥行业蕴藏巨大商机，有眼光的人立即把握减肥商机，从事营养健康产业，有望获得很好的社会效益和经济效益。

章节练习题

（一）选择题（选择一个正确的答案）

1. 体重控制提倡（A）饮食。

A. 高蛋白饮食　B. 低蛋白饮食　C. 极低蛋白饮食　D. 较高蛋白饮食

2. 体内脂肪的存储和燃烧，是由（D）和胰高血糖素来调节的。

A. 降脂素　B. 燃脂素　C. 脂抑素　D. 胰岛素

3. （C）是一种合成和存储脂肪的激素。

A. 脂抑素　B. 储脂素　C. 胰岛素　D. 降脂素

4. （B）是促进脂肪分解的激素。

A. 储脂素　B. 胰高血糖素　C. 胰岛素　D. 脂抑素

5. 饮食减肥核心要点，是降低（B）水平、升高（B）水平。

A. 胰高血糖素 胰岛素　B. 胰岛素 胰高血糖素

C. 胰岛素 去甲肾上腺素　D. 醛固酮 胰高血糖素

6. 摄入低GI食物时，就会刺激（A）的显著分泌。

A. 胰高血糖素　B. 胰岛素　C. 脂抑素　D. 降脂素

7. 营养减肥饮食管理需要通过饮食控制体内胰岛素水平，提高（C）水平。

A. 脂抑素　B. 降脂素　C. 胰高血糖素　D. 肾上腺素

8. （D）富含单不饱和脂肪酸，有降低三酰甘油、胆固醇和低密度脂蛋白，升高高密度脂蛋白的作用。

A. 亚麻籽油　B. 紫苏油　C. 菜籽油　D. 茶籽油

9. （A）富含$n-3$多不饱和脂肪酸，有降低低密度脂蛋白胆固醇和三酰甘油的作用。

A. 亚麻籽油　B. 橄榄油　C. 花生油　D. 椰子油

10. 饮食减肥最好1天（B）餐。

A. 1　B. 5～6　C. 3　D. 2～3

11. 有关限制能量平衡膳食（CRD）的说法，错误的是（C）

A. CRD 是一类限制能量摄入的同时保证基本营养需求的膳食模式

B. CRD 宏量营养素的供能比例应符合平衡膳食的要求

C. CRD 要求摄入微量营养素应至少达到 RNI 或 AI 的量

D. CRD 对于延长寿命、延迟衰老和慢病的发生具有明确干预作用

12. 有关限制能量平衡膳食（CRD）的说法，错误的是（A）

A. CRD 应当适当降低蛋白质供能比

B. CRD 导致宏量营养素摄入降低

C. CRD 应当提高蛋白质供给量比例达 15% ~20%

D. CRD 应当在减重过程中维持体内氮平衡

13. 有关高蛋白质膳食（HPD）的说法，错误的是（D）

A. 适合单纯性肥胖合并高三酰甘油血症者

B. 适合单纯性肥胖合并高胆固醇症者

C. 采用高蛋白膳食更有利于减轻体重以及改善血脂情况

D. 适合单纯性肥胖合并慢性肾病患者

14. 有关轻断食模式的描述，不正确的是（C）

A. 也称间歇式断食

B. 采用 5 +2 模式

C. 一般连续断食 5 天

D. 轻断食时摄取平常的 1/4 能量（女性约 500 kcal/d，男性约 600 kcal/d）

15. 有关生酮饮食的描述，错误的是（D）

A. 生酮饮食是一种高脂膳食模式，脂肪供能比达 70%

B. 生酮饮食是一种低碳水化合物膳食模式，碳水化合物供能比 10%

C. 生酮饮食是一种高蛋白膳食模式，蛋白质的供能比为 20%

D. 生酮饮食是一种高脂膳食模式，脂肪供能比达 35%

16. 有关代餐疗法的描述，不正确的是（B）

A. 代餐方法有营养均衡、效果显著、食用方便等优点

B. 代餐减肥与节食减肥效果一样好

C. 代餐食品具有高纤维、低热量、易有持续饱腹感等特性

D. 利用代餐方法可以更严格和正确地控制食量及热量

17. 有关代谢综合征的说法，错误的是（C）

A. 代谢紊乱综合征是指人体的蛋白质发生代谢紊乱的病理状态

B. 代谢紊乱综合征是指人体的碳水化合物发生代谢紊乱的病理状态

C. 代谢紊乱综合征是指人体的维生素发生代谢紊乱的病理状态

D. 代谢紊乱综合征是指人体的脂肪发生代谢紊乱的病理状态

18. 有关减肥平台期的说法，不正确的是（C）

A. 减肥平台期是正常现象

B. 平台期机体会尽量吸收和利用摄入的能量

C. 平台期机体会降低营养的吸收利用率

D. 平台期机体会降低基础代谢率，减少能量的消耗

19. 有关减肥平台期的判断标准，不符合的是（B）

A. 减重计划仍在施行，但体重停滞已达两周以上

B. 体重不变已达 1 月以上

C. 每天都吃得很少，但体重却毫无动静

D. 有良好的运动习惯，体重却没有变化

20. 有关减肥平台期形成原因的描述，错误的是（C）

A. 当减少能量摄入一段时间后，身体会产生适应现象，产生保护性抑制，降低基础代谢率

B. 出现胰岛素抵抗，也是出现减肥平台期的常见原因

C. 出现甲状腺功能亢进，也是出现减肥平台期的常见原因

D. 更年期或绝经期女性黄体酮水平降低，容易出现平台期

21. 有关减重治疗后体重维持方法的描述，错误的是（A）

A. 专业人员尽量少与减肥者接触

B. 专业人员向患者提供面对面或电话随访的减重维持计划

C. 帮助减肥者进行高强度体力活动

D. 保持低能量饮食

22. 有关体力活动评估的描述，不正确的是（B）

A. 体力活动缺乏：几乎没有任何体力活动或运动

B. 体力活动不足：每周中等强度有氧运动时间少于 60 分钟

C. 体力活动适宜：每周中等强度有氧运动时间 150 ~ 300 分钟

D. 体力活动充足：每周中等强度有氧运动时间大于 300 分钟

23. 有关中国食物成分表所列食物营养素含量的说法，不正确的是（D）

A. 它是具有全国代表性的数值

B. 它不是含量最高的也不是含量最低的数值

C. 它是一个适中的数值

D. 它是一个平均值

24. 有关食物份量的描述，不正确的是（C）

A. 食物份是消费者日常膳食一次食物的摄入单位

B. 食物份量指标准化的一份食物可食部分的数量

C. 食物份量不宜用于膳食指南的定量指导

D. 确定食物份量的目的是帮助体重管理师估计食物重量，定量饮食，更好地实现膳食指南推荐食物量的目标

25. 体重管理每天摄入食物的总能量控制在哪个范围最好？（C）

A. 600 ~ 800kcal　　B. 800 ~ 1000kcal

C. 1000 ~ 1500kcal　　D. 1500 ~ 2000kcal

26. 体重控制食物选择原则下列几项哪个最好？（B）

A. 维生素最重要

B. 多选用体积大、纤维多、热量低及有饱腹感的食物

C. 禁食，多喝水

D. 每天只吃西红柿、水果

27. 体重管理时下列有关蛋白质的说法哪项最正确？（D）

A. 蛋白质摄入越多越好　　B. 蛋白质供能比 10% ~ 15%

C. 最好不吃肉　　D. 蛋白质供能比可达 20%

28. 体内脂肪的存储和燃烧是由什么激素来调节的？（A）

A. 胰岛素和胰高血糖素　　B. 肾上腺皮质激素

C. 下丘脑激素　　D. 甲状腺激素

29. （C）是一种合成和存储脂肪的激素。

A. 胰高血糖素　　B. 甲状腺激素　　C. 胰岛素　　D. 醛固酮

30. 不属于胰岛素功能的是哪项？（C）

A. 胰岛素能直接抑制脂肪酶，抑制脂肪的分解

B. 胰岛素可以促进血中过多的葡萄糖转化成三酰甘油

C. 胰岛素可以促进脂肪的分解

D. 胰岛素可以转移餐后血糖进入细胞内供应能量

31. （A）是促进脂肪分解的激素？

A. 胰高血糖素　　B. 胰岛素　　C. 雌激素　　D. 甲状旁腺激素

32. 有效体重控制最好一天吃几餐？（D）

A. 一天一餐　　B. 一天三餐　　C. 不吃早餐　　D. 一天五餐

33. 下列有关限制能量平衡膳食（CRD）能量供给的描述，不正确的是（C）

A. 在目标摄入量基础上按一定比例递减（减少 30% ~ 50%）

B. 在目标摄入量基础上每日减少 500kcal 左右

C. 摄取平常的 1/4 能量

D. 每日供能 1000 ~ 1500kcal

34. 下列有关限制能量平衡膳食（CRD）能量供给的描述，不正确的是（C）

A. 适当提高蛋白质供能比（15% ~ 20%）

B. 脂肪供能比应与正常膳食一致（20% ~ 30%）

C. 脂肪供能比应比正常膳食稍低（<20%）

D. 碳水化合物供能比稍微减低（40%～55%）

35. 肥胖者可能伴有降低的指标为（D）

A. 血三酰甘油　B. 血胆固醇　C. 血糖　D. 糖耐量

36. 高脂血症患者血中常常呈现降低的指标为（C）

A. 三酰甘油　B. 胆固醇　C. 高密度脂蛋白　D. 低密度脂蛋白

37. （A）是代谢综合征的同一病理基础

A. 胰岛素抵抗　B. 高胆固醇血症　C. 高血压　D. 高血脂

38. 女性35岁，白领，身高160cm，BMI＝32kg/m^2，伴有高血压、高血脂，血糖正常，那么她在体重管理减重期间每天的最佳摄入总热量应该为（B）

A. 1800kcal/d　B. 1200kcal/d　C. 500kcal/d　D. 800kcal/d

39. 肥胖合并代谢综合征的治疗原则是（D）

A. 对症治疗

B. 通过膳食营养管理，控制总能量的摄入

C. 食材的选择上多选用低GI食物

D. 以上都是

40. 对于胰岛素抵抗的描述不正确的是（C）

A. 当机体组织对胰岛素的敏感性降低时即形成胰岛素抵抗

B. 基因突变或基因缺失引起胰岛素受体减少可以造成胰岛素抵抗

C. 高血压导致胰岛素抵抗

D. 肥胖常常导致胰岛素抵抗和高胰岛素血症

41. 男性，30岁，身高170cm，体重85kg，首次发现空腹血糖7.0mmol/L，血脂正常，血压正常，家族无糖尿病史，该患者的治疗方案（C）最佳

A. 口服二甲双胍，正常饮食

B. 不用吃降糖药

C. 先控制饮食、限制每天总热量、适当运动、监测血糖一周，如血糖控制良好则无需进行药物控糖，血糖控制不佳再则考虑药物治疗

D. 直接使用注射胰岛素治疗

42. 关于肥胖合并糖尿病患者的减重食谱摄入描述正确的是（B）

A. 不能吃肉

B. 必须保证有正常量的优质蛋白供给，如牛奶、鱼、鸡蛋白、牛肉等

C. 最好以吃水果、蔬菜为主

D. 脂肪的供给量必须控制在总热量的10%以下

43. 肥胖合并代谢综合征患者的体重管理原则不包括（C）

A. 限制总摄入能量，造成能量的负平衡

B. 成年人中度以上肥胖者以每周减体重 0.5～1kg 为宜

C. 晚餐不能吃碳水化合物

D. 脂肪的供给量控制在总热量的 20%～30% 为宜

44. 关于体重管理过程中维生素和无机盐摄入问题的描述正确的是（A）

A. 新鲜蔬菜、水果、豆类、动物内脏、牛奶等是维生素和无机盐的主要来源，减重期间应该合理选择和搭配这类食物

B. 直接使用各种维生素制剂和补充无机盐制剂即可

C. 水果维生素和矿物质含量丰富，每天应当大量补充

D. 肝脏和蛋黄胆固醇太高，减重期间应当禁止食用

45. 某肥胖者 BMI 30kg/m^2，合并高血压、高血脂，在进行体重管理时膳食管理应遵循原则不正确的是（B）

A. 限制总能量摄入，造成能量的负平衡

B. 蛋白质占总能量 30%

C. 碳水化合物占总能量 50% 以下

D. 脂肪的供给量必须控制在总热量的 25%

46. 用单胺氧化酶抑制剂如优降宁等药物治疗高血压时，不要食用含酪胺高的食物，以下食物可以正常食用的为（D）

A. 蘑菇　　B. 香蕉　　C. 酸牛奶　　D. 黄瓜

47. 肥胖合并高血压的患者可以选择具有保护血管和降压作用的食物，如（A）

A. 芹菜　　B. 咸蛋　　C. 牡蛎干　　D. 猪肝

48. 肥胖合并糖尿病的患者可以选择具有饱腹感强、低 GI 的食物，如（A）

A. 燕麦、粳米按 1∶1 份量蒸饭　　B. 白菜咸骨粥

C. 苹果汁　　D. 红烧排骨

49. 蛋白质类、脂肪类、碳水化合物类食物在胃的排空顺序（由快到慢）为（B）

A. 蛋白质　脂肪　碳水化合物　　B. 碳水化合物　蛋白质　脂肪

C. 碳水化合物　脂肪　蛋白质　　D. 蛋白质　碳水化合物 脂肪

50. 对于肥胖合并有代谢综合征的患者来讲，最佳的进食顺序为（C）

A. 主食　蔬菜　肉蛋类　　B. 蔬菜　主食　肉蛋类

C. 肉蛋类　蔬菜　主食　　D. 肉蛋类　主食　蔬菜

51. 中医体质辨识原则不包括（D）

A. 整体性原则　　B. 形神结合原则　　C. 舌脉合参原则　　D. 个性化原则

52. 中医所谓的体质是指人体的（C）

A. 身体素质　　B. 心理素质　　C. 身心特性　　D. 遗传特质

53. 健康之人体质应为（C）

A. 偏阳质　　B. 偏阴质　　C. 阴阳平和质　　D. 肥胖质

54. 具有亢奋、偏热、多动等特征的体质为（A）

A. 偏阳质　　B. 偏阴质　　C. 阴阳平和质　　D. 肝郁质

55. 具有抑制、偏寒、多静等特征的体质为（B）

A. 偏阳质　　B. 偏阴质　　C. 阴阳平和质　　D. 气虚质

56. 某人身体强壮、肥瘦适中，饮食无偏嗜，二便通调，面色红润，性格开朗，精力充沛，睡眠良好。属于（C）

A. 偏阳质　　B. 偏阴质　　C. 阴阳平和质　　D. 气虚质

57. 某人形体偏胖，面色萎黄，食量较少，喜欢喝热水，性格内向，动作迟缓，容易疲劳。属于（B）

A. 偏阳质　　B. 偏阴质　　C. 阴阳平和质　　D. 气虚质

58. 痰湿质的特征不包括（C）

A. 体形肥胖、腹部肥满松软

B. 多汗且黏，面部油脂多

C. 口干口苦

D. 口黏腻或甜

59. 容易疲乏、气短、自汗，平时语音低弱，精神不振，舌淡红，舌边有齿印，脉弱。属于（B）

A. 阳虚质　　B. 气虚质　　C. 阴虚质　　D. 气郁质

60. 肤色晦暗，色素沉着，口唇黯淡，舌黯或有瘀点，舌下络脉紫黯或增粗，脉涩。属于（B）

A. 阳虚质　　B. 血瘀质　　C. 阴虚质　　D. 气郁质

61. 肌肉松软不实，畏寒怕冷，手足不温，舌淡胖嫩，脉沉迟。属于（A）

A. 阳虚质　　B. 气虚质　　C. 阴虚质　　D. 气郁质

62. 改善体质的目的是（B）

A. 治疗疾病　　B. 治未病　　C. 改变遗传　　D. 减肥

63. 痰湿体质肥胖患者的调体方法是（A）

A. 健脾利湿，化痰泄浊　　B. 滋补肾气

C. 疏利通络　　D. 健脾补气

64. 气虚体质肥胖患者的调体方法是（D）

A. 健脾利湿，化痰泄浊　　B. 滋补肾气

C. 疏利通络　　D. 培补元气，补气健脾

65. 关于痰湿体质肥胖患者的饮食调理不正确是（D）

A. 药食两用的药物常常使用党参、薏苡仁、荷叶、苍术、白术

B. 少食用甜腻油脂食物

C. 温化通阳时可以使用桂枝、厚朴、干姜

D. 多吃水果

66. 病情随体质而发生的转化称为（C）

A. 质势　B. 病势　C. 从化　D. 转变

67. 素体阴虚阳亢者，受邪后多从（B）

A. 寒化　B. 热化　C. 燥化　D. 湿化

68. 素体阳虚阴盛者，受邪后多从（A）

A. 寒化　B. 热化　C. 燥化　D. 湿化

69. 痰湿兼挟血瘀体质之人易患（A）

A. 肥胖并高脂血症　B. 痛风

C. 肾病　D. 胃病

70. 肝病患者多见于（D）

A. 阴虚体质　B. 气虚体质　C. 痰湿体质　D. 气郁体质

（二）判断题（正确的在括号内填 A，错误的在括号内填 B）

1. 体内脂肪的存储和燃烧，是由胰岛素和胰高血糖素两种激素来调节的，而激素分泌是由血糖水平直接控制的。（A）

2. 胰岛素是一种合成和存储脂肪的激素，是增肥的激素。（A）

3. 胰高血糖素是一种合成和存储脂肪的激素，是增肥的激素。（B）

4. 胰高血糖素是促进脂肪分解的激素，是减肥的激素。（A）

5. 胰岛素是促进脂肪分解的激素，是减肥的激素。（B）

6. 饮食减肥核心是要通过饮食控制胰岛素水平、升高胰高血糖素水平。（A）

7. 饮食减肥核心是要通过饮食降低胰高血糖素水平、升高胰岛素水平。（B）

8. 饮食减肥需要充分摄入单不饱和脂肪酸和 $n-3$ 多不饱和脂肪酸，控制饱和脂肪酸的摄入。（A）

9. 饮食减肥需要少摄入单不饱和脂肪酸和 $n-3$ 多不饱和脂肪酸，多摄入饱和脂肪酸。（B）

10. 富含单不饱和脂肪酸的食用油包括橄榄油、茶籽油等。（A）

11. 富含单不饱和脂肪酸的食用油包括亚麻籽油、菜籽油等。（B）

12. 富含 $n-3$ 多不饱和脂肪酸的食用油包括亚麻籽油、紫苏油等。（A）

13. 富含 $n-3$ 多不饱和脂肪酸的食用油包括亚麻籽油、花生油等。（B）

14. 营养减肥每天吃 5～6 餐比每天 1～2 餐效果更好。（A）

15. 营养减肥需要合理烹饪，少油煎、油炸，多用蒸、煮或凉拌等烹调方法。（A）

16. 控制进餐速度是体重管理有效措施之一，因为胃向大脑输送吃饱了的信号需要 20 分钟时间。（A）

17. 限制能量平衡膳食（CRD）是一类限制能量摄入的同时保证基本营养需求的膳食模式，其宏量营养素的供能比例应符合平衡膳食的要求。（A）

18. 限制能量平衡膳食（CRD）是一类限制能量摄入的同时保证基本营养需求的膳食模

式，其微量营养素的供能比例应符合平衡膳食的要求。(B)

19. 肥胖与一些微量营养素的代谢异常相关，尤其是钙、铁、锌、B族维生素的缺乏。(A)

20. 采用营养代餐方法能够兼顾体重减轻和营养均衡。(A)

21. 高蛋白质膳食（HPD）是一类每日蛋白质摄入量超过每日总能量的20%，但一般不超过30%的膳食模式。(A)

22. 高蛋白质膳食（HPD）是一类每日蛋白质摄入量达到每日总能量15%的膳食模式。(B)

23. 轻断食模式有益于体重控制和代谢改善。(A)

24. 生酮饮食是一种高脂、低碳水化合物，合适的蛋白质和其他营养素的膳食配方饮食，属于低能量或低碳膳食模式。(A)

25. 体重管理过程中碰到减肥平台期是非正常现象，说明减肥措施不力。(B)

26. 科学的生活方式和行为干预措施，对减少减重后复重有效。(A)

27. 专业人员应向减重者提供细致的减重后维持计划。(A)

28. 有效体重管理一般需要使用体重管理记录表。(A)

29. 中国食物成分表是营养师的工具书，每位营养师都要学会查阅。(A)

30. 估计常见食物的份量和重量是体重管理师一个比较重要的基本功，需要练习和掌握。(A)

31. 进行饮食管理、适当运动、减轻体重有利于肥胖合并糖尿病患者的血糖控制、预防糖尿病并发症的发生及进展。(A)

32. 低碳饮食、生酮饮食适用于所有的肥胖合并有代谢综合征的患者。(B)

33. 建立正确的饮食营养观、良好的生活习惯，找到一个能长期坚持下来并适合自己实际情况的饮食习惯是保持体重不反弹的重要原因。(A)

34. 控制摄入总热量，做到消耗热量大于摄入热量是体重下降的最核心原理。(A)

35. 痰湿体质之人的发病倾向为糖尿病、中风和冠心病。(A)

36. 阴阳平和质是功能较为协调的体质类型。(A)

37. 偏阳质的人具有亢奋、偏热、多动特征，食量大，体形偏胖。(B)

38. 对体质进行分类的基本方法是运用阴阳的分类方法。(A)

（三）技能练习题

1. 请阐述有效体重管理膳食营养指导细则。

参考答案：

（1）合理控制每天摄入的总能量。每天供能1000～1500kcal。

（2）食物多样化，膳食结构合理，保证维生素矿物质的摄入。每周摄入食物达25种以上。

（3）高蛋白饮食。蛋白质供能比可达20%。

（4）多选择低GI食物很重要。

（5）适量脂肪摄入。脂肪供能比达25%～30%最好。饱和脂肪酸:单不饱和脂肪酸:多不饱和脂肪酸=1:1:1。

（6）少量多餐。每天5～6餐减肥效果最好。

（7）合理烹饪。少油煎、油炸，多用蒸、煮或凉拌等烹调方法。

（8）养成良好的饮食习惯。控制进餐速度，细嚼慢咽。防止饥饿。禁食高热量食物，不吃垃圾食品。

2. 请简述低GI饮食减肥的机制。

参考答案：

（1）低GI饮食，餐后血糖不会剧烈升高，身体不需要加速释放胰岛素，反而会加速释放胰高血糖素。

（2）胰岛素是体内一种合成和存储脂肪的激素，是增肥激素，体内胰岛素太多，就很容易发胖。

（3）胰高血糖素可以利用脂肪、减少三酰甘油、降低LDL，升高HDL，是促进脂肪分解的激素，胰高血糖素是减肥激素。

（4）低GI膳食模式血液中胰高血糖素水平会高于胰岛素水平，减肥激素水平高于增肥激素水平，体内脂肪才能得以分解，才能持续有效减肥。

（5）成功的饮食减肥一定要通过饮食控制体内胰岛素水平，提高胰高血糖素水平。

3. 合理摄入脂肪有利于减肥，请简述其中道理及每天选择食用油的方法。

参考答案：

（1）适量摄取脂肪不会让人长胖。脂肪能够控制食欲，减少饥饿感和暴饮暴食。

（2）摄取过量碳水化合物和饱和脂肪才容易长胖。

（3）科学摄取脂肪还能有效减肥，摄入脂肪酸构成比很重要。最佳比例是饱和脂肪酸：单不饱和脂肪酸：多不饱和脂肪酸＝1:1:1。

（4）$n-3$多不饱和脂肪酸、单不饱和脂肪酸均能加速身体脂肪燃烧，降低血脂，减少身体脂肪堆积，并促进身体产生能量。

（5）每天需要使用三种食用油：①亚麻籽油或紫苏油，每天8ml；②茶籽油或橄榄油，每天10～12ml；③其他油每天6～8ml。

4. 请阐述限制能量平衡膳食（CRD）的作用和膳食指导原则。

参考答案：

（1）CRD具有减轻体重、降低脂肪含量的作用。

（2）保证蛋白质充足供给（1.2～1.5g/kg），能增强CRD的减重效果。

（3）使用大豆蛋白部分替代酪蛋白可增强CRD的减重效果。

（4）CRD中脂肪的供能比例以20%～30%为宜。

（5）适当增加富含$n-3$多不饱和脂肪酸的食物或补充鱼油制剂，可以增强CRD的减重效果。

（6）CRD中碳水化合物的供能比例以40%～55%为宜。

（7）增加蔬菜、水果、燕麦等富含膳食纤维的食物可增强CRD的减重效果。

（8）适当补充 B 族维生素、维生素 D 制剂和钙可增强 CRD 减重效果。

（9）采用营养代餐模式的 CRD 更有助于减轻体重。

5. 请简述代餐疗法的优点及其注意事项。

参考答案：

（1）代餐疗法优点：代餐减肥类产品秉承均衡营养、健康减肥的理念，通过调整膳食结构中的蛋白质、脂肪、碳水化合物、膳食纤维、维生素、矿物质的摄入，保证在减肥过程中不饥饿、不乏力、不腹泻、不反弹，符合世界卫生组织推荐的健康减肥理念。最重要的是不会对身体造成任何损害，可以说代餐减肥是真正意义上的绿色减肥，而不是一味的节食主义。

（2）代餐疗法注意事项：①均衡代餐法是最好的代餐方法，对身体没有副作用。②要多喝水，每天至少喝 2000ml 的水。③多吃蔬菜或其他高纤食物，如番茄、黄瓜等。④要额外摄入足够的蛋白质。⑤配合适量运动。

6. 请简述代谢综合征的特点。

参考答案：代谢综合征有以下特点：

（1）多种代谢紊乱集于一身，包括肥胖、高血糖、高血压、高尿酸等。

（2）有共同的病理基础，即胰岛素抵抗和高胰岛素血症。

（3）可造成多种疾病增加，如高血压、冠心病、脑卒中、甚至某些癌症。

（4）有共同的预防及治疗措施，防治好一种代谢紊乱，也就有利于其他代谢紊乱的防治。

7. 请简述减肥平台期的具体处理方法。

参考答案：

（1）调整膳食，再适当降低每天摄入的总能量。每天要保证一定量蛋白质的摄入，才容易突破平台期。

（2）增加活动量。选择自己喜欢的运动项目，适当增加活动量，增加热量的消耗，停滞期一定能取得突破。

（3）睡前 5 小时禁食。睡前摄入过多的能量会被身体吸收变成脂肪囤积起来。

（4）随时随地激励自己。让自己在停滞期也不松懈自己的减肥意志。

8. 请计算 200g 鸡蛋的能量和蛋白质含量，要求写出计算公式。查阅中国食物成分表可知，鸡蛋食部为 88%，100g 鸡蛋含热量 156kcal、蛋白质 12.8g。

参考答案：

（1）计算一定量市品所含能量的公式为：

某食物能量含量 = 市品重量 × 食部（%）× 100g 该食物能量含量（%）

200g 鸡蛋可提供的能量 = 200g × 食部 88% × 156%（kcal/100g）= 274.4（kcal）

（2）计算一定量市品中的某营养成分含量的公式为：

某营养成分含量 = 市品重量 × 食部（%）× 营养成分含量（%）

200g 鸡蛋可提供的蛋白质 = 200g × 食部 88% × 12.8%（g/100g）= 22.4（g）

9. 请计算 400g 河虾中蛋白质的含量，要求写出计算公式。查食物成分表可知河虾的食部为86%、蛋白质含量为16.4%。

参考答案：

计算一定量市品中的某营养成分含量的公式为：

某营养成分含量＝市品重量×食部（%）×营养成分含量（%）

400g河虾蛋白质含量＝400g×食部86%×16.4%＝256.4（g）。

10. 李某，男，50岁，身高173cm，体重103kg，肥胖，平日活动少，劳动强度低，不爱运动，吃肉多、应酬多、喝酒多。请用食物交换份法为他编制营养食谱。

参考答案：

（1）计算标准体重

计算公式：标准体重＝身高（cm）－105，李某标准体重＝173－105＝68（kg）

（2）计算每天所需总能量

李某按轻体力劳动强度来供给能量，但他有肥胖症，需要调低每天热能供应，实际按热量系数25kcal/（kg·d）来供给能量（表4－12）。

全日所需总能量（kcal）＝标准体重×热量系数＝68×25＝1700（kcal）

（3）计算全日三大产能营养素摄入量

蛋白质＝（15%×1700）÷4＝63.75（g）

脂肪＝（25%×1700）÷9＝47.22（g）

碳水化合物＝（60%×1700）÷4＝255（g）

（4）确定食物的重量和食物内容

①确定各类食物份数：

李某1天总热量为1700kcal，按1700kcal查表4－13“不同热量食物份数分配表”，得到一天食物总份数为19份，各种食物份数为谷类10份，蔬菜类1份，肉蛋类3份，奶类1.5份，水果类1份，油脂类2.5份。

②换算成食物重量：大米250g，青菜500g，肉鸡蛋150g，牛奶250g，苹果100g，橙子100g，油脂25g。

（5）编制一天食谱

①早餐（5.5份）：牛奶250g，米（面）75g，鸡蛋50g。

早餐粗配食谱：牛奶250g，煮面条（面75g，鸡蛋50g）。

②午餐（7.5份）：大米100g，瘦肉50g，青菜250g，花生油15g，苹果100g。

中餐粗配食谱：蒸米饭（大米100g），瘦肉炒青菜（瘦肉50g、青菜250g、花生油15g），苹果100g。

③晚餐（6份）：大米75g，鱼肉50g，青菜250g，花生油10g，苹果100g。

晚餐粗配食谱：蒸米饭（大米75g），清蒸鱼（鱼肉50g），炒青菜（青菜250g、花生油10g），苹果100g。

（6）食谱的复核、计算、评价和调整。

（7）用食物交换份法编制一周食谱。同一类食物可以份为单位进行交换。

11. 请论述肥胖儿童体重控制膳食指导原则。

参考答案：

（1）总能量摄入。在正常儿童每天应供给总能量的基础上，对轻、中、重度肥胖儿童分别减少 10%、20%、30% 的能量供给。

（2）蛋白质供能应占总能量的 15%，尽量采用优质蛋白质。

（3）脂肪供能比正常或偏低，占总能量 20%～25%，多采用富含不饱和脂肪酸的植物油等，少食或不食肥肉、油煎或油炸食品。

（4）碳水化合物供能占总能量 50%～60%，常食粗粮，少食或不食高能量食品如蔗糖、巧克力等。

（5）胆固醇限制在每天 300mg，可每天一个鸡蛋。

（6）供给丰富的维生素、无机盐及纤维素。

（7）烹调用食盐以一日 2～6g 或酱油 10ml 为宜，少食或不食腌制特咸的榨菜、酱菜及蛋类食品。

（8）餐次：幼儿一日 4～5 餐，学龄儿童一日三餐。保证吃早餐，晚餐量少。饥饿时可加食鲜味无油或微量油的菜或菜汤或以水果充饥。

12. 女性，58 岁，身高 166cm，体重 78kg，血压正常，血三酰甘油及胆固醇正常，目前从事轻体力劳动。下面是她一日的食谱：

早餐：饼干、可乐、鸡蛋、巧克力。

午餐：红烧肉、糖醋藕、凉拌黄瓜、大米饭。

晚餐：炸带鱼、豆腐葱花汤，花卷。

请完成下面工作：

（1）计算该女性的 BMI 值并评价其营养状况。

（2）在不考虑定量分析的前提下，指出食谱的不合理之处。

（3）作为一个体重管理师，请为其制定针对性的膳食治疗原则。

参考答案：

（1）$BMI = 体重（kg）/身高^2（m^2） = 78/1.66^2 = 28.31（kg/m^2）$

该女性的 $BMI > 28kg/m^2$，故属肥胖。

（2）食谱的不合理之处：①早餐喝可乐，吃巧克力，摄入的能量过多；②午餐的红烧肉、糖醋藕，过于油腻，油脂摄入过多；③晚餐的炸带鱼属油炸食品，不健康，且不利于消化；④由于该女性是从事轻体力劳动，且处于肥胖状态，应吃得清淡一些，但她的食谱能量摄入过多，且过于油腻。

（3）该女性针对性膳食指导原则：

①饮食要多样化，均衡，适量；

②各种营养素摄入比例适宜，特别注意七大营养素的补充；

③减少脂肪摄入量；

④保证蔬菜水果的摄入；

⑤控制总热能的摄入，改变不健康的烹调方式；

⑥食量与运动量相当，保持适宜体重。

13. 请简述代谢综合征的诊断标准。

参考答案：

（1）血压≥140/90mmHg 或已经诊断为高血压；

（2）空腹血三酰甘油≥1.7mmol/L 和（或）空腹 HDL－C＜0.9mmol/L（男），＜1mmol/L（女）；

（3）空腹血糖 6.1mmol/L 以上和（或）餐后 2 小时血糖≥7.8mmol/L 和（或）已经确诊糖尿病并接受治疗；

（4）BMI≥25kg/m^2。

符合以上 4 条标准中的 3 条即可诊断为代谢综合征。

14. 请简述肥胖合并代谢综合征患者的体重管理原则。

参考答案：

（1）找专业人士明确诊断及评估相关并发症，进行对症治疗；

（2）限制每天总能量摄入量；

（3）限制每天脂肪摄入量；

（4）适当减少碳水化合物的摄入；

（5）蛋白质的供给要满足需求；

（6）充足的维生素、无机盐及膳食纤维；

（7）养成良好的饮食习惯和积极运动。

15. 男性，45 岁，医生告诉其已经具备了“死亡四重奏”的危险因素。请描述何为“死亡四重奏”？积极进行体重管理是该患者治疗的基础，体重管理方案中的饮食管理是关键，请描述其饮食管理的要点。

参考答案：

（1）“死亡四重奏”也就是通常所说的代谢综合征，同时具有肥胖、高血压、高血糖、高血脂。研究发现，患有代谢综合征的人群发生糖尿病和心血管疾病的危险性远远高于一般人群，动脉粥样硬化病变程度也高于一般人群。基于以上原因，这类人群的患病率、出现中风、猝死机会均远远高于常人，所以一些学者将其形象地比喻为“死亡四重奏”。

（2）该患者应该积极进行体重管理，以平衡膳食为基础，把体重降至正常范围、减低内脏脂肪，维持合理的体成分，控制血糖和血压，缓解血脂异常，预防并发症。饮食管理要点。

①限制每天总能量摄入量。

②限制每天脂肪和胆固醇的摄入。脂肪供能占总热量 20%～25% 为宜，其中动物脂肪少吃，富含多不饱和脂肪酸的海鱼可以常选择，食用油可以选橄榄油、豆油，维生素 E 适量增加

摄入量，注意避免食用含油高的调味品。

③适当减少碳水化合物的摄入，碳水化合物供能比减少至40%～50%。常用杂粮作为主食，少吃甜食和含糖饮料。

④蛋白质的供给要满足需求，占总能量的20%左右。多选优质蛋白，如大豆制品、鸡胸脯肉、虾肉、鱼肉、鸡蛋白、牛奶、牛肉等。

⑤充足的维生素、无机盐及膳食纤维。每天500g新鲜蔬菜，蔬菜的品种要多样化、多种颜色，粗粮、杂粮可以保证充足的维生素、矿物质和膳食纤维，水果要常吃，但每天的量以不超过250g为宜。

16. 女性，35岁，两年前生完二胎后体重一直缓缓增加，身高160cm，体重85kg，腰围98cm，血压155/90mmHg，空腹血糖7.2mmol/L，血三酰甘油2.6mmol/L。请回答下面问题：

（1）该患者的诊断是什么？

（2）请给该患者提出体重管理建议。

参考答案：

（1）该患者的可能诊断为：

肥胖症合并代谢综合征（高血脂、高血糖、高血压）。

（2）体重管理建议：

①限制每天总能量摄入量。

②限制每天脂肪和胆固醇的摄入。脂肪供能占总热量20%～25%为宜，其中动物脂肪少吃，富含单不饱和脂肪酸、多不饱和脂肪酸的食用油要常用。

③适当减少碳水化合物的摄入，碳水化合物供能比减少至40%～50%。

④蛋白质的供给要满足需求，占总能量的20%左右。多选优质蛋白。

⑤充足的维生素、无机盐及膳食纤维。每天500g新鲜蔬菜，水果250g。

⑥常进行适当的体力活动增加能量消耗。如家务活动、快走等，培养良好的运动习惯。

17. 现代人的常见体质分为哪九种？

参考答案：

现代人的常见体质分为九种：平和质、气虚质、阳虚质、阴虚质、痰湿质、湿热质、血瘀质、气郁质、特禀质。

18. 现代人肥胖者常见于痰湿质，“痰”又可以辩证为哪几种？

参考答案：

“痰”涵盖的是一个广泛的概念，津液积聚、不运化了都可以叫“痰”，可以分为寒痰、风痰、热痰、湿痰、燥痰。

19. 请描述气虚质肥胖者的辩证要点及饮食调理。

参考答案：

（1）辨证要点。气虚质肥胖者的总体特征：元气不足，以疲乏、气短、自汗为主要特征。形体特征：肥胖、肌肉松软不实。

常见表现：平素气短少言，语声低怯，精神不振，容易疲乏，目光少神，口淡，唇色少华，舌淡红，舌边有齿痕，脉弱；头晕健忘，大便正常或不成形，便后仍觉未尽，小便正常或偏多；容易出汗，容易感冒、病后康复缓慢。

（2）饮食调理。气虚质者多元气虚弱，调理法则为培补元气、补气健脾。适宜选性平偏温、健脾益气的食物，如可以选小米、红薯、南瓜、土豆、山药、莲藕、莲子、扁豆、豌豆、豇豆等作为主食，蛋白质类可选鸡肉、鸡蛋、牛肉、猪肚、兔肉、淡水鱼、黄鱼、泥鳅、黄鳝等，蔬菜水果可选大枣、苹果、橙子、菱角等。饮食不宜过于滋腻，不宜多食生冷苦寒、辛辣燥热之物；需要根据寒热虚实来进行培补元气。可用药膳，如黄芪童子鸡、黄芪党参汽锅鸡、党参莲子汤。

20. 饮食因素对体质的形成有何影响？

参考答案：

（1）饮食物各有不同的成分或性味特点，长期的饮食习惯和固定的膳食品种质量，日久可因体内某些成分的增减等变化而影响体质。

（2）如果饮食多样，搭配合理，定时定量，五味调和，再加上脾胃健运，则水谷之精充足，脏腑组织得养，有利于形成良好的体质。

（3）如果长期饮食不节，则必然给体质带来不利的影响，如饮食量少，精气血津液化生不足，则会导致体质虚弱；嗜食肥甘厚味，助湿生痰，易形成痰湿体质；嗜食辛辣则易化火伤阴，形成阴虚火旺体质；过食咸则胜血伤心，易形成心气虚体质；饮食无度，日久损伤脾胃，易形成形盛气虚体质。

第五章　体重管理的运动指导技能

一、运动及其健康益处

（一）概述

1. 身体活动的概念和基本要素　身体活动（PA）指由于骨骼肌收缩引起机体能量消耗增加的所有活动。身体活动包括频率（Frequency）、强度（Intensity）、时间（Timing）和类型（Type）四个基本要素，也就是 FITT 原则。另外还有身体活动量（Volume）和进度（Progress），统称为 FITT - VP 原则。

2. 身体活动不足的流行趋势和相关负担　由于社会发展和技术提高，一方面人们处于活跃状态的活动减少，而未能满足有关身体活动指南的建议水平，称为缺乏身体活动；另一方面连续长时间的静坐行为增加，称为久坐行为过多。

目前世界范围内，身体活动不足普遍存在。全世界有 1/4 成年人和 3/4 青少年（年龄在 11 ~17 岁）缺乏身体活动。2013 年，我国 18 岁以上成人经常锻炼率（每周参加中、高强度体育锻炼 3 次及以上，且每次至少持续 10 分钟的比例）仅为 15%，仅为新加坡的 1/2，美国的 1/3。

身体活动不足是造成高血压、糖尿病、心脑血管疾病、多种恶性肿瘤等慢性非传染性疾病（也简称慢性病）的重要危险因素。缺乏身体活动是造成全球范围死亡的第四位危险因素，占全球死亡归因的 6%，仅次于高血压（13%）、烟草使用（9%）和高血糖（6%），高于超重和肥胖（5%）。据估计，在 2013 年，全世界由于缺乏身体活动而带来的直接经济负担约为 540 亿美元，间接损失约为 140 亿美元。

3. 国内外有关身体活动促进的相关策略和行动　为促进提高身体活动水平进而达到促进健康、降低疾病负担、促进社会经济发展等目标，过去 20 年以来，世界卫生组织（WHO）和各国陆续制定和发布各类行动策略和倡议等。

WHO 在 2004 年发布了《饮食、身体活动与健康全球战略》，呼吁所有成员国将促进身体活动作为重要的国家公共卫生干预政策。2010 年发布了《关于有益健康的身体活动全球建议》，针对不同年龄人群提供了有益健康的身体活动原则。2018年6月发布的《全球身体活动行动计划（2018—2030）》，积极倡导“加强身体活动，造就健康世界”。

各国陆续发布和积极更新完善了指导人群的身体活动指南。日本《运动指南（2006）》发布较早，美国的《美国成人身体活动指南（2008）》影响更为广泛。我国于2011年也发布了《中国成人身体活动指南（试行）》。

由国家卫健委（原卫生部）疾控局、全国爱国卫生运动委员会办公室和中国疾病预防控制中心于2007年共同发起的“全民健康生活方式行动”积极倡导“健康一二一”（每日一万步，吃动两平衡，健康一辈子），并确定2017年之后的10年内重点关注“三减加三健”（即减盐、减油、减糖，健康口腔、健康体重、健康骨骼）。美国运动医学会于2007年9月提出的“运动是良医（EIMT）”，目前已经进入美国的医疗系统，作为医疗处方手段之一。该项目已经在包括中国在内的30多个国家先后启动。

（二）身体活动的概念和分类

身体活动可以有多种分类方法，简述如下。

1. 按日常活动分类 根据日常生活中身体活动的目的和时间分配，可分为职业性身体活动、交通往来身体活动、家务性身体活动和业余休闲身体活动四类。

其中，职业性身体活动通常是指有劳动收入（如工资）的活动，包括家政服务等职业行为。业余休闲活动指上述三类目的之外的时间里从事的活动，可以是锻炼，也可以是看电视、家务等活动。

2. 按能量代谢分类 身体活动的本质是肌肉收缩做功，运动强度不同，稳定维持在这一强度的运动时间不同，决定了肌肉活动的能量来自于无氧代谢、有氧代谢或有氧与无氧混合代谢。身体活动因此可分为有氧代谢运动和无氧代谢运动，简称有氧运动和无氧运动。

（1）有氧运动 有氧运动是指躯干、四肢等大肌肉群参与为主的、有节律、较长时间、能够维持在一个稳定状态、以有氧代谢为主要供能途径的运动形式，也叫耐力运动。如以每小时4km的中等速度步行、每小时12km的速度骑自行车都属于有氧运动。

（2）无氧运动 无氧运动是指以无氧代谢为主要供能途径的运动形式，一般为肌肉的强力收缩活动，因此，不能维持一个稳定的状态。100m短跑等几乎全部为无氧代谢供能。无氧运动也可发生在例如5000m长距离跑步等有氧运动末期，也是抬重物、俯卧撑、抗阻力肌肉力量训练的主要运动形式。

3. 其他分类 根据生理功能和运动方式，身体活动还可以有以下类别。

（1）柔韧性活动（伸展性活动） 指促进提高关节柔韧性和灵活性的活动。如各种伸展性活动、瑜伽、太极等。

（2）强壮肌肉活动 指保持或增强肌肉力量、体积和耐力的活动。如日常各种负重活动、举哑铃、俯卧撑等。

（3）平衡性活动 指利于保持姿势的活动。如单腿站立站、倒着走、平衡板练习等都属于平衡练习。强壮肌肉的核心练习和下肢练习也都可有助于提高平衡能力。

（4）健骨运动 作用于骨骼并产生了骨骼肌性和压力性负荷的活动，这类活动可以改善骨结构或骨密度，从而增加对于骨折的抵抗力。例如蹦、跳、舞蹈等活动属于健骨运动，同时也属于肌肉力量运动。

（5）高强度间歇训练 包含大强度有氧运动并间或短时间低强度有氧运动恢复期的组合型活动。目前尚缺乏明确的有氧运动类型和强度建议，也缺乏明确的间歇周期时长的建议。

（三）身体活动的强度及其衡量

1. 身体活动强度的常用指标 身体活动强度分为绝对强度（也称“物理强度”）和相对强度（也称“生理强度”）两类指标。同一种运动的绝对强度是一致的，而不同生理状态个体的疲劳感等相对强度可能存在较大差异。

（1）绝对强度 据身体活动的绝对物理负荷量测定的强度水平，通常为普通健康成年人的某种运动测定结果。常用指标为代谢当量（METs，也称梅脱）。代谢当量是指相对于安静休息时运动的能量代谢水平，1MET 相当于每分钟每千克体重消耗 3.5ml 的氧，或每分钟每千克体重消耗 1.05kcal（44kJ）能量的活动强度。代谢当量是目前国际上反映运动绝对强度的常用指标。

（2）相对强度 根据生理反应情况测定的强度水平，包括：

①主观性的疲劳感，常用指标为自觉运动强度量表（即伯格 Borg 量表），等级可以分为轻、中、重三个水平。

②客观的心率水平、耗氧量等。常用指标为最大心率百分比（%HRmax）、最大耗氧量百分比（$\% VO_2max$）、靶心率等。运动时的心率作为训练时运动强度的监测指标称为目标心率或称靶心率。

2. 身体活动强度的衡量 由于人体对不同强度身体活动的生理反应及相关的健康效应不同，通常需要衡量和区分身体活动的强度。

（1）绝对强度的衡量 依据绝对强度指标，即代谢当量水平，身体活动可以分为：>6METs 为高强度活动；3～5.9METs 为中等强度活动；1.6～2.9METs 为低强度活动；1.0～1.5METs 为静态行为活动。其中静态行为活动是指代谢当量为 1.0～1.5METs 并且为坐、躺姿势阅读、看电视或使用手机、电脑等电子产品的活动。

美国运动医学会于 1993 年以来先后发布和更新了三版代谢当量数据库，也就是身体活动概要，对人们生活、工作、交通、娱乐等范畴的数百种运动的代谢当量给予了赋值，以供参考查阅使用。该数据库已得到世界范围内的广泛认可和应用。

（2）相对强度的衡量

①最大心率百分比法：中等强度的心率一般定义在 60%～75% HR_{max}。其中粗略估算最大心率的公式，即 $HR_{max}=220-$ 年龄（岁）。目前有推荐公式 $HR_{max}=207-0.7\times$ 年龄（岁），被认为可适用于所有年龄段和体适能水平的成年男女。运动中的心率可以通过颈动脉或四肢动脉触摸直接测量，测量时间可以为 10 秒，更方便的方法是采用有线和无线仪器设备监测心率。

②Borg 量表法：常用 6～20 级的表：按照主观疲劳程度分级，中等强度通常在 11～14 的区间内。具体测量方法为：将主观的疲劳程度“6”为最低水平（最大程度的轻松感，无任何负荷感），“20”作为最高水平（极度疲劳感），然后针对所进行的具体活动（如跑步）的疲劳感进行主观估计个体的疲劳级别，不同个体的感觉可能存在明显差异。如慢跑对于职业运动员而言，可能感到非常轻松，为“7”或“8”，而对于一名很少锻炼的成年人，可能会感到比较累，为“14”。Borg 量表详见表 5－1。

表 5－1 自觉运动强度（RPE）分级表

级	6	7	8	9	10	11	12	13	14	15	16	17	18	19	20
RPE		非常轻轻		很轻		有点累	稍累			累		很累		非常累	

健康活动指导中，自我感知运动强度更方便实用。中等强度活动的自我感觉有：心跳和呼吸加快，用力但不吃力，可以随着呼吸的节奏连续说话，但不能放声唱歌。一般健康人还可以根据活动中的心率来感觉和控制强度，但对于老年人和体质较差者，则应结合自己的体质和感觉来确定强度。

（四）身体活动量的衡量

1. 国际通用的身体活动量衡量指标 国际通用的身体活动量是指身体活动强度与单次或累计时间的乘积，一般用梅脱·分钟（MET·min）或梅脱·小时

（MET ·h）表示。即一次具体身体活动的活动量（梅脱·分钟，MET·min）等于该活动强度（梅脱值）与持续时间（分钟）的乘积。一定时间内的活动量可以累积，不同类型身体活动的活动量也可以相加。例如，健康成人每天以5km/h的速度走路30分钟，每周5天；查表可知以5km/h的速度走路1分钟身体活动强度为3.5METs；这项身体活动的活动量计算公式为：

每天走路的活动量（MET·min）=3.5MET ×30min =105MET·min

每周走路的活动量（MET·min）=105MET·min ×5 =525MET·min

2. 千步当量　我国2011年推出了《中国成人身体活动指南（试行）》，该指南中的身体活动量的基本衡量单位定义为“千步当量”。该指标的提出是为了便于我国居民估计和折算各类身体活动的活动量或能量消耗。

1个千步当量相当于以4km/h的速度步行10分钟的身体活动量，相当于洗盘子或熨衣服15分钟或以9.6km/h的速度慢跑3分钟的活动量。3METs时一个千步当量约为10分钟，6METs时一个千步当量约为5分钟，以此类推。如果以4km/h的速度步行60分钟，则为6个千步当量；如果以9.6km/h的速度慢跑30分钟，则为10个千步当量。这样就将相应日常活动的代谢当量用时间来计算，大大方便了对身体活动强度的指导。

3. 千步当量转换为能量消耗的计算方法　通过查阅身体活动代谢当量表，可知4km/h步行代谢当量为3METs，完成1个千步当量相当于以4km/h的速度步行10分钟，计算能耗为：3METs×[1.05kcal/(kg·h)]×(10min÷60min)=0.525kcal/(kg·h)。70kg体重的人1个千步当量消耗能量=0.525[kcal/(kg·h)]×70kg=36.8kcal，完成10个千步当量相当于消耗368kcal能量。

不同的身体活动千步当量相同，能量消耗相同，推荐普通人的每天运动量一般为6　10个千步当量，即一个70kg的人每天消耗220~368kcal能量。

为了减肥，为了促进心肺、肌肉骨骼健康，增强身体平衡、协调能力，需要进行一定强度的运动，因此需要考虑适当增加千步当量时间和强度。

基于此，各种身体活动均可以用千步当量来衡量和换算为不同的活动量，并计算出该活动的能量消耗量。活动强度大，代谢当量值高的身体活动，达到1个千步当量的身体活动量所需要的时间就短，反之，所需要的时间就长。这样体重管理师就比较容易根据客户的情况来安排每天运动能量消耗量及设计运动处方。

（五）中国成人身体活动指南简介

我国于2011年推出了《中国成人身体活动指南（试行）》。我国指南的4项基本原则是“动则有益、贵在坚持、多动更好、适度量力”。

推荐内容主要包括以下五方面。

（1）每日 6 ~ 10 千步当量身体活动。包括日常所有形式和强度的身体活动。1 千步当量相当于普通人中等速度（每小时 4000 步）步行 10 分钟（约 1000 步），即 3MET × 10min 的身体活动量。强度越大的身体活动达到 1 千步当量所需要时间越短。

（2）经常进行中等强度有氧运动。强调每次至少应达到 10 分钟，每天活动或运动量可以累积计算。

（3）积极参加各种体育和娱乐活动。

（4）通过专门锻炼保持肌肉和关节功能。指南推荐每周 2 ~ 3 次进行基本运动功能练习及日常功能练习，隔日进行适宜的阻力负荷练习。

（5）日常生活“少静多动”。

（六）身体活动的生理反应、运动后恢复

1. 身体活动中的反应 人体承受体力负荷时，心血管、呼吸、神经、肌肉、骨骼关节系统和有关的代谢过程等都会发生反应性变化。这些变化与体力负荷量、机体对体力负荷的适应程度、身体运动素质、个人健康和疾病状况等多种因素有关。应通过测量和分析这些变化，了解机体对所承受体力负荷的耐受、适应程度，并据此判断产生的健康效益和存在伤害风险的可能性。

对于发生运动伤害的高危个体（如曾发生过心血管急性事件的人），如果在日常活动水平上再增加运动量时，需要了解和观察运动反应情况，一旦活动中出现不适症状，就要及时调整。

2. 身体活动后的恢复 人体活动过程中的三个关键环节是疲劳、恢复和适应。体力负荷使人体产生疲劳，停止活动后疲劳逐渐缓解。机体经历从疲劳到恢复的过程后，会对一定体力负荷逐渐适应，耐受疲劳能力增强。合理的身体活动计划应循序渐进地增加活动量，使机体能够逐渐适应，运动后疲劳能够及时恢复。

疲劳和恢复表现在各种生理、生化指标的变化上，通过这些指标对疲劳程度和恢复过程进行测量，可以分析体力负荷量与机体耐受力之间的关系。预防机体活动不耐受，需要及时对个体身体活动反应作出判断，并相应调整活动量目标以及活动形式、强度、时间、频度和总量等。随着活动计划的实施，个体的活动能力逐渐提高，同时健康和疾病状况也会得到改善。这些变化可能会改变机体的运动反应，增强机体对运动的耐受力，也可能会改变机体发生伤害的风险水平。因此应针对个人的具体情况，定期对健康状况和运动能力进行再评估，并根据结果及时调整活动计划。

（七）运动前风险评估

运动前风险评估包括心肺功能的评估和运动损伤两类风险的评估。

在运动计划开始执行前，评估个体发生心脑血管意外、猝死的风险可以最大限度降低运动带来的风险和伤害。流行病学调查证实，与安静状态相比，进行较大强度运动时，发生心血管事件的风险会增加，但健康人发生心血管事件的绝对风险很低，而对于已诊断或隐匿性心血管疾病的个体，在较大强度体力活动时心脏猝死和（或）心肌梗死发生的风险会显著上升。据报道，人群中进行较大强度体力活动时心脏猝死的绝对风险为每年15000～18000人中有1例死亡，中年或老年人发生心脏猝死或急性心肌梗死的风险高于年轻个体。此外，静坐少动个体在参加不常进行的运动或强度较大的运动时，心源性猝死和急性心肌梗死的比率也异常增加，而体力活动活跃或健康的成年人较体力活动不足者发生心血管疾病的风险低30%～40%，进行运动前心血管系统风险评估可以降低心血管意外的发生率。

根据有无心血管疾病（CVD）危险因素、症状和体征，和（或）确诊的心血管、肺、肾或代谢疾病，可以将运动参与者分为低危、中危或高危人群。CVD高危人群包括：男性≥45岁，女性≥55岁，具有两个或两个以上CVD危险因素，有CVD症状和体征，确诊的心脏、肺或代谢性疾病。对于高危人群，由于CVD风险的增加，美国心脏病协会和美国心脏协会均推荐在中等强度或较大强度运动前进行运动测试。对于中低危人群来说，运动测试信息也有助于提供制订安全有效运动计划的信息，因此也可以进行运动测试帮助制订运动计划。

运动损伤风险筛查包括运动系统病史及检查，如有无既往关节、韧带、肌肉损伤史和手术史，有无慢性运动系统疾病和疼痛，并通过功能检查和测试身体各主要关节活动度及力量情况进行损伤风险评估，从而对运动者适宜和不适宜从事的运动，以及运动计划开始执行后如何避免损伤进行指导。

所有以体重管理为目标的运动者在开始运动计划之前，都应该通过自述病史或健康风险评估问卷进行运动前风险筛查，或咨询运动健康指导专业人士。运动前风险自我筛查可以通过PAR－Q问卷等工具完成。PAR－Q问卷适用于15～69岁运动者，主要内容包括以下几个方面。

（1）医生是否曾经告诉过你患有心脏病，并只能参加医生推荐的体力活动？

（2）当您参加体力活动时，是否感觉胸痛？

(3) 自上个月以来，您是否再没有参加体力活动时发生过胸痛？

(4) 您是否曾因头晕跌倒或曾失去知觉？

(5) 您是否有因体力活动变化而加重的骨或关节疾病（如腰背痛，膝关节或髋部疼痛)？

(6) 最近医生是否因为您的血压或心脏问题给您开药？

(7) 您是否知道一些您不能进行体力活动的其他原因？

如果其中有一个问题回答为“是”，则需要在开始运动计划前向医生或运动健康指导师咨询。如果所有问题回答全部为“否"，则可以开始执行运动计划，但也要缓慢并循序渐进地进行。

(八) 运动计划的执行

运动计划需要完善的执行才能收到预期效果。为防治肥胖而制订的运动计划是一份需要长期纳入生活习惯的方案，需要运动者和专业人士共同努力，在科学的指导下共同完成。执行运动计划还需要解决以下几个问题。

1. 运动环境的选择 应尽可能选择专业的运动场所和运动地面进行运动锻炼，如田径场或田径馆的塑胶跑道、专业球场，如果条件不允许，也要尽可能选择缓冲性好—些的地面，可以减少关节撞击，减少损伤机会。室内环境相对于公园、公路等户外环境也更为安全。

2. 必要的运动装备 包括舒适轻便的运动服装和运动鞋、护具等，特别是与运动项目适合的运动鞋能够吸收地面缓冲，保持蹬地力和合理的作用方向，便于移动，特别对于体重较大者来说，是重要的运动防护装备。必要的运动护具也可以在一定程度上帮助缓解关节压力。

3. 正确的运动技术动作 运动者需要在专业人员指导下学习正确的训练动作，获得精确的运动感受，学会自行监控运动强度和运动负荷的方法，以及了解基本的运动损伤防护知识。

4. 团队训练与个人训练模式 根据个人不同情况，可以分别选择团队训练和个人指导下训练。团队训练的优势在于运动氛围好，能够互相鼓励，有助于运动计划的坚持，特别是初始者运动习惯的养成。如果选择个人训练，则需要在一对一专业人士指导下进行，减少不当训练造成的损伤或过度训练。

5. 训练计划的进度 运动计划一般以周和月为周期，在身体逐渐适应某一阶段训练负荷后，是否增加训练强度和训练量取决于个体健康状况、身体能力、训练反应及个人目标等因素。关于实施和调整运动计划，在运动计划的开始阶段，建议逐渐增加运动的时间/持续时间。推荐给一般运动者的合理进度为，在运动计划的最初4～6周中，每1～2周将运动时间延长5～10分钟。当规律运动至少4周以后，在后续运动计划中，逐渐增加频率、强度和时间达到指南推荐的标准。在增加训练负荷时应遵循循序渐进原则，把肌肉反应、损伤、疲劳等可能性风险降到最低。

（九）运动监控和科学管理

1. 运动过程的监控方法和手段 对运动过程实施监控的目的在于保证运动负荷达到预定的水平，使身体保持适应良好，避免运动过度和损伤问题。常用监控手段主要包括心率、能量消耗记录、自觉运动强度（RPE）评分等。通过心率和脉搏监控训练强度简便易行，可以在运动过程中或训练间歇使用心率表或手数颈部脉搏实现，配合RPE评分，监控训练强度是否达到和保持理想的水平。在运动过程中佩戴和使用能量消耗仪，可以更为准确地记录运动中的能量消耗，判定是否达到预期的运动负荷和能耗目标。另外，在运动中还需要随时关注运动系统是否适应，关节、韧带有无逐渐累积的不适和疼痛感，肌肉有无拉伤和酸痛，如果在运动的第二天晨起有明显的疲劳感、安静时心率加快或关节不适，则提示存在训练过度或运动损伤前兆，需要调整运动计划，并及时向运动健康指导专业人士咨询。

2. 利用多媒体等手段加强科学运动管理 运动防治肥胖是一个长期的过程，需要参与者持之以恒，根据个人情况和习惯，选择个人指导下训练或团队训练的方式，达到更好的训练效果，提高锻炼的依从性，愉悦的运动体验可以帮助参与者坚持运动计划。随着科学技术的发展，目前市场上出现了很多手机运动APP、模拟环境训练等多媒体运动指导技术，这些可以帮助运动者和指导者之间建立紧密的联系，实现更为快捷的实时训练指导、监控和反馈。如运动专家可以通过在线方式，获得运动参与者的各种身体数据，实时了解运动计划的执行情况并加以指导，大大扩充了专业指导人士的服务范围和服务人群数量；来自不同地域的运动者也可以通过在线方式，营造一种团队训练的氛围，提升运动过程中的竞争性和趣味性，使运动者更容易坚持运动计划；各类室内健身器材如室内自行车、跑步机等，也可以通过加装辅助虚拟室外自然条件下的运动环境，以及通过游戏、虚拟教练、背景音乐等方式激励运动者完成运动过程。越来越多的多媒体手段正在被开发和应用到家用运动健身场景中，成为帮助运动计划执行和实现运动监控的有效手段。

3. 运动健康效果评价和阶段反馈 阶段性评价和反馈可以帮助运动者将运动计划调整到最优状态，收到更好的体重管理效果。阶段性评价的内容不仅包括体重、体成分、体脂率、内脏脂肪水平等变化情况，还包括健康改善情况、体质提升情况等。健康改善情况除常规体检指标外，还应包括睡眠、心理、疲劳程度等一般健康情况，骨密度、血管健康改善状况，以及心肺耐力、肌肉力量、身体协调及运动能力等，通过运动干预获得的是健康状况的整体改善以及身体能力的整体提升。

阶段性评价可以以周、月或更长时间为周期进行，视评价指标而定。测评结果由运动健康指导人员进行解释，并据此对运动计划进行必要的调整。应将评价结果和运动计划的调整情况提供给运动者，以指导下一阶段运动训练。

当体重下降过快、身体出现疲劳和功能下降时，应适当减少运动负荷，放缓体重管理的速度；体重变化不明显、身体功能显示适应良好时，则应适当增加运动负荷，配合膳食方案，适当加快体重达至理想状态的进度；当体重、身体成分和身体功能都达到较为理想的状态时，则可以进入运动保持阶段，用较小的时间和成本维持运动健身效果。

（十）身体活动伤害的预防

身体活动伤害，指活动中和活动后发生的疾病，如外伤和急性心血管事件。运动本身是造成身体活动伤害的一个诱发因素，但也可以是直接致病因素。

运动锻炼的风险与效益并存，有益健康的身体活动必须适度。适度的含义包括个体身体活动的形式、时间、强度、频度、总量及注意事项等具体计划和实施。运动锻炼有助于促进健康、预防疾病，但安排不当也有发生意外伤害的风险。

为避免身体活动伤害，锻炼中应注意：

（1）量力而行、循序渐进、并采取必要的保护措施。

（2）学会观察自我监测运动中的不适症状。

（3）掌握发生意外时的应急处置技能。

（4）平常很少活动的人、中老年人、患者和有潜在疾患的个体，在开始锻炼和增加活动量应进行必要的健康筛查和运动能力评估。

（5）较大强度身体活动对心肺功能有更好的改善作用，但也易引起运动伤害，因此更应合理安排运动量。

（十一）身体活动的健康益处

（1）就强度而言，中等强度（3～5.9METs）身体活动，如4～7km/h的快走和低于7km/h的慢跑，可以降低心血管病、糖尿病、结肠癌和乳腺癌等慢性病的风险和病死率。强度大于或等于7METs的活动具有更强的促进和预防疾病作用；强度小于3METs的活动可以增加能量消耗，有助于体重控制。

（2）就活动时间而言，每天30分钟中等强度活动对心血管病、糖尿病和相关癌症预防作用证据充分，但延长活动时间可以获得更大的健康效益。虽然增加身体活动强度和延长中等强度的活动时间都能增加活动量，但后者运动伤害的风险会更低。

（3）身体活动的健康效益有赖于长期坚持。同时机体在重复一定强度的活动过程中所产生的适应性，也可降低发生运动意外伤害的风险。

（4）每周150分钟中等强度或75分钟高强度（每周8~10MET·h）身体活动总量可以增进心肺功能、降低血压、改善血糖及血脂代谢、调节内分泌系统、提高骨密度、保持或增加瘦体重、减少体内脂肪蓄积、控制不健康的体重增加等；可以使冠心病、脑卒中、2型糖尿病、乳腺癌和结肠癌的发病风险降20%~30%。身体活动量增加到每周300分钟中等强度或150分钟高强度（总量20MET·h），可以获得更多的健康效益。

（5）过多静态行为对健康的危害逐渐得到关注和证实。现有有力证据显示，过多的久坐行为显著增加全死因死亡、心血管疾病发病与死亡和2型糖尿病发病风险。并且，越是缺乏中高强度身体活动者，过多静态行为的危害更为显著。而中高强度身体活动达到足够大量者（如每周38MET·h，相当于约每周10小时中等强度锻炼，通常情况下难以达到），或可降低过多久坐行为的危害。

（十二）运动对减肥的影响

运动对减肥的影响取决于运动方式、强度、时间、频率和总量。

1. 研究证据

（1）运动与成年人减肥　一项纳入35个随机对照试验的Meta分析发现，有氧运动对降低内脏脂肪有显著效果（干预时间4周~2年，每次运动20~75分钟），而渐进性抗阻运动无显著效果，故建议有氧运动作为降低内脏脂肪的核心运动。另一项Meta分析纳入了741例受试者，其BMI为27.8~33.8kg/m²，运动干预时间为2.5~6.0个月，结果显示有氧运动的减肥效果更明显，抗阻运动对提高瘦体重更有效；与抗阻运动比较，有氧结合抗阻减肥效果更明显。在一项单中心、平行随机对照试验中，比较了4种不同的运动量和运动强度，与对照组相比，结果显示各运动组体重和腰围均显著减少，各组间差异无统计学意义。这项研究表明不同运动量和运动强度对腹型肥胖可能均具有减肥效果。

（2）运动结合营养干预与减重　一项纳入了3521名受试者的Meta分析，干预时间12~72个月，营养干预方式为降低能量摄入，主要为低脂（≤总能量的

30%）、低饱和脂肪酸、增加水果蔬菜和膳食纤维的摄入。运动干预主要是在监督下进行有氧运动和抗阻训练，强度为50%～85%最大心率。结果发现与单纯饮食组或运动组相比，饮食结合运动的减重效果更加显著，同时可以看到在改善人体测量指标方面，营养干预优于运动治疗。

2. 运动治疗推荐意见

（1）运动对减肥的影响取决于运动方式、强度、时间、频率和总量。

（2）推荐采用有氧运动结合抗阻运动的模式预防与治疗超重或肥胖。

（3）与单纯饮食或运动相比，饮食结合运动的减重效果更加显著。

（十三）运动干预在肥胖防治中的作用

肥胖防治中的运动干预，主要指通过主动改变生活方式，在日常生活中有计划、有规律地安排运动，并达到一定的运动量和运动强度，保证一定的能量消耗，从而帮助实现体重管理和促进健康的目标。运动干预内容包括前面讲到的体重管理目标和运动计划的制订、运动前风险评估和运动计划的实施、运动监控和科学管理，以及运动健康效果评价等多个环节，这些环节共同构成运动干预的有效流程，其中任何一个环节薄弱或缺失，都会影响运动干预在人群中防治肥胖的效果。

1. 运动消耗机体能量物质有助于减控体重 人体运动时，机体中的糖、脂肪和蛋白质均参与供能，但主要通过分解糖和脂肪供能。运动中，人体的心率和呼吸加快，摄氧量（VO_2）水平随运动强度增加而增加，血液循环加快，去甲肾上腺素和胰高血糖素等激素水平升高，促进糖和脂肪的分解，为肌肉工作提供能量。人体中的糖主要以肝糖原和肌糖原形式储存，是肌肉工作时主要的能源物质。脂肪主要储存在脂肪组织和肌肉组织，是人体内最大的能量储存库，运动时机体需要动员和转移脂肪酸到工作肌肉中分解供能。糖和脂肪供能的比例依不同运动强度而变化，在低到中等强度［60%最大摄氧量（$VO_{2}max$）以下］运动时，糖原和脂肪是主要消耗的能源物质；当运动强度增加至60%～65% $VO_{2}max$时，糖供能增加而脂肪供能比例下降；当运动强度进一步增大直至$VO_{2}max$时，肌肉就会通过糖酵解生成乳酸等无氧方式来保持供能。因此，在大多数健身运动中，糖原提供最多的能量，脂肪则是低强度运动和运动后身体恢复过程中重要的供能物质。

长期坚持运动，使脂肪组织更新率加快，运动时脂肪充分分解，脂肪分解速率往往远大于工作肌肉利用率，当运动停止后，几乎90%分解的脂肪酸都被再次酯化为三酰甘油；长期运动可使肌内脂肪氧化利用率提高。因此，低中等强度运动是消耗脂肪最好的途径，长期坚持有助于减少肥胖的发生。

2. 运动有益于身心健康　运动可以消耗能量物质，结合膳食管理还能够有效防治肥胖，同时，运动还是改善代谢、提高体能、促进健康的积极方式。

研究证实运动对健康有以下具体作用。

（1）运动使机体代谢产生适应性变化　运动使调节糖、脂肪和蛋白质代谢相关的激素应答反应发生变化，有关的酶活性升高与降低；脂肪酸氧化能力提高的同时糖原利用率降低，身体供能潜力更大；运动能力提高，心肺功能改善。

（2）运动可以改善身体素质　运动不仅是机体能量消耗的过程，也是运动技能学习和形成的过程。运动可以发展肌肉力量，还能够提高身体柔韧性、灵敏性和协调性等综合身体素质，使骨关节韧带强壮，生活质量得到改善，特别对于老年人群还具有防跌倒、减少骨折等意外发生的作用。

（3）运动可以促进心理健康　良好的运动习惯有助于身心健康，长期运动不仅能减控体重，还可以提升愉悦和幸福感，减少心理疾病的发病率，获得良好的人际关系和社会适应，改善心理健康状况。

（4）适宜运动＋合理膳食是控制体重的最好方法　二者相辅相成，共同作为健康体重管理的一部分，达到保持理想体重、事半功倍的效果，并且减少体重反弹的可能性。

（十四）身体活动/运动促进体重减轻和控制的可能机制

（1）增加机体能量的支出。

（2）提高个体的有氧适能，即有氧运动能力。

（3）改善机体的体成分，减少体脂肪含量，保持瘦体重，减少内脏脂肪沉积。

（4）提高机体脂代谢水平和氧化能力。

（5）抑制食欲，减少脂肪摄入。

（6）维持基础代谢水平，刺激食物产热效应。

（7）维持和增进肌肉体积和功能。

（8）增加胰岛素受体敏感性。

（9）改善血脂和血浆脂蛋白的构成。

（10）降低血压水平，促进心理健康。

二、运动与营养

（一）运动增加营养的需求

体育锻炼与合理营养是维持和促进健康的两个重要条件，两者对健康有协同作用，适量运动结合均衡营养，健康就有了很好的保障。以科学合理的营养为物质基础，以体育锻炼为手段，用锻炼的消耗过程换取锻炼后的超量恢复过程，可以使机体积聚更多的能源物质，提高各器官系统的功能，促进人体的健康。但是如果在运动后缺乏合理营养保证，消耗得不到及时补充，机体则处于一种负平衡状态。长期营养负平衡状态，会使锻炼者生理功能及运动能力下降，出现乏力疲劳甚至疾病状态，对机体健康极为不利。因此，应该重视体育锻炼之后的营养补充，应根据不同运动项目的特点及不同人群的特点安排好运动后的营养补充。

运动量大时出汗较多，汗液主要含水分和矿物质，故需要补充更多的水分，以防止脱水。运动时每隔 15 分钟就要补充半杯到 1 杯水，即使不感觉口渴也要补。运动后体重减少 500g 需要补充 3 杯水。

身体运动是通过肌肉的收缩与舒张，消耗能量来实现。高强度、爆发力强的运动项目主要靠肌肉糖原提供能量，需要摄入较多的碳水化合物；长时间的运动项目开始时主要利用肌肉糖原供应能量，20 分钟后主要由储存的脂肪提供燃料，故需要碳水化合物和脂肪一起提供能量。碳水化合物是肌肉的主要燃料，肌肉运动所需的能量主要靠糖原和血糖来提供。为了提供更多的能量，体内需要提高产能的效率，充当酶和辅酶的蛋白质、维生素和矿物质等营养素的需要量也要相应增加。多种维生素、矿物质有助于体内能量的释放和氧气的运输，经常运动的人也需要相应增加其供应。

（二）不同性质运动项目的营养指导

1. 耐力性运动 如长距离步行、长跑、长距离游泳、长距离滑雪等。属于有氧运动，总能量消耗很大，以消耗脂肪为主。耐力运动对脂肪的利用和转换率高，膳食中脂肪的比例可略高于其他项目，达到总能量的 30%～35%。为使机体具有较好的供氧能力，需摄入较多的铁、维生素 B_2 和维生素 C。耐力运动时间长，出汗较多，水和电解质的补充也十分重要。

2. 速度性运动 如短跑、跨栏、短距离游泳等项目，属于无氧运动，运动强度大。膳食中应供给丰富易吸收的碳水化合物、维生素 C、维生素 B 等营养素。神经活动高度紧张，还应供给含蛋白质与磷丰富的食物。由于短时间内形成的酸性代谢产物在体内堆积，为使体内碱储备充足，应多吃蔬菜、水果等碱性食物。

3. 力量性运动 如举重、投掷、摔跤等项目，要求有很强的爆发力。为发展肌肉力量，要在膳食中增加蛋白质、维生素 B_2 的摄入量，特别在训练初期蛋白质供应可提高到 2g/（kg · d）以上，其中优质蛋白质大于 1/3，其占能量百分比可达18%以上。适当补充促进肌肉合成代谢的特殊营养品，如肌酸等；为保证神经肌肉的正常功能，钠、钾、钙、镁的补充也很重要。

4. 灵巧性运动　如瑜伽、普拉提、体育舞蹈、健美操、体操等。要求有良好的身体协调性，对神经系统也有较高的要求。所以膳食中需含较多的维生素B_1、维生素C和磷。

5. 球类运动　对力量、速度、耐力、灵敏、柔韧等素质都有较高要求。乒乓球、羽毛球等小球项目运动时需要较强的视力，眼睛易疲劳。应补充充足的维生素A，每日达到1800μg RE（6000IU）。

篮球、足球和排球等大球项目，运动量较大，能量消耗也较多。膳食应以高碳水化合物为主，多数在神经高度紧张的情况下进行，应注意蛋白质的补充，蛋白质的需要量应占总能量的12%～15%，或1.2～2.0g/(kg·d)，应选择优质蛋白质。运动后迅速补充蛋白质有助修复受伤的肌肉和组织。运动中要注意补糖补水。在运动结束后尽快补充50g糖，或喝运动饮料，加快糖原储备的恢复。球类运动要补充丰富的维生素B_1、维生素C、维生素E、维生素A等。

6. 游泳运动　由于水的阻力比空气大，而且游泳时水温一般在20～26℃之间，低于体温，水的传热能力又比空气快25倍，使机体散热较多、较快，因此游泳运动对能量的需求较大。长时间处在水环境中，身体需要一定脂肪保持体温和保护皮肤，游泳结束后饮食中脂肪的含量应高于其他运动项目，达到总能量的35%左右，长距离游泳后需要补充较多的碳水化合物、维生素和矿物质。

（三）常见的运动营养补充剂

运动锻炼强度大、时间长时，体内激素分泌增加，物质代谢加强，能源物质被大量消耗，酸性代谢产物积聚加快，导致机体内环境发生一系列的变动。运动疲劳是不可避免的。这时机体对营养素的需求量必然发生某些改变，仅靠平衡膳食无法满足锻炼、训练所消耗的大量营养物质，需要使用功能性的运动营养补充剂来帮助运动人士提高耐久力以及恢复体力和运动能力，运动营养补充剂还可以帮助运动人士提高自身内源性物质的合成水平。现代的运动营养学不仅涉及运动中的科学膳食营养，而且涵盖了特殊运动营养补充剂。因此，体重管理师有必要了解运动人员应用的特殊运动营养品及其功能。

1. 增加肌肉合成代谢和肌力的运动营养补充剂

（1）增加肌肉蛋白质合成的营养补充剂　蛋白质是人体最重要的营养素，它参与机体组织的基本构成，维持机体的基本生命活动，与人体运动能力有关的许多因素，如肌肉收缩、氧的运输与储存、物质代谢与生理功能的调节等，都与蛋白质有密切的关系。运动锻炼增大肌肉体积和增加肌肉力量需要增加机体蛋白质合成代谢，而人体蛋白质的基本来源是膳食蛋白质，但是普通膳食蛋白的质量已不能满足当今运动锻炼者壮大肌肉和增加力量的要求。因此，体育界要求具有高生物活性的蛋白质和氨基酸的补充，以满足运动的需要，包括乳清蛋白、酪蛋白、大豆蛋白、卵白蛋白以及这些蛋白的分类制剂和水解产物（某些寡肽和游离氨基酸）等，这些高生物活性的蛋白质和氨基酸不但能促进机体蛋白质的合成代谢，而且还具有其他方面的生物学功能。

①乳清蛋白：乳清蛋白是利用现代生产工艺从牛奶中提取出来的蛋白质，牛奶中87%是水；13%固体中37%是乳糖，30%是脂肪，27%是乳蛋白，6%是矿物质。而乳蛋白中只有20%是乳清蛋白，80%都是酪蛋白。乳清蛋白中的胆固醇、脂肪、乳糖含量低，易消化，易吸收，在蛋白质种类中具有最高的生物利用价值。

对于健身健美爱好者来说，为了尽快地壮大肌肉，使得肌肉具有良好的形态和体积，补充乳清蛋白是一个良好的选择。一般摄入量在50g/d以上，当然其具体摄入量要根据健身健美爱好者的体重以及具体的目的进行适当的调整。但是应该记住的是，过量摄入蛋白质包括乳清蛋白对壮大肌肉和提高肌肉的质量并没有好处，容易造成血氨升高，反而对机体产生不利的影响。

②大豆蛋白：在体育界流行的另一类蛋白粉是大豆蛋白。经过浓缩加工的大豆蛋白粉蛋白质含量较高，有些大豆蛋白粉产品的蛋白质含量可以高达80%以上，也是一种良好的蛋白质补充剂。研究表明，大豆蛋白的补充对降低血浆三酰甘油和低密度脂蛋白水平、缓解机体钙流失，防治骨质疏松具有积极意义，这对目前我国居民普遍存在摄入高脂膳食而造成的血脂过高现象具有明显的改善作用；大豆蛋白中富含钙对预防骨质疏松具有重要作用。目前研究表明，大量摄入大豆蛋白没有明显的副作用。

③氨基酸的补充：氨基酸是蛋白质的基本结构单位，摄入氨基酸营养除了作为合成蛋白质的基本组成成分以外，更重要的是许多氨基酸在体内还具有重要的生物学功能。

目前在体育界常用的氨基酸主要有以下几种。

a. 支链氨基酸：支链氨基酸包括亮氨酸、异亮氨酸和缬氨酸，它们都为必需氨基酸。补充支链氨基酸促进运动能力的提高主要体现在两方面：一是持续运动中提高耐力，改善中枢的抗疲劳能力；二是促肌肉力量增长。

b. 牛磺酸：牛磺酸是一种含硫的氨基酸，化学名称为氨基乙磺酸，其化学性质稳定，广泛分布于动物的组织细胞内，特别是在神经、肌肉、腺体等可兴奋组织内含量更高。牛磺酸在体内多以游离形式存在，是体内含量最高的游离氨基酸，人体牛磺酸的总量一般为23～28g，其中15～16mg存在于血浆中，75%以上存在于骨骼肌中，牛磺酸绝大部分分布在细胞内，除中枢神经系统中牛磺酸的含量仅次于谷氨酰胺外，在其他组织中的含量都远远超过其他任何氨基酸。

牛磺酸作为一种新型的营养补充剂，有着广大的市场，越来越受到运动人士的青睐。同时，这种营养物质也为运动员摆脱违禁药物困扰指明了一条可行的道路。

c. 谷氨酰胺：谷氨酰胺是肌肉和血浆中含量丰富的游离氨基酸，占骨骼肌游离氨基酸的50%～60%，占血浆氨基酸的20%，是蛋白质、核酸、谷胱甘肽以及其他重要生物大分子合成的必需营养素，并且是合成免疫细胞嘌呤和嘧啶核苷酸的重要氨基酸来源。免疫细胞所需的大量谷氨酰胺主要由骨骼肌提供，已知支链氨基酸是肌细胞合成谷氨酰胺的氮源，并影响肌细胞内谷氨酰胺的释放，骨骼肌内谷氨酰胺合成速率高于其他氨基酸。维持机体中谷氨酰胺的正常浓度可使淋巴细胞的增殖反应达到最大值，若血液谷氨酰胺浓度下降低于正常水平时，免疫细胞功能将会下降。

谷氨酰胺是运动人士维持身体功能水平、促进恢复、提高机体免疫功能的重要营养补充剂，但是大量补充也有一定的副作用，主要表现为大量补充谷氨酰胺会导致血氨升高，从而对运动能力产生一定的影响。为克服谷氨酰胺的副作用，建议谷氨酰胺服用量为5～10g/d，在运动或比赛后服用。

d. 氨基葡萄糖：氨基葡萄糖是一种生理状态的氨基单糖，选择性地作用于关节软骨，能够作为软骨合成的基本原料，参与软骨的修补和再生；它还能激发人体自身氨基葡萄糖单体合成，减缓流失进程，另外，它还是人体关节腔的“清道夫”，能有效地清除关节腔中的各种有害酶类和细胞因子。氨基葡萄糖的一般服用剂量为1500mg/d，一般2～3周即可明显缓解关节疼痛。氨基葡萄糖安全性好，无明显的副作用，可以长期服用，一般停药后能维持疗效数月。

（2）创造肌肉合成最佳激素环境的营养补充剂　肌肉蛋白质的合成除了需要提供外源性的优质蛋白质外，还需要提供能够促进蛋白质合成的最佳激素环境。人体内与合成代谢有关的主要激素有睾酮、生长激素和胰岛素。

①促进睾酮分泌的运动营养补充剂：雄性激素是一类含19个碳原子的类固醇激素，体内主要有睾酮、双氢睾酮、雄烯睾酮、去氢表睾酮、去氢表雄酮硫酸盐等，其分子中的第17位羟基与第3位的酮基决定了它的生物活性。

睾酮的生理作用十分广泛，主要是发动和维持性器官（腺体）的发育和功能，对代谢和神经系统也有重要作用。睾酮与运动能力密切相关，其与运动能力的关系主要表现为：睾酮具有同化作用，可促进骨骼肌蛋白质合成，增强肌力；促进促红细胞生成素的产生和直接促进骨髓造血；促进磷酸肌酸的合成，减少尿中肌酸的排出等。

目前体育界用于提高睾酮的特殊运动营养补充剂主要有：蒺藜皂苷及蒺藜提取物、锌、硼、传统的补肾中药（如肉苁蓉、淫羊藿、巴戟天、熟地等）以及目前通过兴奋剂检测的中药产品。

大量研究发现，传统中药也是通过调节下丘脑－脑垂体－性腺轴的功能，达到缓解运动训练对睾酮合成的抑制作用，从而促进机体自身睾酮分泌的目的，已被运动员广泛使用。

②促进生长激素分泌的运动营养补充剂：生长激素是由脑垂体分泌的调节人体生长发育的一种重要物质，缺乏时因生长发育迟缓而表现为侏儒症；但在青少年生长发育期分泌过量则易引起巨人症。生长激素在机体中的生物学作用为：促进蛋白质合成，促进骨骼、内脏和全身生长，还可促进脂肪分解、抑制葡萄糖的摄取和利用，在人体生长发育中起着关键性作用。生长激素与运动能力的关系主要体现在生长激素能够促进蛋白质合成、促进机体的快速恢复，从而促进运动能力的提高。

应用外源性的生长激素早已被国际奥林匹克委员会所禁止，但是应用一些合理的特殊运动营养补充剂以及通过某些合理的手段以提高自身的生长激素分泌并不违禁。因此，体育界出现了通过改善睡眠和补充氨基酸的合剂（OKG，鸟氨酸和α－酮戊二酸合成）来促进自身脑垂体生长激素的分泌，取得了良好的效果。

除了 OKG 具有促进自身脑垂体分泌生长激素以外，其他一些营养因素和物理措施也具有一定的促进自身垂体分泌生长激素的作用，如卵磷脂、泛酸、维生素 C、钾。由于生长激素的分泌具有脉冲式的特点，尤其生长激素分泌的多少与睡眠的时间、质量有关。因此，改善和提高睡眠质量、适当延长睡眠时间可以促进自身生长激素的分泌。

③促进胰岛素分泌的特殊运动营养品：胰岛素是胰岛 B 细胞分泌的一种多肽激素，胰岛素是促进合成代谢的激素，在调节机体糖代谢、脂肪代谢和蛋白质代谢方面都有重要作用，它是维持血糖在正常水平的主要激素之一。

运动训练过程中要消耗大量的各种能源物尤其是糖，故运动后如何快速促进运动中所消耗的能源物质——糖的恢复对于运动人员体能的恢复尤为重要。由于胰岛素具有促进合成代谢的功能，因此，运动后如何科学合理地补充特殊运动营养以促进胰岛素分泌，加速运动人员体能恢复显得尤为重要。目前体育界应用的促进自身胰岛素分泌的特殊运动营养品主要有：有机铬、谷氨酰胺、OKG 等。

铬是动物和人体必需的微量元素，体内铬与蛋白质、核酸以及各种相对分子质量低的配合体结合，参与机体的糖、脂肪代谢，促进人体的生长发育。铬是胰岛素发挥生物学作用所必需的微量元素，是胰岛素的协同因子，与胰岛素受体中的巯基配位形成二硫键，促使胰岛素发挥最大生物学效应。缺铬可引起胰岛素抵抗，而补充铬剂可改善胰岛素抵抗、增加胰岛素靶组织对胰岛素的敏感性、影响机体对葡萄糖的摄取和糖原合成。

谷氨酰胺是强有力的胰岛素分泌刺激剂，OKG 也是促进胰岛素分泌的氨基酸合剂。同时，通过调整进餐次数和摄入糖类的数量也可以改善机体胰岛素的分泌状况。

2. 促进能量代谢的运动营养补充剂　运动锻炼过程中维持和提高运动能力的重要方面之一是要维持和促进机体能量代谢的平衡，能量代谢的紊乱是导致运动性疲劳发生和发展的主要原因，要维持运动锻炼人员承受锻炼的能力都与能量代谢的平衡有关。所以，在运动锻炼过程中如何应用营养补充剂促进运动人员能量代谢是当前延缓运动性疲劳的发生、提高运动锻炼效果的重要手段，也是运动营养学的研究热点。

（1）肌酸补充与运动能力　人体内的肌酸（C）主要在肝、肾中合成，通过血液循环运输至肌肉中，再通过肌酸激酶（CK）接受 ATP 的能量合成磷酸肌酸（CP），以储存能量。人体中磷酸肌酸有 120 ~ 140g，其中 95% 存在于骨骼肌中。正常人体肌肉肌酸含量为 120 ~ 125mmol/kg 干重肌肉。短时间补充肌酸，15 ~ 30g/d，补 5 ~ 7 天后，总肌酸储量增加 15% ~ 30%，磷酸肌酸的储量增加 10% ~ 40%。目前尚无法确定人体肌肉中肌酸的准确含量，但已知人体肌肉肌酸含量的上限为 160mmol/kg 干重肌肉，当肌酸的补充达到这一量时，肌肉肌酸含量就不再增加了。摄入的多余肌酸由肾排出体外。肌酸是相对分子质量小的物质，由肾以弥散的方式排出，无需能量。所以，肌酸的补充对于没有肾疾患的人是不会造成危害的。

（2）磷酸果糖与运动能力　自 20 世纪 70 年代起，1，6 – 二磷酸果糖就被广泛地应用于心脏骤停、心肌梗死、心肌缺血及肾缺血等治疗上。近年来，体育界对 1，6 – 二磷酸果糖对运动能力的影响进行了大量的研究，发现 1，6 – 二磷酸果糖对运动能力的提高具有十分积极的意义。糖是运动时的主要能量来源，糖在分解供能过程中要逐步分解为 1，6 – 二磷酸果糖，然后再进行分解代谢，提供能量。

目前的研究认为1，6－二磷酸果糖促进运动能力的主要机制是：①促进无氧和有氧代谢能力；②维护细胞膜的功能。磷酸果糖有抗氧化的作用；③促进红细胞向组织中释放氧；④改善心肌功能。

（3）运动饮料补充与运动能力　运动时由于肌肉收缩能量代谢加剧产生大量热量，使体温升高。为了散发 体内的热量，体内流向表皮的血液增多，出汗增加。运动时大量出汗如不能及时补液，会造成脱水。轻度脱水（脱水量为体重的2%）血容量即可减少，心脏负担增加，影响到运动能力；此时，人会感到口渴和尿量减少。脱水量为体重的4%～5%，会出现严重的口渴、心率加快、体温升高，使得心血管功能受到严重影响。另外，在长时间的运动训练和比赛过程中，大量的能源物质（糖类）的消耗会导致运动性疲劳的过早发生和发展，进而影响运动能力和运动成绩。运动饮料的应用目的是为了改善心血管系统的功能、预防脱水发生和发展以及能源物质的消耗对运动能力的不利影响。因此，运动饮料的合理应用对于改善机体代谢过程、促进体温调节、维持正常生理功能以及提高运动能力具有积极意义。

根据不同人群的需求，又可以将普通运动饮料分为三种，即大众运动饮料、健身运动饮料和专业运动饮料。大众运动饮料是适用于那些追求时尚人群饮用的一类运动饮料，是市场上消费群体最大的运动饮料。这类运动饮料主要适用于参加活动较少，或仅仅是参加一般性的体育活动人群。健身运动饮料主要是为了一些经常参加体育锻炼的人群所设计的，这部分人群由于运动量较大、消耗的能源物质较多，所以在这类运动饮料的组成上除了有能源物质外，还添加有相应的抗疲劳物质。专业运动饮料是为专业和业余运动员专门设计的运动饮料。由于竞技体育的唯一目的就是为了提高运动成绩，因此，运动员必须承受超负荷的刺激才能不断地提高自己的运动成绩，这样他们对运动饮料的各种营养素组成和量的要求更高，在补充的时间上要求更严格。

功能性运动饮料是为了满足运动员或健身人群的特殊需要而研制的。此类运动饮料中的主要成分除了糖、电解质和维生素以外，还添加了一些特殊强化的营养成分（如蛋白粉、肌酸、抗氧化剂等），其目的是提高运动员承受更大的运动负荷，促进运动后疲劳的消除和身体功能的恢复。

3. 促进疲劳消除和体能恢复的运动营养补充剂

（1）抗氧化剂　运动时机体能量需求量迅速增加，新陈代谢旺盛，骨骼肌细胞的耗氧量增加100～200倍，此时组织中自由基的生成也随之增加。随着运动强度和时间的增加，自由基的产生急剧增多，且超过了机体自身清除自由基的能力，组织抗氧化能力下降，机体产生氧化应激状态。运动性氧化应激是组织损伤、肌肉疲劳的主要原因之一。自由基生成增加导致身体功能状况下降和运动性疲劳产生的原因可能是：自由基使细胞膜和其他生物膜发生脂质过氧化损伤，从而改变膜的流动性、通透性和完整性，进而使细胞以及亚细胞器的功能紊乱；自由基攻击机体的生物大分子（如蛋白质、DNA 等），使蛋白质、DNA 的结构受到破坏、功能丧失；使呼吸链的功能下降等。

因此，补充抗氧化剂以对抗运动中生成的大量自由基是延缓运动性疲劳的发生、促进运动后疲劳的消除和身体功能恢复的重要手段之一。

①维生素 E：维生素 E 是机体内最主要的自由基清除剂之一。维生素 E 为脂溶性的，它能插入到含不饱和脂肪酸的生物膜中，使生物膜自由基还原成非自由基，而自身被氧化，防止生物膜中不饱和脂肪酸的氧化。富含维生素 E 的食物有麦芽、麦胚油、全谷（糙米、全麦、燕麦和玉米等）、芦笋、菠菜、白薯、新鲜甜菜根、新鲜胡萝卜、甘蓝、深海鱼油等，其中维生素 E 的含量随着储存时间、烹饪方法、生长地和收获的方法而变化。

②维生素 C：维生素 C 是一个温和的还原剂，在体内维生素 C 易被氧化，从而保护其他物质不被氧化。蔬菜、水果中富含维生素 C，但是水溶性维生素大多不耐高温，在高温下极容易被氧化而破坏。由于我国传统烹调方式中蔬菜大都经过高温油的烹炒或长时间的炖煮，从而造成蔬菜中维生素 C 的大量氧化或破坏，降低了蔬菜的营养价值，因此应额外补充维生素 C 抗氧化剂。维生素 C 含量丰富的蔬菜和水果有橘子、柠檬、葡萄柚、酸橙、番茄、草莓、猕猴桃以及大部分的绿色蔬菜。但是，补充维生素 C 应以生吃的蔬菜和水果作为主要补充方式，在高强度训练期间也可通过片剂形式摄入一定量的维生素 C。

③类胡萝卜素：类胡萝卜素是脂溶性维生素，为维生素 A 的前体，在人体内可转变为活性维生素 A。类胡萝卜素耐高温，不易被破坏，且可以在体内储存。含有类胡萝卜素丰富的食物是南瓜、胡萝卜、白薯、西葫芦、花茎甘蓝、羽衣甘蓝、番茄、莴苣、菠菜和新鲜的热带水果（番木瓜、罗马甜瓜、芒果等）。

④番茄红素：番茄红素是一种抗氧化效果较好的抗氧化剂，它同 α－胡萝卜素及 β－胡萝卜素一样，属类胡萝卜素的一种。人体不能自身合成番茄红素，番茄红素只能通过外界提供。目前的研究证明，来自番茄的番茄红素极易在循环的血液中被吸收。番茄红素存在于许多蔬菜和水果中，其中番茄中含量最多，其他水果（如番石榴、西瓜和柚子）中也含有较多的番茄红素。由于番茄红素是脂溶性的，因此提倡膳食中应富含经过加工的番茄食品，以促进机体对番茄红素的

吸收和利用。建议每天饮用番茄汁，或服用番茄红素胶囊，番茄红素每天的摄入量在10～20mg即可达到良好的抗氧化效果。

⑤硒：微量元素硒是抑制自由基形成的几种酶的组成成分，在人体内有重要作用；但大量补充可致中毒。富含硒的食物有全谷和谷类食物、麦芽、酿制的酵母、新鲜水果和蔬菜、大蒜、洋葱等，但注意一些贫硒土壤种植的食物硒含量可能会很低。

⑥螺旋藻：螺旋藻是开发和研究的保健营养品，对螺旋藻的研究发现其具有促进机体抗氧化酶活性增强、显著降低运动训练中自由基生成的作用。螺旋藻是一种较为理想的抗氧化剂。

⑦其他抗氧化剂：对传统中医药的研究发现，许多中草药具有抗氧化的功能，在保健和运动营养中常用于抗氧化的中草药主要有：黄芪、人参、西洋参、刺五加、五味子、当归、生地、酸枣仁、阿魏酸等。

除此以外，目前抗氧化效果较好的抗氧化剂还有辅酶Q_{10}。辅酶Q_{10}的作用主要是在线粒体参与电子传递及能量转换，与机体能量代谢及自由基的消除有关。辅酶Q_{10}的抗氧化作用表现在其参与调控线粒体氧化速率和自由基消除的中心环节。补充辅酶Q_{10}具有增进线粒体的功能，减少线粒体质子漏，有效消除自由基，具有抗氧化的积极作用；且辅酶Q_{10}还可以保护细胞膜的完整性，降低自由基对细胞膜的破坏。外源性辅酶Q_{10}的补充对于有氧运动能力具有积极作用。

（2）免疫增强剂　长期大负荷的运动锻炼会导致机体免疫功能的降低已经被研究证实，运动人员在大负荷训练期间易出现免疫功能低下，从而使得运动人员较一般人更易于感染疾病。因此，在运动锻炼期间运动人员如何通过合理补充营养品，以缓解由于运动锻炼造成的免疫功能抑制，提高机体免疫功能，是运动营养学研究的一个重要课题。

目前运动中使用的免疫增强剂种类很多，根据其来源和（或）化学组成可以分为蛋白质类、氨基酸和短肽类、天然物质或提取物、中药制品、化学合成物质等。

①蛋白质类：蛋白质是临床医学中最早研究的免疫增强剂，人类免疫功能是由细胞免疫和体液免疫两大功能组成，其中体液免疫主要是由免疫球蛋白构成。因此，人类对免疫球蛋白的应用较早。在医药学上研制成的免疫球蛋白对提高运动员的免疫功能具有较好的效果，但是随着国际奥林匹克委员会医学委员会对违禁药物的新界定，任何外源性的、非治疗性的静脉注射或点滴都属于违禁，这就

要求人们去寻求能够提高免疫功能或延缓由于运动锻炼造成免疫功能低下的运动营养品。目前的研究证明，牛初乳、乳清蛋白、牛乳分离蛋白等蛋白质的补充可以促进运动员免疫功能的提高。

②氨基酸和短肽类：促进机体免疫功能提高的氨基酸是当前运动员应用较多的免疫增强剂，其中L－谷氨酰胺（以下称谷氨酰胺）、谷氨酰胺肽、谷胱甘肽是最为普遍的。

谷氨酰胺是人体肌肉、血液和氨基酸池中含量最丰富的氨基酸，它占人体游离氨基酸总量的60%。空腹血浆谷氨酰胺浓度为500～750μmol/L，谷氨酰胺是蛋白质、核酸、谷胱甘肽以及其他重要生物大分子合成需要的营养素，但是它不是必需氨基酸，在人体内可由谷氨酸、缬氨酸、异亮氨酸合成。在疾病、营养状态不佳或高强度运动等应激状态下，机体对谷氨酰胺的需求量增加，而机体自身合成不能满足机体的需要，需要额外补充。

谷氨酰胺是运动人员维持身体功能水平、促进恢复、提高机体免疫功能的重要营养补充剂。但是大量补充谷氨酰胺会导致血氨的升高，从而对运动能力产生一定的影响。为克服谷氨酰胺的副作用，建议谷氨酰胺服用量为5～10g/d，在运动或比赛后服用。

③天然物质或提取物类：随着提取制备工艺的飞速发展，对天然物质的提纯纯度以及保持天然活性物质能力的提高，使得天然活性物质成为人们提高免疫功能和抗氧化能力的选择。目前体育界应用较多的这类免疫增强剂有番茄红素、大蒜素、螺旋藻、胡萝卜素、壳聚糖、多种真菌多糖、维生素C和维生素E等。

④中药制品：对中药的研究发现，许多中药复方具有促进机体免疫功能提高的作用，提 高自身抵抗疾病的能力。这类复方中药的主要成分为人参、黄芪、茯苓、白术、刺五加、山药、山楂、龙眼等。

⑤化学合成物质：目前国际上还有许多化学合成物质具有提高机体免疫功能的作用，这类物 质有二十八烷醇、维生素C、维生素E及维生素E和维生素C合剂等。

4. 减轻和控制体重的特殊营养补充剂

（1）丙酮酸的补充　丙酮酸在三大能源物质的代谢中起着极为重要的中心枢纽作用。丙酮酸主要适用于耐力性运动项群和对体重要求严格的运动项群。

耐力性运动项群补充丙酮酸主要是通过促进肌肉吸收利用血糖、节省肌糖原来达到提高运动能力的效果；而对体重要求严格的运动项群主要是通过服用丙酮酸而促进脂肪酸的代谢、降低体脂、改善机体的体成分、缓解瘦体重的下降，从而提高此类项群的运动能力。目前研究显示，丙酮酸的服用量为25g/d、二羟丙酮为75g/d时结合高糖膳食效果较好。

（2）左旋肉碱　左旋肉碱（L－肉碱）是一种类似维生素的重要营养物质。在人体内，赖氨酸、蛋氨酸、烟酸等物质可合成少量的左旋肉碱。红肉及动物产品是左旋肉碱的主要食物来源，而一般人只能从膳食中吸收50mg。为使身体达到理想的健康状态，每日膳食应含不少于250mg的左旋肉碱。运动人群及精神高度紧张的人群和其他缺乏左旋肉碱的人（如老年人）均需要额外补充，尤其对于从事大运动量训练的运动员。

左旋肉碱是目前体育界常用的一种运动营养品。左旋肉碱在体内的作用主要体现在：①左旋肉碱是活化的长链脂肪酸穿过线粒体内膜的载体，左旋肉碱可以促进长链脂肪酸进入线粒体基质被高活性的β－氧化酶系统所氧化，有利于节省肌糖原；②可以通过降低乙酰CoA/CoA的比值，促进丙酮酸脱氧酶的活性，从而加速丙酮酸的氧化利用，减少乳酸的堆积；③促进支链氨基酸的氧化利用，维持运动时的能量平衡；④促进乳酸和氨的消除，有利于疲劳的恢复等。有研究表明，左旋肉碱服用有利于有氧和无氧代谢能力的提高，但其具体效果仍有争论。由于左旋肉碱可以促进脂肪酸的利用，左旋肉碱常作为控制体重项目减少体脂含量的营养品。

运动实践中一般采用口服左旋肉碱2～6g，分两次服用，可显著提高血浆和肌肉中左旋肉碱的浓度。由于左旋肉碱是肌肉的天然成分，小剂量的补充未发现任何副作用，但大剂量补充会引起腹泻等不良反应。补充肉碱应注意其构型，D－肉碱有毒，会影响左旋肉碱的合成和利用，导致左旋肉碱的缺乏。

（3）膳食纤维的补充　在运动锻炼和比赛中，运动人员除了承受长时间、高强度和大运动量外，还要根据项目的特点严格控制自己的体重。因此，如何科学合理地减轻、控制体重，并保持最佳的体能是取得优异成绩的关键，也是长期困扰运动人员的难题之一。

膳食纤维是一种既具有减轻饥饿感、缓解不良心理压力，又具有减轻体重作用的良好营养素。运动人员减控体重应以减少体脂为主，避免肌肉消耗和维持运动能力的各种营养素的缺乏。因此，目前运动人员应用减控体重的营养品中除了含有丰富的膳食纤维，还应含有维持运动员身体健康所必需的维生素、矿物质、优质蛋白质等营养素。

中国营养学会推荐膳食纤维的摄入量为25～30g/d；美国食品药品管理局（FDA）推荐膳食纤维的摄入量为20～35g/d。

三、运动处方

（一）运动处方的基本概念

运动处方是指在对个体进行运动能力评估基础上，制定的个体化身体活动方案。运动处方的概念于20世纪50年代被提出，于60年代末被世界卫生组织（WHO）采用，目前已得到广泛的认可。

运动处方的基本原则即FITT－VP原则，即包括运动的频率（Frequency）、强度（Intensity）、时间（Timing）和类型（Type）等身体活动四个基本要素（即FITT），以及运动量也即身体活动量（Volume）和进度（Progress）两个要素。上述FITT－VP原则决定了运动干预的特征和健康效益水平。

其中，运动的进度（Progress）取决于运动干预的目的、个体健康状况、体能水平等，即在运动干预中调整以上各运动要素水平的时间和幅度等，以避免有关运动风险并且达到预期的运动目标。

（二）运动处方的制定步骤与方法

1. 运动处方的制定依据　运动处方的制定包括运动干预前的系统评估、运动处方的制订、运动处方的实施和调整。制定、调整运动处方及评价运动干预效果的主要依据即体适能。体适能是指身体有足够的活力和精力进行日常事务，而不会感到过度疲劳，并且还有足够的精力享受休闲活动，和应付突发事件的能力。

体适能又分为运动体适能和健康体适能，前者是指运动员在竞赛中，为了夺取最佳成绩所需要的体适能。健康体适能则是一般人为了促进健康、预防疾病、提高日常生活、工作和学习效率所追求的体适能。

健康体适能的内容主要包括心肺耐力素质、肌肉力量和耐力素质、柔韧性素质和身体成分。其中，心肺耐力的评价指标主要有台阶试验、6分钟步行试验等，肌肉力量的评价指标主要有握力、俯卧撑、引体向上、跪卧撑、双手前投实心球、仰卧起坐、仰卧举腿、俯卧背身、立定跳远、纵跳等。柔韧性素质指标主要有坐位体前屈等，身体成分的指标主要是身体脂肪所占百分比。

2. 运动处方的制定和实施步骤　运动处方的制定包括运动前的常规体检、健康筛查与评估、运动测试（必要时进行）、制定运动量目标和内容、运动训练的医学监督和运动计划调整等方面。下面分别简述如下。

（1）运动训练前常规体格检查　包括病史、血压、脉搏、关节等一般检查，必要时做心电图、胸透和化验检查等，主要目的是降低不适当运动造成运动性疾病、甚至发生意外伤害的危险。

（2）运动前的健康筛查与评估　所有个体在开展运动训练前都应该进行健康筛查与评估（包括运动习惯和水平），并确定开始运动前运动测试和医学监督的必要性。主要评估方法包括：①目前推荐常用身体活动准备问卷（PAR－Q），AHA/ACSM健康/体适能机构修正的运动前自我筛查问卷；②心脑血管疾病危险因素评价和分级；③基于危险分层的医学检查、运动测试和医学监督建议；④既往身体活动水平评价，常用如国际身体活动问卷（IPAQ）等。

（3）运动测试　包括前述的健康体适能指标的测试和临床运动测试两大类。

健康体适能（身体成分、心肺耐力、肌肉力量/耐力和柔韧性）评价：用于评估个体的健康和功能能力，其每个指标均可以针对个人的特征选择适宜的测试技术和设备完成。

临床运动测试：主要通过对血流动力学、心电图以及气体交换和通气反应的评价，对心血管患者提供诊断和预后的信息。

（4）制定运动量目标和计划　适宜的运动处方应能够全面促进健康体适能，即提高心肺耐力、肌肉力量和耐力、柔韧性，改善身体成分等。根据个人上述信息来制定运动处方。

运动处方内容一般包括有氧运动、肌肉力量练习和柔韧性活动，强调结合日常生活中的职业、交通、家务和休闲活动等进行运动训练。其中，有氧运动一般强调中等强度，从锻炼心肺功能的角度考虑，应达到相对强度中等以上，推荐目标为每周时间累计至少150分钟；肌肉力量锻炼的强度应能维持对肌肉的一定刺激，推荐每周2～3天，每次15～20分钟。

同时，应充分考虑个体的运动习惯、禁忌证、运动环境、设施条件等。进度方面强调量力而行、循序渐进。

具体的一次运动训练的基本组成包括：

热身：至少5～10分钟，小到中等相对强度的心肺和肌肉耐力活动；

训练内容：至少20～60分钟，有氧运动、抗阻运动等多种运动累计达到；

整理活动：至少5～10分钟，小到中等相对强度的心肺和肌肉耐力活动；

拉伸：在热身活动之后进行至少10分钟的拉伸活动。

（5）运动锻炼的医学监督　对于在运动时和运动后可能出现的不适症状，应针对具体情况，提出预防和应急处理的措施。医学监督的内容主要包括如下。

①体力负荷与运动反应：运动疲劳、恢复和适应是机体运动反应的三个关键环节。测量和分析这些变化，可以了解机体对其所承受体力负荷的耐受和适应程度，由此可以进一步判断可能产生的健康效益和存在的意外伤害风险。

②运动计划的调整：预防运动的不耐受和可能由此引发的慢性损害，需要及时对运动反应做出判断，并相应调整活动量目标以及运动强度、时间和频度等。此外，针对与运动形式和内容有关的不适应，也应做出必要的安排。

③健康状况和运动能力的再评估：随着运动训练的持续，机体的运动能力提高；另一方面，身体的健康和疾病状况也可能发生改变。因此，针对个体的具体情况，需要定期对健康状况和运动能力进行再评估。

（三）健康成人运动处方基本内容

在系统评估后，根据前述运动处方的 FITT－VP 原则，普通健康成年人的运动处方具体推荐如下。

1. 有氧运动 包括以下六要素。

（1）运动目的 提高人体心肺功能，或者通过提高人体心肺功能改善身体其他组织器官功能。

（2）运动项目 采用周期性较长时间的运动项目，例如长跑、长距离游泳、健美操等运动项目。

（3）运动强度 达到靶心率，即安全有效心率。有一个低心率与一个高心率，一般情况下可以按“220－年龄”作为最高心率，以达到最高心率 60%～75% 为有氧运动靶心率。靶心率判断还可以用主观运动强度判断法，即 RPE 判断法，运动中达到疲劳但又可以接受的程度，为 5～6 级之间。

（4）运动持续时间 有氧运动要求在达到靶心率之后，至少持续运动 12 分钟以上。在一般性的运动场境中，考虑到开始运动时心率较低，要求从开始运动计，持续运动 15 分钟以上。

（5）运动频率 每周 3～4 次或以上，依运动量而定运动频率，每次运动量大，可以取低频率；运动量较小，取高频率。如果每天运动，需要考虑身体的恢复情况。

（6）注意事项 结合不同锻炼者身体功能水平以及运动项目特点而提出的运动注意事项。例如选择长跑时，需要选择适当的跑鞋；餐后多长时间适合去跑等。糖尿病患者需要注意监测运动前后血糖与足部的保护等。

运动处方实施过程中，需要根据身体的适应情况与功能变化情况而作出必要的调整，就如同医生开的药方一样，先开一个疗程，如果达不到预期疗效，开第二个疗程肯定会调整药方。

确定好有氧运动六要素后，执行方案一般需要循序渐进，制定一个合理的治疗进度。一般成年人的较合理计划是在计划开始的 4～6 周中，每 1～2 周将每次训练课的时间延长 5 ~ 10 分钟，当规律锻炼 1 个月之后，在接下来的 4 ~ 8 个月里逐渐增加到上述目标推荐运动量。

2. 抗阻运动 其运动频率、强度、类型、推荐量均有要求。

（1）运动频率 每周对每个大肌肉群训练 2 ~ 3 天，并且同一肌群的练习时间应至少间隔 48 小时。如每周 2 天进行仰卧起坐，同时哑铃练习 2 天。

（2）运动强度 中等强度［例如 60% ~ 70% 的最大重复次数（1 - RM）］，每次至少练习 1 组，每组重复 10 ~ 15 次。例如，如果杠铃的 1 ~ RM 为 100kg，则推荐 60 ~ 75kg 的强度。

（3）运动类型 推荐多关节练习。

（4）推荐量 每个肌群练习 2 ~ 4 组，每组重复 8 ~ 12 次，组间休息 2 ~ 3 分钟。

3. 柔韧性训练 其频率、强度、时间、方式、模式均有要求。

（1）频率 每周 2 ~ 3 天，每天练习效果更好。

（2）强度 拉伸至感觉到拉紧或轻微的不适。

（3）时间 大多数人静力拉伸保持 10 ~ 30 秒。每个柔韧性练习总时间为 60 秒。

（4）方式 缓慢拉伸大肌肉群。如弹力橡皮带和拉力器。

（5）模式 每个柔韧性练习都重复 2 ~ 4 次。

4. 减肥 FITT 原则 见表 5 - 2。

表 5 - 2 减肥 FITT 原则

FITT	有氧运动	抗阻训练
训练频率	4 ~ 7 天/周	≥3 天
训练强度	中低强度，50% ~ 70% 最大心率区间	15RM 的负重
训练时间	≥30 ~ 60 分钟/天	≥30 ~ 60 分钟/天
训练类型	跑步、健身操、登山机、椭圆仪	慢速为主

5. 减少日常久坐不动的行为 连续久坐时间不宜超过 1 小时，尽可能减少每天累计久坐时间。

（四）单纯性肥胖的运动处方要点

单纯性肥胖患者运动干预的目标是增加能量消耗、减控体重，保持和增加瘦体重、改变身体成分分布、减少腹部脂肪，改善循环、呼吸、代谢调节功能。运动处方的 FITT 推荐与健康成年人类似，但更加强调次数（每周至少 5 次），运动总量目标是每周300分钟中等强度运动或150分钟高强度运动，建议循序渐进逐渐达标。

减重目标的设计应切合实际，推荐3～6个月内减重5%～10%。需要注意的是，体重管理在于能量摄入与能量消耗的平衡。为达到降体重的效果，应同时做到合理膳食，每日减少500～1000kcal的能量摄入，每周至少150分钟的中等强度运动，以最大程度获得健康体适能的益处。逐渐增加至较大量的运动，如每周大于250分钟，以促进长期控制体重。

例5－1　某单纯性肥胖成年女性，平时没有运动习惯，现在比较胖，BMI 28.5kg/m^2，肚子大，体力不支，上楼梯都感到非常吃力，请你为其制定一个可改变现状的运动处方。

解题思路：

（1）该肥胖女性目前所表现出来的现象，是由于长期没有运动，心肺功能低下；同时体重过大，堆积体脂过多，增加运动负荷，所以上楼梯感到吃力。

（2）若要改变这种现状，可以通过且必须通过有氧运动锻炼来实现。

（3）其有氧运动处方如下：

运动目的：增加心肺功能；减少体脂。

运动项目：可选择慢跑或长距离游泳。

运动强度：运动稳定心率要求达到靶心率，运动最高心率＝220－年龄，可掌握在其最高心率的60%～80%的中等运动强度。

运动持续时间：30～60分钟/次。

运动频率：慢跑4～5次/周或以上；游泳2次/周，安排在周末。

注意事项：膳食热量总摄入与机体总热量消耗要达到负平衡，体重才能下降；循序渐进，若初期运动持续时间较短，可间隔累积运动持续时间；跑步时注意保护膝关节与踝关节，避免不必要损伤。

（五）2型糖尿病的运动处方要点

2型糖尿病患者的运动干预目标是提高心肺功能，改善胰岛素敏感性，控制血糖和体重，保持或增加肌肉体积，控制病情，预防并发症。在没有运动禁忌，即运动能力没有受到特殊限制的情况下，糖尿病患者身体活动的推荐量与普通人相同。日常活动较少或风险较高的患者宜选择适宜强度来制订身体活动目标。总活动量的设定也应以个人病情和体质为基础。

具体原则如下（有关运动类型等内容参见“健康成人运动处方基本内容”）。

1. 运动频率　有氧运动每周至少3天，连续间断不超过2天。抗阻运动每周至少 2 次。鼓励糖尿病患者从事各种肌肉力量训练。可以从中低负荷开始，每组肌肉练习 8 ~ 10 次。随着肌肉力量的增强，负荷和重复数可以逐渐增加。练习负荷较大时，同一组肌肉的练习应隔日进行。

2. 运动强度 中等强度（50% ~ 70% HR_{max}），RPE 量表的 11 ~ 13 ；较大强度可以获得更多效益。

3. 持续时间 每周累计至少 150 分钟中等强度运动，有氧运动每次至少 15 分钟，每周累计达到 300 分钟可以获得更多健康效益。

4. 运动方式 强调大肌肉群参与的、有节律的、持续性有氧耐力运动和肌肉力量练习。

5. 静坐 限制静坐时间，持续静态行为时间不超过 30 分钟。

6. 进度 与健康成年人一致，强调循序渐进的原则。

注意事项：

（1）血糖 >16.7mmol/L 应禁忌大强度耐力运动。

（2）出现严重或增生性视网膜病变时，应避免大强度耐力活动、中高负荷抗阻力运动、冲击用力和暴发用力。

（3）出现血糖控制不稳定、血糖 >16.7mmol/L 合并酮症、视网膜出血或感染、不稳定心绞痛时应禁忌各种运动。

（4）预防低血糖。

①运动前的胰岛素应避免注射于运动肌肉，最好选择腹部。

②在初次运动和改变运动量时，应监测运动前和运动后数小时的血糖水平，如运动时间长，还应考虑运动中的监测。根据监测的血糖变化和运动量，可酌情减小运动前胰岛素用量或增加碳水化合物的摄入量。

③运动前血糖水平若小于 100mg/L，应进食碳水化合物 20 ~ 30g 后再运动。

④有些患者运动后低血糖的影响可持续 48 小时，必要时应在运动后进行更多的监测。

（5）增加运动量时的进度安排　增加运动量和强度时应合理安排进度，以保证运动安全。对于运动伤害风险低的患者，一般需要 1 ~ 2 个月逐步达到目标运动量和强度；风险较高的患者则需要至少 3 ~ 6 个月。

（6）运动时的足部保护　出现足部破溃、感染时，应避免下肢运动。除了每天检查足部之外，为避免发生足部皮肤破溃和感染，参加运动前要做足部检查，特别要选择合适的鞋子和柔软的袜子。病情重者建议从事足部无负重运动，如自行车、游泳、上肢锻炼等。

（六）原发性高血压的运动处方

原发性高血压运动干预的目的是提高心肺和代谢功能，稳定血压，控制体重，预防并发症，缓解精神压力，改善心理平衡。具体原则如下（有关运动类型等内容参见“健康成人运动处方基本内容”）。

1. 频率 几乎每天都应进行有氧运动，每周2～3天的抗阻运动。

2. 强度 中低强度（40%～60% HR_{max}）有氧运动，以60%～80% 1－RM强度进行抗阻运动。

3. 时间 有氧运动每天至少30分钟，每次至少15分钟。抗阻运动每次至少1组，每组8～12次重复。

4. 方式 以大肌肉群参与的有氧运动为主，抗阻运动仅限于病情较轻和运动伤害风险较低者，推荐所有大肌肉群的中低负荷抗阻力训练。

5. 进度 与健康成年人一致，但应结合血压控制情况、药物治疗情况和并发症等，尤其强调高血压患者运动处方进度的循序渐进原则。

注意事项：①β受体阻断剂影响运动中的心率反应，应采用RPE等指标综合判断运动强度；②α_2受体阻断剂、钙通道拮抗剂和血管舒张药物可诱发运动后低血压，因此运动后的放松过程需延长，逐渐降低运动强度；③利尿剂可诱发低钾，使发生心律失常的风险增加，应酌情适量补钾；④运动中血压上限建议设定在220/105mmHg；⑤抗阻力训练时避免憋气，特别是用力时的憋气；⑥耐力运动作为治疗方案的一部分时要酌减用药剂量；⑦湿热天气和运动中出汗多时，应注意身体水合状态的监测和水的补充。

（七）运动处方实操举例

例5－2 男性，40岁，体重70kg，工作繁忙。运动目标为每天运动能量消耗量240kcal，请你为他制定一个合理的运动处方。

解题思路：

（1）运动目的　体重管理，提高人体心肺功能。每天运动能量消耗240kcal。

（2）运动项目　走路、游泳。

（3）运动强度　快走110m/min，游泳30m/min。

（4）运动持续时间　快走30分钟/日，分2次完成；游泳70分钟/周。

（5）运动频率　快走6日/周，游泳1次/周。

（6）注意事项　走路选择适当的鞋。

经查表得到快走能量消耗系数为0.076kcal/(kg·min)，游泳能量消耗系数为0.17kcal/(kg·min)。

计算平均每天运动消耗的能量 = [(30min/d × 70kg × 0.076kcal/(kg · min) × 6 日/周 + 70min/d × 70kg × 0.17kcal/(kg · min) × 1 日/周] ÷ 7 = 255.8kcal。

达到平均每天运动消耗 240kcal 能量的运动目标，每周运动消耗总的能量为 1791kcal。建议充分利用上下班时间和工作间歇时间进行运动，遵循循序渐进原则逐渐增加运动量，通过六周的时间达到每天消耗 240kcal 能量，按每周 10% ~ 20% 的速度递增运动量。建议的运动指导方案见表 5 – 3。

表 5 – 3　运动指导方案

运动项目	第一周	第二周	第三周	第四周	第五周	第六周
快走	20min/d × 3 天	20min/d × 4 天	20min/d × 5 天	20min/d × 6 天	25min/d × 6 天	30min/d × 6 天
游泳	20min/d × 1 天	30min/d × 1 天	40min/d × 1 天	50min/d × 1 天	60min/d × 1 天	70min/d × 1 天

四、健身运动的合理营养

在群众性运动锻炼活动中，因各个项目代谢特点不同而对合理营养有着不同的需求。健身者应安排适合于该锻炼项目的平衡膳食，因为良好的营养对健身者的功能状态、体力适应过程、运动后的恢复及防治运动性疾病都有重要作用。

（一）跑步锻炼者的膳食营养特点

短跑是群众性运动竞赛活动中经常设立的一个项目。它是以力量素质为基础、以无氧代谢供能为特点，运动时间短，强度大，要求有较好的爆发力。在此类运动膳食中要有丰富的动物性蛋白质，以增大肌肉体积，提高肌肉质量，蛋白质的摄入量每日可达 2.0g/kg 体重左右。另外，要求在膳食中增加磷和糖的含量，为脑组织提供营养，改善神经调控能力和增强神经传递作用，动员更多的运动单位参加收缩；还要求在膳食中增加矿物质（如钙、镁、铁）及维生素 B_1 的含量，以改善肌肉收缩质量。

长跑是以有氧耐力素质为基础，以有氧代谢供能为特点，要求有较高的心肺功能及全身的抗疲劳能力。长跑虽强度较小但时间较长，体力消耗较大。要求膳食中应提供较全面的营养成分，增加机体能源物质的储备，在丰富的维生素和矿物质成分中，突出铁、钙、磷、钠、维生素 C、维生素 B_1 和维生素 E 的含量，以提高有氧耐力。

（二）大球类项目锻炼者的膳食营养特点

篮球、排球、足球等大球类运动项目健身者需具备力量、灵敏性、速度、技巧等多方面的素质。此类项目具有运动强度较大、能量消耗高、能量转换率高且运动时间长等特点。

此类健身者在锻炼时能量消耗大，如打一场篮球赛消耗人体能量约4200kJ，踢一场足球赛消耗能量可高达5000kJ，其膳食供给量应根据运动量的大小来保证充足的能量。膳食能量成分一般糖类为60%～65%，蛋白质10%～15%，脂肪20%～30%，应保证以高糖类为中心，尤其在运动前的3～4小时采用高糖类饮食。这类运动项目属于集体性运动，个体差异也较大，应根据健身者个体的运动强度和持续时间的长短来确定能量的消耗。

由于大球类运动大多数是在神经高度紧张的情况下运动的，应注意蛋白质的营养需要。因为蛋白质不但有供能的作用，还有调节人体生理功能、增强机体抵抗力，提高中枢神经系统兴奋性的作用，一些氨基酸（如蛋氨酸及赖氨酸）有助于条件反射的建立。建议大球类健身者蛋白质的需要量应占总能量的12%～15%或1.2～2.0g/kg体重，在注意蛋白质补给量的同时，更应注意蛋白质的质，应选择含优质蛋白质食物，注意必需氨基酸所占的比例等。另外，对于足球、橄榄球等有身体接触的运动项目，往往易造成肌肉损伤，运动后迅速补充蛋白质有助于修复受伤的肌肉和组织。

脱水是间歇性运动引起疲劳和运动能力下降的主要原因，而补液对球类项目也有良好的作用，可减轻自觉的疲劳感，提高健身者耐力。一场比赛可失水2L左右，健身者应注意运动前、中、后及时补液，宜选用低糖等渗的运动饮料，不要选用含咖啡因和酒精的饮料。运动中不要使用含糖浓度高的饮料，以免引起胃不适和胃排空后延。赛前一天和比赛当天应充分补液，补液量应大于仅仅满足口渴感觉。运动中补液应以积极主动、少量多次为原则。同时，健身者应注意自己尿液的颜色，预防脱水。

（三）小球类项目锻炼者的膳食营养特点

小球类项目是指乒乓球、羽毛球和网球等，这些项目对力量、速度、耐力、灵敏性、柔韧性等素质有较高的要求。食物中要含丰富的蛋白质、糖类以及维生素（维生素B_1、维生素C、维生素E、维生素A）。球的体积越小，食物中维生素A的量应越高些。小球类项目锻炼时体内物质代谢变化很大，大量出汗使能耗增加，并使钙、钠、钾及维生素大量消耗和丢失。所以，锻炼时的膳食有其特殊要求，及时合理地补充水、电解质及维生素比补充蛋白质、糖类、脂肪更加重要，氯化钠的摄入要适量。补充的维生素包括维生素B_1、维生素B_2、维生素C、维生素B_6、维生素A、叶酸等，注意胆碱、泛酸等的摄入。

（四）水上项目锻炼者的膳食营养特点

水上项目主要是游泳类，经常进行游泳类项目的锻炼者其营养摄入应注意以下几条。

（1）摄入复合糖类，占每天总能量供给的55%～65%。

（2）尽量少吃简单的糖（葡萄糖、果糖等）。如果需要，尽量在正餐的时候摄入。

（3）蛋白质的摄入量占一天总热能摄入的15%～20%。

（4）脂肪摄入的供能比例应为25%～30%。

（5）喝足够的水，补充运动中丢失的液体。

（6）摄入的能量应该能够维持理想的体重。游泳锻炼要求一定的力量与耐力素质，要求在膳食中含有丰富的蛋白质、糖类和适量脂肪。

（7）多样化的平衡膳食。游泳项目在水中进行，机体散热较多、较快，冬泳更是如此。老年人及在水温较低时的锻炼者出于抗寒冷需要，可增多脂肪的摄入量。维生素以维生素 B_1、维生素 C、维生素 E 为主。矿物质中要增加碘的含量，以适应低温环境甲状腺素分泌增多的需要。

五、健身人群的合理营养

（一）增强肌力健身人群的膳食营养

一般而言，运动人员为了拥有更强的竞技能力而需要增强肌力，普通男性人群为了彰显自己的体魄而需要增强肌力，普通女性人群为了自身形体完美和健康也需要增强肌力。肌力的增加不仅需要进行合理有效的锻炼，更离不开营养补充，二者只有并驾齐驱才能取得满意效果。

经常进行健身锻炼的人与较少参加健身锻炼的人相比，肌肉的能量物质三磷酸腺苷（ATP）和磷酸肌酸储备要多，血管更丰富，耐酸能力和无氧酵解能力更强。锻炼水平越高，能量储备越多，运动的耐受能力越强，肌肉中新生的毛细血管也越多，可使肌肉的血流量增加，新陈代谢加快，同时也增加了肌肉的体积。所以，只有坚持长期的健身锻炼，才能加强肌肉的物质代谢，提高肌肉的能量储备，使肌纤维增粗、增多，肌肉体积和肌力增加；而营养的补充应从健身人群的代谢特点入手，从肌肉的物质组成成分上进行补充。

1. 增强肌力健身人群的物质代谢特点及营养需求 人体肌肉增长是随年龄增长而不断变化的，可分为快速增长、相对稳定和明显下降三个阶段。人类从出生起，随着机体不断生长发育，肌肉逐年增长，男子 25 岁时达到最高值，女子

22岁左右达到最高值，以后又逐年缓慢下降。少年时期肌肉含水量比成人高，而肌肉蛋白和能源物质等的储备比成人低，肌纤维较细。年龄越小与成人的差异越大。所以，在增加肌肉过程中要考虑到年龄因素，因人而异。

（1）增肌健身人群的糖类代谢　糖类进入人体后有三种变化：一部分被氧化分解，最后生成CO_2和H_2O，并释放出能量；一部分被肌肉和肝等组织细胞利用，生成能量物质——糖原暂时储备起来；一部分通过其他代谢途径合成脂肪和某些氨基酸，这也是人体多食糖类易发胖的原因之一。糖类在氧化过程中需要多种维生素和金属离子作为辅酶，如维生素B_1、维生素B_2、维生素PP及铁、镁、锰等，这些物质严重缺乏时，可造成糖类代谢障碍，糖类代谢还受机体的摄氧量、代谢中间产物、激素和神经体液调节等多种因素的影响。

在增强肌力的健身过程中，糖类是重要的能源物质。一般通过力量训练的方法增强肌力，而力量训练主要是通过糖无氧酵解和有氧氧化来进行供能。运动时物质代谢释放的能量大部分用于肌肉收缩，运动后则主要用于合成代谢或离子的转运过程。锻炼肌力时主要依赖糖无氧酵解进行供能，常常会出现乳酸的堆积，长时间的乳酸堆积会产生肌肉酸痛等症状。所以，对运动负荷强度的选择要循序渐进，适当延长恢复时间，以使乳酸代谢加快。此外，如果体内糖含量过多，会有一部分通过其他代谢途径转化成脂肪，因此在健身过程中，为了减少脂肪含量，一定要注意控制糖类的摄入量，既不能过多而转化成脂肪，也不能太低而影响正常的供能。

（2）增肌健身人群的脂肪代谢　参加增强肌力健身的人群，有一部分人是由于体脂超标，这部分人群就要特别控制脂肪的摄入量，增加脂肪的利用率。在健身过程中，增加肌力往往和减少脂肪联系在一起，要减少脂肪含量，可以通过减少脂肪的摄入、提高脂肪的利用率来实现。一般来说，运动强度越小，运动时间越长，依靠脂肪氧化供能占人体总能量代谢的百分率就越高。

还有一部分人群是由于自我感觉瘦弱而选择增强肌力的，这时要注意脂肪的摄入量，既要保证能量的供给，也不能摄入过多而造成脂肪堆积。

（3）增肌健身人群的蛋白质代谢　生物体内的各种蛋白质更新包括蛋白质的分解代谢和合成代谢，前者是指蛋白质分解为氨基酸及氨基酸继续分解为含氮的代谢产物、CO_2和H_2O，并释放出能量的过程。蛋白质的合成是一系列十分复杂的过程，几乎涉及细胞内所有种类的RNA和几十种蛋白因子。蛋白质合成的场所在核糖体内，合成的基本原料为氨基酸，合成反应所需的能量由ATP和GTP提供。体内蛋白质的合成受多种因素调控。机体蛋白质是一个动态平衡体系，儿童、青少年机体蛋白质合成率大于降解率，成年人两个过程的速率相等；蛋白质摄入严重不足的人群，体内蛋白质分解率则大于合成率。不同的组织器官，蛋白质合成和降解的速率不一样。

氨基酸进入人体后，一是被利用来合成组织细胞中的各种蛋白质；二是通过代谢转变成其他氨基酸或合成糖类和脂肪；三是通过分解代谢转变成尿素或氧化分解成 CO_2和 H_2O，并且释放出能量。

参加增肌健身的人群，健身的主要目的之一就是要增加机体蛋白质的 含量，所以增强蛋白质的摄入量是关键，重点是补充优质蛋白质，促进机体蛋白质的合成率大于降解率。同时，要避免蛋白质的过度代谢。

（4）增强肌力健身人群的水、无机盐和维生素代谢　任何生物体都离不开水，水是机体进行生物化学反应的介质。水在人体内构成体液，维持电解质平衡，并且能够调节体温、润滑关节、维持长时间的运动。无机盐对于维持机体渗透压和体液的酸碱平衡，以及神经－肌肉的兴奋性起着重要作用。

维生素是维持人体正常代谢和功能所必需的有机化合物，对于能量的代谢也起到一定的调节作用。通过健身锻炼排出的体液，带走了大量的水、维生素和无机盐，如果不及时补充，会导致体内代谢紊乱、酸碱失衡，对机体造成不利影响。因此，参加增强肌力健身的人群，根据不同年龄和运动强度及时补充水、无机盐和维生素，是增强肌力效果和维护机体健康水平不可忽视的重要措施之一。

2. 增肌人群的能量推荐及各产能营养素供能比

增肌人群的能量推荐及各产能营养素供能比见表 5－4。

表 5－4　增肌人群的能量推荐及各产能营养素供能比

推荐比例	碳水化合物	蛋白质	脂肪
推荐能量	增肌人群摄入能量建议按每日需求的 115% 左右		
供能比	60%～65%	15%～20%	20%
具体数量	约 6g/(kg·d)，不少于 1g/(kg·d)	约 2g/(kg·d)，不多于 3g/(kg·d)	约 1g/(kg·d)，不少于总能量的 15%

3. 增肌运动处方

例 5－3　某成年男性 43 岁，平时很少参与体育锻炼，全身肌肉尤其是上肢肌肉少，现有强烈的增肌欲望，请为其制定一个增肌的运动处方。

解题思路：

该成年男性若计划增加上肢力量，必须通过上肢力量练习来达到预期目的。

其增肌运动处方如下：

（1）运动目的 增加上肢力量。

（2）运动项目 可以选择抗阻负荷练习，例如卧推。

（3）运动强度 每组 8～12RM。

（4）练习组数 每次练习 3～4 组。

（5）运动频率 隔天训练，或每周 3～4 次。

（6）注意事项

①严格遵循力量练习递进性原则。

②适当增加膳食总热量摄入，适量增加蛋白质摄入。

③保证充分睡眠，有利于肌肉蛋白质合成。

4. 增肌健身人群的膳食营养策略及误区

（1）增强肌力健身人群的膳食营养策略 在增强肌力锻炼时，除了制定科学、规律的健身计划之外，膳食营养在达到锻炼目的的过程中也起到非常关键的作用。

①根据运动水平、性别来调整膳食营养：初级锻炼人群，糖类的摄入量，一般女性每天摄入 2～2.5g/kg 体重，男性每天摄入 2.5～3.5g/kg 体重。为了最大限度地利用锻炼后合成代谢的机会，最好把每天糖类总量的 25% 安排在锻炼后立即食用。锻炼后按 3∶1 的比例摄入复合糖类和简单糖类，将有利于胰岛素快速而持久地释放，并可避免低血糖的发生。锻炼后的一餐应避免较难消化的蛋白质食物，如鸡肉、牛肉等；而应选择牛奶、鸡蛋等容易消化的高蛋白食物，目的是提供充足的氨基酸给肌肉，作为肌肉生长的原料。锻炼达到一定水平之后，为了取得更加理想的增加肌力的效果，有必要服用运动补充剂。为了达到增加肌力的目的，最好选用乳清蛋白。蛋白粉在锻炼后 30 分钟内补充效果最佳。由于蛋白质摄入过多会增加肾的负担，所以它的摄入量应根据运动强度而定，不要服用过量。另外，有肾病的健身者应咨询医生是否可以服用蛋白粉。

②高蛋白晚餐：发达的肌肉可通过有规律的负重训练、高蛋白饮食以及睡眠来获得。日本营养学家发现，促进肌肉生长的生长激素是在人睡眠中分泌的，生长激素能将血液中的氨基酸导向肌肉组织，使其造出新的肌细胞并修复受到损伤的肌细胞。因此，在晚餐中适当增加高蛋白，有助于肌肉更有效的生长。

③锻炼后进食高蛋白食品：负重锻炼后，生长激素分泌大约能维持 2 小时，饭后的 1～2 小时又是蛋白质吸收的高峰阶段，所以，训练后进食高蛋白食品更有利于肌肉生长。

④采用多餐制：每日多餐，特别是锻炼后适当补充营养物质，能够及时补充

所需营养，提高新陈代谢率。应根据锻炼阶段的改变，对饮食结构和餐次作不同程度的调整。合理摄入蛋白质、重视糖类的补充等一系列措施，是增加肌力的关键要素。

⑤不空腹吃甜食：理论上讲，人吃甜食以后，体内血糖浓度就会升高。这时，机体会释放出胰岛素使血糖转变为糖原，从而使血糖恢复正常。若空腹吃甜食，则会使胰岛素过度释放，使血糖快速下降，甚至形成低血糖，从而迫使机体释放肾上腺素，以便使血糖恢复正常。

此外，不少体形比较瘦弱的增肌者，为了使自己的肌肉迅速长起来，喜欢加餐。建议可在每次锻炼前的0.5~1小时吃一些蛋糕、香蕉等食品，以保证锻炼过程中的能量供应。其次，要抓住每次锻炼结束后30分钟内这段营养补充的"黄金时期"，补充1~2个鸡蛋或1勺蛋白粉，有助于受伤肌肉和组织的修复、重建及肌肉酸痛等症状的减轻。

⑥增肌健身人群的一日膳食营养安排（表5-5）。

表5-5 增强肌力健身人群的一日膳食营养安排（以75kg体重为例）

三餐名称	食物名称	进食量
早餐	全麦切片面包或馒头	5片/2个
	牛奶	1盒（500ml）
	蛋清	3个
	鸡蛋	1个
午餐	米饭或馒头	250g
	蔬菜	1份
	鸡胸肉或鱼肉或牛肉	200g
	桃或苹果或香蕉	1个
	牛奶	500ml
	左旋肉碱	0.5g
中加餐	运动饮料	（运动前及运动中、运动后）500ml
	乳清蛋白	（运动后即刻服用）25g
	肌酸	（运动后即刻服用）5g
晚餐	米饭或面条	200g
	蔬菜	1份
	鸡胸肉或鱼肉或牛肉	200g
	苹果或桃或香蕉	1个
	牛奶	500ml

注意还要根据个人工作强度、运动情况和身体状况进行调整。如果个体患有疾病，请遵医嘱。

（2）增强肌力健身人群的膳食营养误区

①不用自己准备膳食：要增强肌力，必须自己准备膳食，依赖食堂或快餐店是无法满足增强肌力健身人群的少食多餐和营养丰富的进食需求的。

②不用做营养记录：制订一个营养记录表，记录下什么食物有效，吃下后的肌肉感觉等是非常必要的。以后就可根据以往的资料对食物作出调整，使营养摄取达最佳状态。

③饮水多少无关紧要：水参与全身的新陈代谢，可使微血管保持清洁、畅通，通过清洗细胞使肌细胞得到再生。补水量可按锻炼前后的体重差值补充。

④多吃肉有助于肌肉生长：有些增强肌力的健身人群认为，多吃肉有助于肌肉生长，但事实上并非完全如此。为了满足肌肉的生长，蛋白质的摄取量需达到1.5～2g/kg体重，但如果单靠吃肉来获取，有可能摄入过量脂肪。所以，在日常膳食中应选择脂肪含量低的肉类食物，如去皮的鸡胸肉、瘦牛肉和鱼肉等肉类，鸡蛋白也是不错的选择。蔬菜、水果对增肌者来说也是必不可少的，因为其中蕴含丰富的维生素和矿物质，如硼、锌和维生素C，具有促进睾酮分泌的作用，而睾酮有利于促进肌肉生长，充足的蔬果补充往往能使增加肌力达到事半功倍的效果。此外，蔬菜水果中富含的番茄红素、维生素C、维生素E等具有很好的抗氧化作用，能有效清除体内因力量训练堆积的氧化物质，促进疲劳恢复。

（二）减脂健身人群的膳食营养

减脂健身人群的锻炼目的主要在于调节代谢功能，增强脂肪消耗，促进脂肪分解。人体在运动时，大量肌肉参加活动，而肌肉的运动需要消耗大量的热能，其能量来源主要是脂肪和糖类。大量的研究表明，理想而有效地减少脂肪的方法是适量运动、适当控制饮食和生活方式的改变。

1. 减脂健身人群的物质代谢特点及营养需求

运动强度低于70%最大摄氧量的长时间有氧活动，可提高脂肪酶活性，并增加血浆脂蛋白的转运。在长时间运动过程中，肌组织内三酰甘油供能占总耗能的25%，血浆游离脂肪酸供能占75%，有氧运动能增加血浆游离脂肪酸的浓度，使脂肪供能比例增加，从而减少体脂的贮量。

低强度运动时，心肌和骨骼肌组织中的脂肪酸可完全氧化，生成CO_2和H_2O这时运动能耗主要是脂肪供能。运动性减脂主要是通过脂肪组织中的脂肪分解来实现的，运动时脂肪细胞内的三酰甘油经脂肪酶的催化水解产生脂肪酸，约1/3

释放入血液中，2/3 经再脂化生成三酰甘油；血浆三酰甘油在脂蛋白脂肪酶（LPL）的催化下水解成甘油和游离脂肪酸；肌内脂肪滴的三酰甘油经 LPL 催化水解成脂肪酸，脂肪酸进入线粒体氧化供能。

长时间、中低强度的有氧运动可使体内三酰甘油和低密度脂蛋白胆固醇减少，而高密度脂蛋白胆固醇增高，同时可以改善体内脂肪代谢酶的活性，提高体内脂肪的利用率。有研究显示，70%最大摄氧量强度的长时间运动时，脂肪酸供能的75%来自肌内脂肪，25%来自血浆游离脂肪酸；在超长距离运动后肌内脂肪量下降 75%，脂肪酸供能占总耗能的 50%，其中肌内脂肪酸占 25%，而血浆游离脂肪酸占 75%。一般来说，运动员的体脂百分比较普通人群显著降低，进行长期低强度运动实验后人体的体脂百分比有明显下降趋势。所以，运动减脂从营养供应的角度讲是利用中、低强度的长时间有氧运动造成人体中脂类供应负平衡，充分动用体内脂肪分解供能，使体脂下降。

人体在运动时，由于三大供能系统的输出功率、供能顺序以及供能比例不同，所以相对于不同的运动其贡献率也不一样。运动开始时糖酵解和磷酸肌酸系统供能占主要部分，有氧氧化供能较少，30 分钟以后主要由有氧氧化供能。有氧氧化所消耗的原料主要来自糖类、脂肪和蛋白质三大营养物质。一般来说，运动强度较小时，持续时间越长，依靠脂肪氧化供能占人体总能量代谢的百分率越高。有资料表明，脂肪和糖类在中低强度、长时间运动中供能比例呈反比关系。人体以 50%最大摄氧量在持续 4 小时运动中脂肪和糖类的供能比例分别是 87%和 13%，脂肪供能比例和氧化速率都随时间增长而逐渐增大，其原因为有氧运动造成机体热量负平衡，通过中枢神经的刺激，加速脂肪酸分解产生 ATP，以适应热量消耗的需要；同时，运动时肌肉对游离脂肪酸的摄取和利用增加，促使脂肪细胞分解予以补充。

2. 减脂人群的能量推荐及各产能营养素供能比

减脂人群的能量推荐及各产能营养素供能比见表 5－6。

表 5－6　减脂人群的能量推荐及各产能营养素供能比

推荐比例	碳水化合物	蛋白质	脂肪
推荐能量	减脂人群摄入能量建议按基础代谢 ×1.2		
供能比	45%	30%	25%
具体要求	不少于 1g/(kg · d)	不多于 3g/(kg · d)	不少于总能量的 15%

3. 减脂健身人群的膳食营养安排

（1）减少脂肪健身人群的膳食营养安排原则 在减少脂肪健身锻炼期间，控制饮食十分重要。有的人为了减少脂肪健身锻炼很刻苦，但锻炼结束后不控制饮食，摄入的总热量大于运动消耗时的热量，非但不能减脂，体重反而会上升。所以，在艰苦锻炼的同时应该按照一定的饮食原则，给自己制定出一套适合自己的饮食计划。

①热量摄入：不锻炼的当天，最低摄入量为1500kcal。锻炼当天，总热量的摄入量不要超过2000kcal。

②营养成分比例：脂肪15%～20%，蛋白质10%～25%，糖类55%～70%。每天做到少食多餐，5～7餐，减少体内脂肪堆积的可能。

③不要依靠节食来减体重：节食会消耗掉更多的肌肉，降低代谢水平。应尽量减少吃零食，特别是热量高的甜品。

④大量饮水：如运动前感到饥饿，可选择吃水分含量高的水果（苹果或橙子）。晚上9时以后，如感到饥饿只能喝水或蛋白粉，不能吃任何食物。

⑤最好不要饮酒：酒精热量高，一般的运动很难消耗掉。

⑥选择自己喜欢的且热量低的食物：将自己喜欢的且热量低的低血糖生成指数（GI）食物加入到饮食计划中，这样可以更容易坚持饮食计划的进行。

坚持减少脂肪健身的膳食营养安排原则，加上专业的有氧运动锻炼，持之以恒经过半年到一年时间，会达到自己满意的效果。

（2）减少脂肪健身人群的膳食营养安排措施

①保持热量摄入的负平衡：膳食提供的能量必须低于机体实际消耗的能量，以造成能量的负平衡，促使长期积蓄的能量被代谢掉，使体重恢复到正常水平，这是减脂的前提。

②安排好三餐的饮食量与饮食结构：早、中、晚三餐的比例各占到总食量的29%、38%、33%，尤其晚饭不要过食。作为减少脂肪者，其膳食应降低脂肪和糖类的比值，提高蛋白质比例，使得糖类、脂肪和蛋白质三大供能物质比例适当。

③合理选择食物与烹调方法：少吃高糖、高脂肪和高热量的食物。

要减少脂肪者，在参照中国居民平衡膳食宝塔的基础上，要相对减少谷类和饱和脂肪酸油脂类的摄入量。少吃或不吃油炸食品；炒制菜肴时选择含不饱和脂肪酸高的油类并尽可能少放；尽量用煮、炖、蒸代替炸、煎、炒的烹饪方法。

④饮食上需注意的一些问题

a. 摄入一定量的糖类：当糖类摄入不足时会使得脂肪酸不能被彻底氧化分解，

反而对减少脂肪不利，因此在减少脂肪节食的过程中不可过分限制糖类的摄入。

b. 限制酒精的摄入：酒精热量相当高，会转化成脂肪堆积在体内，造成啤酒肚、脂肪肝、脂肪心。

c. 多吃奶类和豆制品：脱脂牛奶和豆腐是含水量多、高蛋白、低脂肪并含有丰富钙质的减脂食品，可以补充身体所需的蛋白质，其中的钙质还能促进脂肪的分解。

d. 膳食中不能缺少蔬菜水果：芹菜、韭菜、南瓜、苹果和西瓜等蔬菜水果中的蛋白质和糖类不易转变为脂肪，尤其是蔬菜中不含多余糖分，其中的纤维素还能阻止脂肪成分的吸收，减少脂肪堆积；蔬菜水果中富含的维生素 C、B 族维生素和叶酸等，可以补充减肥期间节制饮食引起的维生素摄入不足。

e. 尽可能多喝水：水分可以起到促进脂肪分解和毒素代谢的作用。另外，饭前 20 分钟喝 1 杯温水，可以抑制过强的食欲。

f. 经常饮茶：茶叶中含有多种维生素、酚类和微量元素，可促进脂肪分解。

⑤合理使用减脂营养品

a. 左旋肉碱：一般人每天只能从膳食中吸收 50mg 左旋肉碱。在减少脂肪的运动过程中，建议每日摄入量不应少于 250mg，因此有必要补充一些左旋肉碱，以达到加速消耗体脂的效果。

b. 膳食纤维：减少脂肪期间仅仅通过饮食增加膳食纤维摄入量是不够的，有必要进行额外补充。

c. 多种维生素：减少脂肪期间，限制饮食会导致维生素 A、维生素 C、B 族维生素和维生素 E 等的摄入不足，且减少脂肪的运动使身体代谢水平提高，消耗的维生素量上升，运动出汗也使一些维生素随汗液排出体外，造成维生素缺乏。使用复合维生素补充剂可满足减少脂肪期间人体的需要。另外，维生素还有抗自由基氧化作用，可以消除减少脂肪运动时产生的大量自由基对机体细胞的损伤。

d. 矿物质及微量元素：钙能显著抑制脂肪的生成，改变分解脂肪的速度。当减少脂肪者进食高钙饮食时，脂肪也会显著减少。营养调查表明，我国人群的钙摄入量普遍不足，仅达到推荐摄入量的一半，因此每天都需要补充钙剂。钙与维生素 D 同用吸收效果更好。通过运动减少脂肪时导致出汗量增加，体内的钠、钾和镁等无机盐也随汗液流失，造成体内电解质紊乱，体力下降，应及时补充含有这些矿物质和微量元素的营养补充品，以满足机体需要。

⑥减少脂肪健身人群的一日膳食营养安排（表 5 – 7）。

表 5－7　减少脂肪健身人群的一日膳食营养安排

三餐名称	食物名称	进食量
早餐	全麦切片面包	2 片
	牛奶	1 盒（250ml）
	苹果或桃	1 个
	鸡蛋	1 个
午餐	米饭或馒头	100g
	蔬菜	1 份
	鱼或鸡肉	100g
	苹果或桃	1 个
	酸奶	125ml
	左旋肉碱	（运动前 0.5 小时）5 粒
晚餐	米饭或馒头	100g
	蔬菜	1 份
	桃或苹果	1 个（约 200g）
	酸奶	125ml

注意还要根据个人工作强度、运动量和身体状况进行调整。如果个体患有疾病，请遵医嘱。

4. 减脂健身人群的膳食营养误区

（1）多吃水果减少脂肪　多吃水果帮助消化，水果的好处多得说不完，许多人更是借着吃水果来减 肥，认为它好吃、会饱、却不会太过“滋补”，水果成了健康、美容、减肥的万灵丹，事实证明是错误的。

（2）吃香蕉蘸蜂蜜可快速减少脂肪　香蕉富含膳食纤维，可以刺激胃肠的蠕动，帮助排便。如果只食香蕉蘸蜂蜜，热量远比正餐低，自然会瘦下来。但这样急速减重，身体往往因为没做好调适而产生不良反应。若长期以香蕉为食，身体缺乏蛋白质和矿物质等各种营养成分，慢慢地身体就会发出危险警报。

（3）以葡萄柚和菠萝代替一餐可以减少脂肪　葡萄柚富含维生素 C，糖分也不高，如果仅吃一颗葡萄柚来代替一餐，热量当然低，假使其他餐的热量也控制得宜，一段时间后自然会瘦下来。但如果体质较弱，最好先吃几片高纤维苏打饼干，防止因为空腹可能受不了的酸度引发的胃肠疼痛。菠萝富含维生素 B_1，能促进新陈代谢，消除疲劳感；丰富的膳食纤维，让消化更顺畅。爱吃菠萝的话，可以在饭后吃一些，切勿在胃里空空的时候食用，否则很容易被菠萝中的酵素伤害。

（4）持续吃“苹果餐”能减少脂肪　苹果是低热量高营养水果，正因为如此，许多人用苹果来作为减肥餐。苹果和一般餐食比起来，热量低了很多，当然会瘦下来；但长此以往，营养的不均衡会让身体吃不消，而且一旦停下来，体重也会慢慢地回升。

（5）吃单一食物，减少脂肪　每天只吃苹果或者蔬菜等单一食物，误以为这么做可以减少热量摄入、大幅度消耗脂肪，事实上却会反过来令体内营养失衡，损害健康。其实，控制饮食的秘密很大一部分在于"量"上，本来要吃200g饭，现在改成100g；本来要吃2个馒头，现在改成1个；这样就能既享受美味，又不会摄入过多。

（6）不运动仅控制饮食可减少脂肪　每天只是单单控制饮食、限制食量，不做任何运动，只会令肌肉减少，令身体抑制消耗能量。配合适量的运动，可以增加基础代谢，有效减少身体脂肪。

（7）过分重视体重　不应只看重体重，重要的是身体脂肪是否下降。做桑拿流汗方法要注意，体重下降只是水分流失，与减少身体脂肪无关。

（8）短期内减重太多　千万不要极端地减少热量的摄取。这样会拖垮身体，导致贫血等损害健康的情况。养成均衡营养的饮食习惯，不要过量进食是基本原则。短期内令体重下降的节食方法是不能持久的，反而会引起反作用，导致过量进食。各种资料显示，1周减体重1kg以上会造成身体负担过度，不可取。

六、体重管理案例分析

王女士，55岁，身高160cm，体重80kg，腰围93cm，文职工作，很想减肥。体重管理师计划4周减轻体重3.6kg。制定减肥方案的步骤为：

（1）计算BMI值

BMI = 31.25kg/m^2，结合腰围93cm，判断王女士为中心性肥胖。

（2）计算每天需要亏空的能量

计算方法：0.9kg体脂约含热能7000kcal，3.6kg体脂约含热能28000kcal。28000kcal ÷ 28天（4周）= 1000kcal，即每天需要多消耗的能量为1000kcal。

（3）食谱编制　建议王女士每天饮食少吃600kcal热量。

王女士标准体重 = 160 − 105 = 55（kg）

每天应该摄入的能量 = [55kg × 30kcal/（kg · d）] − 600kcal = 1050kcal

采用食物交换份法编制食谱。王女士每天的总热量为1050kcal，按1050kcal查表4－13得知王女士每天食物总份数为12份；各类食物份数分别为谷类5.5份，蔬菜类1份，肉蛋类2份，奶类1.5份，水果类0.5份，油脂类1.5份。再将各类食物份数换算成各类食物重量：大米137.5g、青菜500g、肉蛋100g、牛奶250g、苹果100g、油脂15g。

（4）运动方案的设计 建议每天运动多消耗400kcal能量。

运动处方为：

运动目标：每天运动消耗400kcal能量。

运动类型：走路、游泳。

运动强度：快走100m/min，游泳30m/min。

运动持续时间：快走30min/d，分2次完成；游泳60min/次，每周两次。

运动频率：快走7日/周，游泳2次/周。

经查表得到快走能量消耗系数为0.076kcal/（kg·min），游泳能量消耗系数为0.17kcal/（kg·min）。

计算平均每天运动消耗的能量 = [30min/d × 80kg × 0.076kcal/(kg·min) × 7日/周 + 60min/d × 80 kg × 0.17kcal/(kg·min) × 2日/周]/7 = 415.5kcal

达到平均每天运动消耗400kcal能量的运动目标，每周运动消耗总的能量为2909kcal。

建议充分利用上下班时间和工作间歇时间进行运动，遵循循序渐进原则逐渐增加运动量，通过六周的时间达到每天消耗400kcal的推荐量，按每周10%～20%的速度递增运动量。建议的具体运动指导方案见表5－8。

表5－8 王女士运动指导方案

运动项目	第一周	第二周	第三周	第四周	第五周	第六周
快走	20min/d×3天	20min/d×4天	20min/d×5天	20min/d×6天	30min/d×6天	30min/d×7天
游泳	20min/d×1天	30min/d×1天	30min/d×2天	40min/d×2天	50min/d×2天	60min/d×2天

章节练习题

（一）单项选择题（选择一个正确的答案）

1. 立定尽力纵身一跃，从A点跳到B点，身体消耗的能量来源于（D）

A. 糖原 B. 脂肪 C. 蛋白质 D. ATP

2. 盘腿打坐练气功，消耗能量主要来源于（B）

A. 糖原 B. 脂肪 C. 蛋白质 D. ATP－CP

3. 下列活动中，属于有氧活动的是（A）

A. 太极拳　　B. 篮球　　C. 羽毛球　　D. 动感单车

4. 下列活动中，属于有氧运动的是（C）

A. 广场舞　　B. 散步　　C. 慢跑　　D. 气功

5. 瑜伽练习，主要是提高（B）素质为主

A. 心肺功能　　B. 柔韧性　　C. 力量　　D. 灵敏性

6. 平板支撑练习，主要是提高（B）素质为主

A. 有氧能力　　B. 力量　　C. 平衡　　D. 协调

7. 在一定范围内，肌肉活动的强度，与（B）成正比。

A. 血压　　B. 心率　　C. 肺活量　　D. 呼吸频率

8. 一个人体能的高低，与身体（C）储备量密切相关。

A. 脂肪　　B. 蛋白质　　C. 肌糖原　　D. 肝糖原

9. 某人慢跑持续时间的长短，与身体（C）储备量密切相关。

A. 蛋白质　　B. 脂肪　　C. 肝糖原　　D. 肌糖原

10. 某人慢跑持续时间的长短，与身体（B）素质密切相关。

A. 力量　　B. 心肺功能　　C. 协调　　D. 柔韧性

11. 某人参加公司组织篮球赛，下半场体力明显不支，其主要是身体（B）下降的结果。

A. 脂肪　　B. 肌糖原　　C. 肝糖原　　D. 蛋白质

12. 贫血者参加体育锻炼，表现出（D）明显不足

A. 力量　　B. 灵敏性　　C. 柔韧性　　D. 耐力

13. 现代社会青年骨密度不足，主要影响因素是（D）

A. 钙摄入不足　　B. 少晒太阳　　C. 缺乏蛋白质　　D. 重体力活动少

14. 通过肌肉练习增加肌肉量，除了明显增长肌力外，还可以明显提高（B）

A. 心肺耐力　　B. 血容量

C. 血红蛋白浓度　　D. 柔韧性

15. WHO 指出，缺乏身体活动是造成人类死亡的第（D）位危险因素。

A. 1　　B. 2　　C. 3　　D. 4

16. 为肥胖者制定运动处方时，对于医学体检资料，你的选择是（B）

A. 一般不需要　　B. 一定要有

C. 有与没有都没有关系　　D. 有问题才要

17. 国人如果经常性每周进行（C）次以上中等强度以上运动，其健康状况与生活质量都可得到提高。

A. 1　　B. 2　　C. 3　　D. 4

18. 周六日进行徒步活动，属于（D）体力活动。

A. 家务性　　B. 职业性　　C. 交通性　　D. 体育锻炼

19. 现代社会中，家用电器的大量使用，使得（B）体力活动减少。

A. 职业性　B. 家务性　C. 交通性　D. 体育锻炼

20. 每日能量消耗影响因素中，可变性最大的是（C）

A. 基础代谢　B. 食物生热效应

C. 身体活动　D. 生长发育

21. 1MET（梅脱）运动强度相当于每分钟每千克体重耗氧量为（B）ml。

A. 2.5　B. 3.5　C. 4.5　D. 5.5

22. 若通过能量代谢仪测得某锻炼者的运动强度为5梅脱，属于（B）强度运动。

A. 低　B. 中等　C. 高　D. 不好说

23. 健身气功练习者，推测其练习活动强度为（A）梅脱。

A. 低于2.9　B. 高于3.0　C. 高于5.0　D. 高于6.0

24. 运动强度达到最大心率60～75%的锻炼，属于（B）强度运动。

A. 低　B. 中　C. 高　D. 极高

25. 某成年男性50岁，其运动最高心率一般为（C）次/分。

A. 150　B. 160　C. 170　D. 180

26. 如果运动过程中有明显疲惫感，用RPE评定其运动强度，应为（C）级。

A. 3～4　B. 5～6　C. 7～8　D. 9～10

27. 若运动强度用RPE评价，低于（A），防治心血管等慢性病的作用较弱。

A. 3　B. 4　C. 5　D. 6

28. 每天进行中等强度累计至少（B）分钟以上运动，非常有利于促进身体健康水平。

A. 20　B. 30　C. 40　D. 60

29. 若进行中等强度的减肥运动锻炼，建议成年人每周进行的次数是（B）

A. 3　B. 4　C. 5　D. 7

30. 若进行高强度的运动锻炼，建议成年人每周进行的次数至少是（C）

A. 1　B. 2　C. 3　D. 7

31. 为促进身体健康水平，建议成年人中等强度运动每周活动量累计（C）分钟以上。

A. 100　B. 120　C. 150　D. 200

32. 为促进身体健康水平，建议成年人高强度运动每周活动量累计（B）分钟以上。

A. 60　B. 75　C. 90　D. 120

33. 根据身体运动反应，每次运动至少持续（C）分钟以上，才能有效产生健康益处。

A. 5　B. 8　C. 10　D. 20

34. 增肌抗阻练习，每周练习频率应在（B）次。

A. 1～2　B. 3～4　C. 5～6　D. 每天

35. 若某成年男性30岁，进行中等强度运动，其运动心率宜控制为(D)次/分。

A. 100～120　B. 110～130　C. 120～140　D. 130～150

36. 肥胖者减肥期间，降体重幅度宜控制在（A）千克/周。

A. 0.5 ~ 1.0　　B. 1.0 ~ 2.0　　C. 2.0 ~ 3.0　　D. 3.0 ~ 4.0

37. 城市马拉松运动猝死案例，都是由于（A）所致。

A. 运动负荷超过心脏承受能力　　B. 失水过多

C. 电解质丢失过多　　D. 能量耗竭

38. 平时身体锻炼少者，现开始增加体育锻炼，膳食中能量物质应保证（A）充分。

A. 淀粉　　B. 油脂　　C. 蛋白质　　D. 水

39. 进行有氧运动 60 分钟消耗的能量，主要以（A）为主。

A. 糖原　　B. 脂肪　　C. 蛋白质　　D. ATP – CP

40. 年轻人进行长距离跑练习的时候，会出现“撞墙”现象，此刻是因为体内（C）供能接近耗竭所致。

A. 脂肪　　B. 蛋白质

C. 肌糖原和肝糖原　　D. 肌糖原

41. 肥胖者体内储蓄能量多，但其运动耐力往往较差，主要原因是（B）所致。

A. 力量不足　　B. 心肺功能低

C. 协调性差　　D. 脂肪没有被动员

42. 进行耐力性运动，为保证能量充分释放，必须供给充足的（B）

A. 维生素 A　　B. 硫胺素与核黄素

C. 维生素 C　　D. 维生素 E

43. 夏天进行耐力性锻炼 2 小时后，体重下降较多，失去体重中，最多成分是（C）

A. 脂肪　　B. 糖原　　C. 水分　　D. 蛋白质

44. 耐力性运动中若需进行补水，补水量不宜超过（C）ml/h。

A. 400　　B. 600　　C. 800　　D. 1000

45. 进行较长时间的运动，运动中选用饮料，宜选用（D）

A. 纯水　　B. 矿泉水　　C. 牛奶　　D. 运动饮料

46. 进行了较长时间的运动，若想在运动后较快恢复体力，宜及时摄取（A）

A. 糖水　　B. 盐水　　C. 水　　D. 牛奶

47. 力量性运动项目练习，供能系统以（B）为主。

A. ATP – CP　　B. 无氧供能　　C. 有氧供能　　D. 以上都对

48. 增肌抗阻训练，每组练习次数以（C）RM 为宜。

A. 2 ~ 3　　B. 4 ~ 6　　C. 5 ~ 12　　D. 15 ~ 20

49. 增肌抗阻训练，每块肌肉每次练习组数以（B）组为宜。

A. 1 ~ 2　　B. 3 ~ 4　　C. 5 ~ 6　　D. 7 ~ 8

50. 为保证增肌期间有充足体力，膳食营养中应保证（A）充足。

A. 碳水化合物　　B. 蛋白质　　C. 脂肪　　D. 肌酸

51. 力量练习后，及时补充（B）有利加速恢复。

A. 运动饮料　　B. 碳水化合物 + 蛋白质饮料
C. 蛋白质饮料　　D. 纯水

52. 为有利于增肌及体力恢复，练习后进餐膳食蛋白质，宜选用（D）

A. 鸡蛋白　　（B）乳清蛋白　　C. 鸡胸肉　　D. 蛋白质多样化

53. 增肌期间若需补充氨基酸制剂，以补充（B）为主。

A. 谷氨酸　　B. 谷氨酰胺　　C. 苯丙氨酸　　D. 丙氨酸

54. 运动供能系统中，容易缺乏的能量物质是（B）

A. 蛋白质　　B. 肌糖原　　C. 肝糖原　　D. 脂肪

55. 较高强度的运动，为降低自由基对机体伤害，可适当补充（B）供给。

A. 维生素 B_1　　B. 维生素 C、维生素 E
C. 维生素 D　　D. 维生素 K

56. 若运动时间不超过 60 分钟，补充饮料以（A）为主。

A. 水　　B. 运动饮料　　C. 蛋白质饮料　　D. 高能饮料

57. 一个完整的运动处方包括（D）个要素。

A. 3　　B. 4　　C. 5　　D. 6

58. 在运动处方要素中，最核心的要素是（D）

A. 运动项目　　B. 运动持续时间
C. 运动频率　　D. 运动强度

59. 与健康密切相关的三大运动素质分别是（B）

A. 力量、速度、耐力　　B. 力量、耐力、柔韧性
C. 力量、速度、平衡　　D. 力量、柔韧性、协调性

60. 肥胖者进行力量练习增肌后，基础代谢（A）

A. 上升　　B. 不变　　C. 下降　　D. 不定

61. 长期进行体育锻炼者，其消化系统消化吸收率相对（B）

A. 较高　　B. 较低　　C. 不变　　D. 不定

62. 糖尿病患者长时间进行运动干预，空腹血糖可（B）

A. 上升　　B. 下降　　C. 不变　　D. 不定

63. 糖尿病患者在下列（D）情形，可以运动。

A. 血糖波动较大　　B. 血糖浓度超过 16.7mmol/L
C. 低血糖　　D. 血糖控制稳定者餐后 2 小时

64. 糖尿病患者在运动过程中，若出现低血糖现象，宜停止运动后（C）

A. 及时补水　　B. 喝牛奶　　C. 吃糖片　　D. 静息

65. 高血压患者长期进行体育锻炼，安静血压可（B）

A. 上升　　B. 下降　　C. 不变　　D. 不定

66. 高血压患者，不宜从事下列（D）项目锻炼。

A. 八段锦　B. 太极拳　C. 广场舞　D. 举重

67. 激烈运动后，锻炼者可能出现呕吐现象，这是因为（B）

A. 脑缺血　B. 胃肠缺血

C. 骨骼肌运动挤压　D. 肝脾淤血

68. 一般来说，正餐（B）后，可以进行体育锻炼。

A. 1 小时　B. 1.5 小时　C. 2 小时　D. 3 小时

69. 一般运动量锻炼后（C）分钟进餐比较合适。

A. 10　B. 20　C. 30　D. 60

70. 运动过程中发生肌肉抽筋，主要原因是（A）

A. 肌肉过度疲劳　B. 体液缺电解质

C. 缺钙　D. 缺水

71. 可促进脂肪氧化的是（B）

A. 谷氨酰胺　B. 左旋肉碱　C. 肌酸　D. 胶原蛋白

72. 增肌力量练习期间，为改善肌力，可选用（D）补充剂

A. 维生素 C　B. 维生素 E　C. 电解质　D. 肌酸

73. 运动性低血红蛋白者，膳食中选用（C）可补充较多铁元素。

A. 蔬菜　B. 水果　C. 瘦肉　D. 花生

74. 运动出汗排出水分，当水分丢失占体重（D）以上时，运动能力明显下降。

A. 1%　B. 2%　C. 3%　D. 4%

75. 1kg 纯体内脂肪供能，供 60kg 体重者跑步，理论上可跑（D）个全程马拉松。

A. 1　B. 2　C. 3　D. 4

76. 1kg 纯体内脂肪，供 60kg 体重者日常工作生活，理论上可供（C）

A. 1 天以内　B. 1 ~ 2 天　C. 3 ~ 4 天　D. 5 ~ 6 天

77. 1 个千步当量，相当于以 4.0km/h 步速步行（B）分钟。

A. 5　B. 10　C. 15　D. 20

78. 1 个千步当量，相当于 60kg 体重者步行消耗热量（B）kcal。

A. 25.5　B. 31.5　C. 35.5　D. 38.5

79. 60kg 体重者，每天中等速度步行 10000 步，热量消耗约（B）kcal。

A. 275　B. 315　C. 355　D. 375

80. 运动减脂期间，为增加膳食饱腹感，宜多吃含（D）类食物。

A. 淀粉　B. 肉类　C. 脂肪　D. 纤维素

81. 运动减脂期间，每天对水的摄入量，正确的做法是（B）

A. 严格控制摄入量　B. 不必控制摄入量

C. 喝越多越好　D. 不好说

82. 即使短期内用脱水法降体重，每天饮水量也不宜低于（B）ml。

A. 300　　B. 500　　C. 800　　D. 1000

83. 降体重减脂期间，不宜降低的体成分，除（A）之外。

A. 脂肪　　B. 瘦体重　　C. 水分　　D. 糖原

84. 长期进行单纯负热量平衡膳食降体重，其瘦体重（C）。

A. 上升　　B. 不变　　C. 下降　　D. 不定

85. 合理运动与膳食控制相结合减肥，其瘦体重（A）

A. 上升或不变　　B. 下降　　C. 不变或下降　　D. 不定

86. 进行高强度运动，人体容易感到累，主要是（C）所致。

A. 能耗总量大　　B. 能量耗竭　　C. 乳酸堆积　　D. 水分丢失

87. 较大运动量锻炼后，通常可以观察到下肢酸胀，腿围增粗，是因为（C）所致。

A. 增肌　　B. 脂肪堆积　　C. 水分增加　　D. 乳酸未消

88. 用按摩机按摩肌肉半小时，与运动相同肌肉半小时比较，这些肌肉消耗热量（B）

A. 相同　　B. 按摩低于运动　　C. 按摩高于运动　　D. 不定

89. 除（D）外，可以作为消除运动疲劳的手段措施。

A. 睡眠　　B. 合理膳食　　C. 热敷　　D. 娱乐

90. 游泳选为减肥运动项目，正确说法是（B）

A. 游泳不能减肥　　B. 游泳可减少内脏脂肪

C. 游泳消耗热量不高　　D. 游泳易增加脂肪

91. 对于运动减肥的下列说法，正确的是（D）

A. 仰卧起坐可以瘦腰　　B. 转呼啦圈可以瘦腰

C. 拉伸腿可以瘦腿　　D. 长期跑步可以瘦腰

92. 对于运动增肌的说法，正确的是（B）

A. 打篮球可增上肢肌　　B. 引体向上可增上肢肌

C. 跑步可以增上肢肌　　D. 打乒乓球可增上肢肌

93. 有膝关节疾病肥胖者，宜选用（D）作为运动项目。

A. 蹲起　　B. 跑步　　C. 爬山　　D. 游泳

94. 大部分人通过力量练习未能有效增肌的主要原因是（A）

A. 训练负荷不合理　　B. 未能有效休息

C. 膳食安排不合理　　D. 体内合成激素水平低

95. 隐性肥胖指的是（C）

A. BMI 指数超重，体脂超标　　B. 体重正常，体脂达到超重

C. 体重正常，体脂达到肥胖　　D. 体重超重，体脂正常

96. 引起隐性肥胖的主要原因是（C）

A. 身体骨架小　　B. 身体骨架大　　C. 瘦体重低　　D. 水分含量高

97. 对于下列运动耗能说法，不正确的是（C）

A. 脂肪只能进行有氧代谢　　B. 糖原可进行有氧和无氧代谢

C. 肌肉可以利用酒精供能　　D. 直接供能物质是ATP

98. 对于下列运动动用热源质的说法，正确的是（D）

A. 运动开始先用糖　　B. 运动20分钟后动用脂肪

C. 做腹部运动动用腹部脂肪　　D. 体能下降是肌糖原不足的表现

99. 锻炼者跑步半年后，假如体重未变，同样跑5000米，前后消耗的热量（A）

A. 开始跑步时高　　B. 开始跑步时低

C. 半年后较高　　D. 无差别

100. 有氧运动靶心率低限值，指的是（B）

A. 运动安全心率　　B. 运动有效心率

C. 运动比较舒适心率　　D. 运动很费力心率

101. 有氧运动靶心率高限值，指的是（B）

A. 运动比较舒适心率　　B. 运动安全心率

C. 高出无效心率　　D. 大多数人喜欢的心率

102. 相同性别、体重条件下，肌肉相对多者，基础代谢（A）

A. 高　　B. 低　　C. 相同　　D. 不一定

103. 极低热量膳食减肥一段时间后，发现比较怕冷，主要是因为（B）

A. 基础代谢增加　　B. 基础代谢下降

C. 穿衣服少　　D. 体脂减少，保暖作用下降

104. 对于体重特别大的肥胖者，宜选用（D）作为有氧运动项目。

A. 慢跑　　B. 爬山　　C. 举重　　D. 游泳

105. 初始运动者，运动后2～3天往往自感肌肉酸痛，这是（C）

A. 乳酸未消除　　B. 肌肉撕裂

C. 延迟性肌肉酸痛　　D. 能量耗竭

106. 为减少运动性溶血，应适当补充（B）

A. 维生素A　　B. 维生素C　　C. 维生素D　　D. 维生素K

107. 增肌练习者，对膳食热量摄入要求是（A）

A. 正平衡　　B. 平衡　　C. 负平衡　　D. 无要求

108. 减肥初期，往往体重下降较快，失去体重中，体脂占比（B）

A. 较高　　B. 较低　　C. 中等　　D. 不定

109. 运动减肥进入平台期，运动选择的策略，不恰当的是（D）

A. 增加运动量　　B. 增加运动强度　　C. 改变运动项目　　D. 休息调整

110. 运动减肥进入平台期，对于膳食要求，恰当的是（A）

A. 热量不变，或可调整膳食食物结构

B. 增加热量摄入

C. 限制水的摄入

D. 限制淀粉摄入

111. 长期低糖膳食的运动减肥者，有可能出现（A）

A. 运动性贫血　B. 体力增强　C. 不易饥饿　D. 耐力增强

112. 部分减肥者瘦身后，皮肤褶皱增加，若要改善，宜进行（B）

A. 多喝水　B. 增肌力量练习

C. 肌肉拉伸练习　D. 有氧运动

113. 有氧运动能力的强弱，与下列（A）能量储备量密切相关。

A. 肌糖原　B. 脂肪　C. 蛋白质　D. CP

114. 有氧运动能力的高低，与下列（D）身体素质密切相关。

A. 力量　B. 协调性　C. 平衡　D. 心肺功能

115. 运动出汗排出电解质，主要成分是（A）

A. 氯化钠　B. 氯化钾　C. 钙离子　D. 镁离子

116. 运动出汗，水分所占比例，可达到（D）

A. 80%　B. 90%　C. 95%　D. 98%

117. 穿密封衣运动，可看到较多出汗量，这种做法（A）

A. 会减少运动量　B. 会增加运动量

C. 脂肪消耗增加　D. 运动效果好

118. 运动过程中补水，应遵循（B）原则。

A. 多量少次　B. 少量多次　C. 多量多次　D. 少量少次

119. 运动减肥者的晚餐安排，宜（C）

A. 不吃　B. 多吃　C. 适当　D. 没有淀粉类食物

（二）判断题（正确的在后面的括号内填 A，错误的填 B）

1. 八段锦练习属于有氧运动练习。(B)
2. 打篮球可以明显增长上肢力量水平。(B)
3. 一般来说，运动进行 20 分钟之后，身体才开始动用脂肪供能。(B)
4. 肌肉被动运动所消耗的能量，与安静状态比，几乎没有明显提高。(A)
5. 运动所消耗的脂肪来源于前一餐进食的脂肪。(B)
6. 长期进行锻炼跑会明显增粗大腿与小腿。(B)
7. 运动体能的下降，是肌糖原储备量下降的结果。(A)
8. 经常锻炼者，补充氨基酸一定可以提高运动能力。(B)
9. 用保鲜膜包裹身体进行运动，单位时间内，消耗的能量明显上升。(B)
10. 运动可以提高胰岛素的敏感性。(A)
11. 运动后的血糖水平可能会升高。(A)

12. 肌肉按摩减肥比肌肉主动运动减肥效果要好。(B)

13. 现代社会体力活动减少与常见慢性病发病率高有密切关系。(A)

14. 人体每日热量消耗包括基础代谢与身体活动消耗热量之和。(B)

15. 若要进行有氧锻炼有效提高心肺功能，锻炼间隔时间不宜超过 3 天。(A)

16. 为快速增肌，锻炼者的同一肌肉，每天都应保持练习。(B)

17. 疲劳、恢复和适应是人体活动过程中的三个关键环节。(A)

18. 老年人进行抗阻练习，一定要憋气才能保持动作稳定性，才比较安全。(B)

19. 骨质疏松患者，不宜进行举重练习。(B)

20. 糖尿病患者进行体育锻炼应随身携带糖片以备出现低血糖之需。(A)

21. 为提高糖尿病患者足部功能，应建议其赤脚参加运动锻炼。(B)

22. 高血压患者因服药影响，应该用 RPE 来评定其运动强度。(A)

23. 膝关节骨性关节炎出现症状期间，通过跑步可以减轻其炎症症状。(B)

24. 风湿性关节炎患者应尽量避免晨起运动锻炼。(B)

25. 增肌与减脂是不可能同时进行的。(B)

26. 增肌练习活动中，应在练习间歇摄取鸡蛋、蛋白粉等以补充增肌营养需要。(B)

27. 运动处方一旦制定，不可更改调整。(B)

28. 高血压患者不宜进行抗阻练习。(B)

29. 为了降血糖，糖尿病患者运动前进餐不宜进食含碳水化合物食物。(B)

30. 增肌练习期间，每天吃十个鸡蛋是非常必要的。(B)

（三）技能练习题

1. 某年龄接近的成年白领女性 A 和 B，感觉工作过程中较易疲劳，想通过体育锻炼来改变身体状况，若 A 选择快走，B 选择慢跑作为锻炼项目，每次锻炼 30 分钟，每周 4 次，1 ~ 2 个月后，A 和 B 会有哪些方面的差异？

参考答案：

经过 1 ~ 2 个月锻炼后，B 的体力与精力提高幅度会明显高于 A。

主要原因是 A 通过有氧活动来改善身体疲劳状态，有氧活动有助于消除身体疲劳，但不能有效提高心肺功能；而 B 选择的是有氧运动，可以有效提高心肺功能，使体力与精力更好。

2. 开展有益健康的身体活动量，应遵循哪些原则？

参考答案：应遵循以下四个原则：

（1）动则有益。增加身体活动量，可使身心健康状况与生活质量得到改善。

（2）贵在坚持。坚持长期锻炼，才能获得持久性健康效益。

（3）多动更好。通过不同形式的锻炼，可使心肺功能与力量素质得到全面提高。

（4）适度量力。这是运动安全性原则。

3. 为什么快跑容易累？而慢跑却可以坚持较长时间？

参考答案：主要是运动时动用身体能量物质不同所致。

快跑练习主要动用的是人体无氧供能系统，会形成乳酸代谢产物，当这些酸性产物在1～2分钟内堆积达到一定浓度时，人体会感到明显疲劳。

慢跑练习主要动用的是有氧供能系统，代谢产物是二氧化碳与水，对体液pH值改变不大，故可以坚持较长时间。

4. 夜跑应如何安排膳食营养？

参考答案：

夜跑是一种有氧运动练习，可以提高心肺功能。夜跑前后的膳食安排应保证充分的营养供给，不影响夜跑的胃肠功能。

夜跑应在晚餐至少2小时后进行，避免胃里有过多未排空的食物而影响血流分配，以及影响心肺舒张空间。

晚餐食物量不宜过多，以平时七成饱为宜，摄取综合膳食，淀粉类食物要充足，膳食纤维量要少，蛋白质适量，水分充足。

夜跑后若有饥饿感，可以适当加夜宵餐。以淀粉类食物为主，适当增加蛋白质摄入。加餐不宜影响睡眠。

5. 平板支撑练习消耗的能量主要是什么？应供给何种营养素以便能支撑更长时间？

参考答案：平板支撑练习是无氧供能练习，主要供能物质是肌糖原，肌糖原通过无氧酵解供能。

肌糖原主要来源于膳食中糖类物质的供给，以淀粉类主食为主，足量但不过量的含糖类食物可以使肌糖原储备充分，有利于平板练习坚持更长时间。

6. 人在何种状况下不宜参与身体锻炼活动？

参考答案：身体处于以下状态时，不宜参加体育锻炼活动。

（1）体温升高；

（2）身体内脏疾病处于急性期；

（3）身体有明显不适感（如严重经期症状）；

（4）有出血倾向的情形（如损伤后局部肿胀）；

（5）生命体征不稳定期；

（6）酒后或极度疲劳；

（7）癌症晚期患者。

7. 若同年龄性别的两位成年女性，体重接近，都属于超重，A选择单纯膳食控制减重，B则在控制膳食热量的同时，每天进行60分钟的跑步，三个月后，A和B的减重量都相同，试问A和B的健康状况会有哪些差异？为什么？

参考答案：虽然A与B所减重量都相同，但两者的体力与精力会有明显差异，B的体力与精力明显高于A。

主要原因是：

A. 采用单纯负热量膳食，长期负热量膳食可使体重下降，下降体重成分中，除体脂减少外，瘦体重、肌糖原也会随之下降，瘦体重是维持健康的根本，肌糖原储备量下降亦可使体力下降。这种单纯负热量膳食还可致基础代谢下降，会有怕冷情形发生。

B. 在控制膳食热量基础上，增加运动锻炼，除在运动过程中热量消耗增加外，还可以增加基础代谢，消耗更多体脂，同时通过跑步锻炼可以提高心肺功能和肌肉力量，使脂肪供能途径更为高效，有较好的体力与精力。

8. 试述肥胖者在减肥过程中参加体育锻炼，可以为身体带来哪些健康益处？

参考答案：减肥过程中参加体育锻炼，可以带来以下健康益处：

（1）提高心肺功能，提高人体体力与精力；

（2）提高肌肉体积与肌肉力量；

（3）增加基础代谢，增加体脂消耗；

（4）调节体内代谢，降低发生肥胖并发症风险；

（5）塑造健康体型，建立自信心。

9. 某成年男性35岁，身高172cm，体重84kg，体脂百分比为31%，从教10年，有降体脂要求，请你计算其BMI，判断其营养状况；并为其制定一个膳食营养方案及运动方案。

参考答案：

（1）计算 $BMI = 84/1.72^2 = 28.4$（kg/m^2）

该成年男性BMI大于28kg/m^2，属于肥胖；体脂百分比为31%，也达到肥胖标准。需要降体脂。在控制膳食营养基础上进行运动减肥，是健康的减肥方式。

（2）针对性膳食营养方案如下：

A. 热量负平衡。即摄入食物热量低于消耗热量，因为此阶段有运动消耗增加，故可以先维持原膳食总热量。若经过数天后体重没有下降，则需要适当降低热量摄入。

B. 膳食营养素要求：适当淀粉类主食、足量蛋白质、低脂肪，丰富维生素、矿物质，增加膳食纤维摄入量，对水的摄入量不加限制。

C. 在食物选择上，尽量选择低能量密度的天然食物。

D. 三餐热量分配：按3∶4∶3的比例分配。

（3）针对性运动方案如下：

A. 在医学检查资料与体质测试评估基础上，制定运动方案。

B. 可以选择有氧运动与力量练习相结合的方式，由低强度开始，逐步递增。

C. 按照运动处方中有氧练习与力量练习要素要求进行有效锻炼。

D. 加强运动后医务监督，监测运动有效性及运动损伤情况。

10. 某成年女性41岁，身高160cm，体重75kg，体脂百分比为35%，请计算其BMI，判断其营养状况；并为其制定一个膳食营养方案及运动方案。

参考答案：

（1）计算 $BMI = 75/1.60^2 = 29.3$（kg/m^2）

该成年女性BMI大于28kg/m^2，属于肥胖；体脂百分比为35%，达到肥胖标准，需要降体脂。在控制膳食营养基础上进行运动减肥，是健康的减肥方式。

（2）其膳食营养方案如下：

A. 热量负平衡。即摄入食物热量低于消耗热量，因为此期有运动消耗增加，故可以维持原膳食总热量。若经过数天后体重没有下降，则需要适当降低热量摄入。

B. 膳食营养素要求：适当淀粉类主食、足量蛋白质、低脂肪，丰富维生素、矿物质，增加膳食纤维摄入量，对水的摄入量不加限制。

C. 在食物选择上，尽量选择低能量密度的天然食物。

D. 三餐热量分配：按 3∶4∶3 的比例分配。

（3）其运动方案如下：

A. 在医学检查资料与体质测试评估基础上，制定运动方案。

B. 可以选择有氧运动与力量练习相结合的方式，由低强度开始，逐步递增。

C. 按照运动处方中有氧练习与力量练习要素要求进行有效锻炼。

D. 加强运动后医务监督，监测运动有效性及运动损伤情况。

11. 某成年男性 25 岁，身高 175cm，体重 60kg，体脂百分比为 15%，要求增肌，请为其制定一份增肌的训练方案与膳食营养方案。

参考答案：

（1）计算 $BMI = 60/1.75^2 = 19.6$（kg/m^2）

该成年男性 BMI 为 19.6kg/m^2，处于正常较低水平，体脂百分比为 15%，属于正常水平，其增肌要求是合理诉求。

增肌需要合理力量训练与充足膳食营养供给相结合才能实现。

增肌训练方案可选择抗阻力量练习，主要训练身体大肌群。

（2）其每次运动方案如下：

A. 运动强度：每组 8～12RM。

B. 练习组数：每次练习 3～4 组。

C. 运动频率：隔天训练，或每周 3～4 次。

（3）膳食营养方案如下：

A. 机体热量正平衡，即摄入膳食热量高于机体消耗热量。

B. 摄入足量的糖类，以满足力量所需。

C. 摄入足量蛋白质，满足增肌所需。但不宜超过 2g/（kg · d）。

D. 控制脂肪摄入量，可按推荐量摄入。

E. 摄入丰富的维生素、矿物质，可通过新鲜水果、蔬菜补充。

F. 正常摄入膳食纤维，对水的摄入不加限制。

G. 增肌期间，保证充足的睡眠也很重要。

12. 某单纯性肥胖成年女性，平时没有运动习惯，现在由于体重过大，体力不支，上楼梯都感到非常吃力，请你为其制定一个可改变现状的运动处方。

参考答案：

（1）该成年女性目前所表现出来的现象，是由于长期没有运动，心肺功能低下，同时体重过大，且堆积体脂过多，增加运动负荷，所以上楼梯感到吃力。

（2）若要改变这种现状，可以通过且必须通过有氧运动锻炼来实现。

（3）其有氧运动处方如下：

A. 运动目的：增加心肺功能；减少体脂。

B. 运动项目：可选择慢跑或长距离游泳。

C. 运动强度：运动稳定心率要求达到靶心率，其运动最高心率 = 220 - 年龄，可掌握在其最高心率的 60% ~ 80% 的运动强度。

D. 运动持续时间：30 ~ 60 分钟/次。

E. 运动频率：4 ~ 5 次/周或以上。

F. 注意事项：

- 膳食热量总摄入与机体总热量消耗要达到负平衡，体重才能下降。
- 循序渐进，若初期运动持续时间较短，可间隔累积运动持续时间。
- 跑步时注意保护膝关节与踝关节，避免不必要损伤。

13. 某成年男性 28 岁，在学生年代比较少参与体育锻炼，上肢力量薄弱，一个引体向上也拉不了，现有强烈的增肌欲望，请为其制定一个增肌的运动处方。

参考答案：

该成年男性若计划增加上肢力量，必须通过上肢力量练习来达到预期目的。

其增肌运动处方如下：

（1）运动目的：增加上肢力量。

（2）运动项目：可以选择抗阻负荷练习，例如卧推。

（3）运动强度：每组 8 ~ 12RM。

（4）练习组数：每次练习 3 ~ 4 组。

（5）运动频率：隔天训练，或每周 3 ~ 4 次。

（6）注意事项：

- 严格遵循力量练习递进性原则。
- 适当增加膳食总热量摄入，适量增加蛋白质摄入。
- 保证充分睡眠，有利于肌肉蛋白质合成。

14. 某男，58 岁，身高 165cm，体重 88kg，糖尿病、高血压、高血脂。

调查生活方式：迟睡晚起，经常不吃早餐，喜吃肥肉、饮酒，较少时间运动。

膳食营养调查：每天摄入能量约 2200kcal，蛋白质约 110g（占总能量 20%），脂肪 98g（占总能量 40%），碳水化合物约 220g（占总能量 40%）。请回答下列问题：

（1）计算体质指数。

（2）根据体质指数判断该男性营养状况。

(3) 根据该男性的具体情况给予个性化的膳食营养和运动指导。

参考答案：

(1) 体质指数计算：BMI = 88/1.65^2 ≈32 (kg/m^2)

(2) 判断：中国成人标准 BMI ≥28kg/m^2 为肥胖，该男子 32kg/m^2，故为肥胖。

(3) 针对性膳食干预的原则

A. 减少总能量的摄入。

B. 减少膳食脂肪的摄入，如减少肥肉等动物性食物的摄入。

C. 减少肉类摄入量，多吃新鲜蔬菜和水果。

D. 饮食定时定量，吃好早餐。

E. 特别要求：减少应酬，改变不良生活方式，早睡早起，限制饮酒量。

(4) 有氧运动处方

A. 运动目的：增加心肺功能，减少体脂。

B. 运动项目：可以选择有氧运动或耐力性运动。如慢跑、骑自行车、打太极拳等。

C. 运动强度：中等强度。运动稳定心率可掌握在其最高心率的 60% ~ 80%。

D. 运动持续时间：30 ~ 60 分钟/次，可一次完成或分 2 次完成，每次 15 分钟。

E. 运动频率：4 ~ 5 次/周或以上。

F. 注意事项：

- 膳食热量总摄入与机体总热量消耗要达到负平衡，体重才能下降。
- 循序渐进，若初期运动持续时间较短，可间隔累积运动持续时间。
- 跑步时注意保护膝关节与踝关节，避免不必要损伤。

15. 简述中国居民身体活动或运动的相关建议。依据中国成人身体活动指南可用最大心率作为判断运动强度的方法，请计算年龄 50 岁的人中等运动强度运动中脉搏搏动次数的范围，并举例说明 50 岁的人可以进行的中等强度身体活动有哪些？

参考答案：

(1)《中国成人身体活动指南（试行）》包括以下 5 方面。

a. 每日 6 ~ 10 千步当量身体活动。包括日常所有形式和强度的身体活动。

b. 经常进行中等强度有氧运动。强调每次至少达到 15 分钟，可以累积计算。

c. 积极参加各种体育和娱乐活动。

d. 通过专门锻炼保持肌肉和关节功能。

e. 日常生活“少静多动”。

(2) 计算中等运动强度者运动中脉搏搏动次数的范围

表示运动绝对强度的单位是代谢当量（MET，梅脱）；相对强度一般使用最大心率的百分比（%HR_{max}）来表达。身体活动强度达 3 ~ 6 MET（梅脱）则为中等强度身体活动，需要中等程度的努力并可明显加快心律。中等活动强度的心率一般定义在 60% ~ 75% HR_{max}。

最大心率计算公式：HR_{max} = 220 − 年龄（岁）

例如年龄 50 岁的人最大心率计算方法为：$HR_{max} = 220 - 50 = 170$（次/分）

计算中等运动强度者脉搏搏动次数范围：按 60% ~ 75% 的 HR_{max} 来计算。

[(220 - 50) × 60%] - [(220 - 50) × 75%] = 102 ~ 128（次/分），所以年龄 50 岁的人中等运动强度时脉搏搏动范围为 102 ~ 128 次/分。

（3）50 岁的人可以进行的中等强度身体活动有：快速步行、骑单车、打太极拳、跳舞、休闲游泳、打网球、做家务和园艺等。

16. 某企业老总，男，48 岁，身高 165cm，体重 176kg，体格检查：脂肪肝、高血脂，上月突发心绞痛；医生调查其生活方式：晚间应酬多，迟睡晚起，经常不吃早餐，喜欢吃肥肉、喝啤酒，几乎没有时间运动。请你为他设计运动改善方案。

参考答案：

该企业老总的体质指数 $BMI = 176/1.65^2 = 64.7$（kg/m^2），属于重度肥胖，建议运动减肥。运动处方如下：

（1）运动目的：减少体脂，增加心肺功能。

（2）运动项目：可以选择有氧运动或耐力性运动。如慢跑、游泳。

（3）运动强度：60% ~ 75% HR_{max}。运动时心率控制在 130 次/分钟以内。

（4）运动持续时间：慢跑或游泳 30 ~ 60 分钟/次。

（5）运动频率：慢跑 4 ~ 5 次/周或以上；游泳 2 次/周，安排在周末。

（6）注意事项：

- 运动前做准备活动 5 ~ 10 分钟。
- 心绞痛发作时应立即停止运动。
- 改变不良的生活方式。
- 降低每天膳食总能量，运动要循序渐进、量力而行。

第六章　生活方式干预与体重管理

生活方式是人们受社会文化、经济状况、风俗和家庭影响而形成的生活意识和生活习惯。世界卫生组织研究发现，生活方式对人们健康的影响最大，占到60%。不良的生活方式损害身心健康，而良好的生活方式则有益健康。

生活方式病包括肥胖症、心血管疾病、中风、癌症、糖尿病和慢性肺病等，已是人类健康的头号杀手，全球至少有2/3的人死于与不良生活方式有关的疾病，并且这一比例还在不断增加。“冰冻三尺，非一日之寒”，对现代人构成重大威胁的慢性疾病常植根于青少年，发展于中年，发病于中老年，往往是十年、二十年不良生活方式累积造成的。在影响健康的诸多因素中，生活方式是我们普通人唯一能掌控的因素，通过改变生活方式，可以让自己生活得更美好。

良好的生活方式包括生活规律、饮食节制、戒烟限酒、适量运动、不熬夜、不过度劳累、积极乐观和睡眠充足等。美国疾病控制中心研究发现，不吸烟、合理膳食、经常锻炼的男性公民寿命可以延长19年。这些生活方式说起来都是生活中的小节，但它们直接关系到我们生命的健康。所以，千万不要小看日常生活中点点滴滴的行为和习惯。知道这些道理的人多，但做到的人就很少了。但是如果想要得到健康就必须做到，打折扣的人健康也肯定会打折。

许多不良生活方式容易引起肥胖、消瘦，甚至生病。体重管理师应该将体重管理的重点从改变体重上转移到建立健康生活方式上，把以权威为中心的干预转变为以肥胖症患者为中心的干预，让肥胖症患者自愿改变不良生活方式，这样才能取得更好的体重管理效果。

一、酗酒与体重管理

（一）酗酒概述

1. 酗酒的定义　酗酒是指饮酒过量，过足了酒瘾，也伤了身体的一种病。

2. 酒精的作用　酒精能舒缓心理压力，提高安宁幸福感。酒精的用途有多种，可以当药用，宗教庆典用，娱乐消遣用。

3. 酒精在体内的代谢　胃肠吸收，肝脏代谢，肾脏排泄。

（二）酗酒的危害

酗酒会造成严重的维生素和矿物质缺乏。酒精影响钙、维生素 C 的吸收，影响骨骼的强健。酒精还破坏维生素 B_1 等营养素。女性经常喝酒，易得骨质疏松症。酒精使人发胖，增加慢性肝病、高血压、心脏病、肠胃病、某些癌症、神经病和其他许多疾病的危险。大量的临床试验证实，酒精中的乙醇对肝脏的伤害最直接、最大，能使肝细胞发生变性和坏死，导致酒精性脂肪肝、肝炎、肝硬化和肝癌。

（三）酗酒引起肥胖的可能机制

（1）酒精阻碍脂肪燃烧。酒精含有大量的能量，1g 酒精可以提供 7kcal 能量；蒸馏酒的能量密度通常在 230～400kcal/100ml，是蒸米饭的 2～3 倍。

酒精一般优先被身体代谢，不会转化成脂肪。但是，酒精代谢为身体提供能量，就节省了体内其他能源物质（如糖类和脂肪）的消耗。比如，如果晚餐不喝酒，那么到后半夜时生命活动就会靠消耗脂肪来维持；如果晚餐喝酒了，那么到后半夜时，这些生命活动就靠消耗酒精来维持，其结果就是把脂肪“节省”下来了。也就是说，酒精虽然不会直接转化成体内脂肪，但的确可以间接增加体内脂肪。因此，如果喝酒太多的话，容易发胖。

（2）酒精往往增进食欲。喝酒和大吃往往是结合在一起的。酒精也是食欲的促进剂，同样的一餐饭，如果有酒精饮料佐餐，往往会令人食欲大开，导致能量摄入过多，引起肥胖。而白水和碳酸饮料的开胃效果就远没有这么好。

（3）酒精在体内代谢过程中可以促使 NADH 酶增加，该酶会促进脂肪合成。

（4）酗酒伤肝，会影响肝脏脂肪代谢功能导致肥胖。

（5）酒精会影响内分泌。一次大量饮酒可能会导致身体里一天可的松分泌量增加，而睾酮分泌减少，直接的结果是身体会消耗肌肉，而不是合成肌肉。如果运动后大量喝酒肌肉分解将会更加厉害，所以不要在运动后饮酒。

（四）酗酒肥胖者体重管理的方法

1. 戒酒，提倡健康饮食　饮酒过多引起肥胖的，最好的方法就是戒酒。如果肥胖并发心脑血管病、慢性肝病等慢性疾病，则一定要戒酒。戒酒后体重管理容易见到效果，身体状况也会逐渐稳定好转。

2. 控制饮酒量　如果戒酒困难，则应该节制饮酒，减少饮酒量。中国居民膳食指南建议男性一天饮用的酒精量不超过 25g，相当于高度白酒 50ml，38% 白酒 75ml，葡萄酒 250ml，啤酒 750ml。成年女性饮用的酒精量不超过 15g。

3. 增加活动，增加热量消耗　体育运动、体力活动可增加能量消耗，对减肥十分有益。建议每天应进行 30 分钟以上的适当体力活动，当天饮酒和进食量过多时，需要增加锻炼时间。运动锻炼的形式和运动量均应根据个人的兴趣及身体状况而定。

4. 补充营养，减少身体伤害 酗酒者营养调理要加强护肝、保护血管，并补充失去的营养素。重要的营养素包括奶蓟护肝片、B 族维生素、维生素 C、蛋白质粉、维生素 E、钙镁片、深海鱼油和果蔬纤维片。

二、吸烟及戒烟与体重管理

（一）吸烟危害

我国是烟草生产和消费大国，每年消耗的烟草占世界总销量的 1/3 以上，吸烟者高达 3 亿多人。据中国预防医学科学院估算，还有约 4 亿人受到被动吸烟的危害，因而我国约有 7 亿人直接或间接地受到烟草的危害。

英国一项历时 40 年的研究证明，中年吸烟者死亡率为不吸烟者的 3 倍。WHO 资料表明，目前全球每年死于与吸烟有关的各种疾病达 300 万人，估计到 2025 年将升高到 1000 万，而我国将超过 200 万。如今烟草已经成为全球的“第二大杀手”，吸烟已成为严重危害我国人民健康的紧迫问题。

香烟烟雾中，92% 为气体，如一氧化碳、氢氰酸及氨等；8% 为颗粒物，这些颗粒物统称焦油，内含尼古丁、多环芳香羟、苯并芘及 β－萘胺等，已被证实的致癌物质有 40 多种。吸烟对人体的危害是一个缓慢的过程，需经较长时间才能显示出来，尼古丁又有成瘾作用，使吸烟者难以戒断。

吸烟可以导致 40 多种疾病，包括癌症、呼吸道、心脑血管和消化道疾病等，常见的有支气管炎、肺癌、肺气肿、口腔癌、食管癌、喉癌、胃癌、高血脂等。几乎所有的人体组织、器官或系统均可受到吸烟的危害，吸烟最容易伤及的器官是肺。吸烟是造成过早死亡、病残的最主要病因之一。

（二）戒烟引起肥胖的可能机制

一些戒烟者体重明显增加，甚至引起肥胖。这种情况属于所谓的“戒烟综合征”。戒烟综合征的学名叫尼古丁戒断综合征，当抽烟人士突然开始戒烟时，会出现戒烟综合征。戒烟综合征的主要表现一般有头晕乏力、狂躁不安、体重增加等不适情况。

部分烟民在突然戒烟后，嘴会变馋，身体会发胖。这主要是因为戒烟遏制住了烟草中烟碱、尼古丁的摄入量。美国耶鲁大学医学院等机构的科学家已经发现了尼古丁抑制食欲的机制。由于烟草中的烟碱、尼古丁等物质会抑制人体大脑的饥饿中枢，使人不容易产生饥饿感，从而造成身体消瘦。而一旦终止了这些物质的摄入，人就自然而然地产生饥饿感，变得食欲大振，从而引发肥胖。研究还发现，吸烟与进食相似，可以使大脑释放“快乐物质”多巴胺，使人感到满足和愉悦，而戒烟后消失的愉悦感则可通过食物来弥补。因此，戒烟后情绪低落性过量进食、失眠等都会引起体重增加。

（三）吸烟及戒烟与体重管理

1. 戒烟　对已经形成了烟瘾的人群，要有坚定的信念以及正确的戒烟方法，长时间坚持下去，才会最终收获到戒烟的好处。

在开始的时候，身体总会出现一些不适的感觉，如乏力、失眠、精神状态差、反应力变慢等，这是戒断综合征。遇到这种情况的时候，千万不要以为是戒烟给身体带来的伤害，而是一种非常正常的现象。也可以说，如果戒烟者出现了以上这些症状还是一件好事，说明机体已经开始有反应了，只要坚持下去调整下自己的日常生活，完全戒烟就没有问题。

只有戒烟，才能彻底远离香烟带来的危害。据美国心脏病协会调查发现，吸烟人群如果戒烟的时间越长，那么身体健康的危害也会变得越来越小。注意以下几点可帮助我们戒烟。

（1）多喝水，促使尼古丁排出体外。

（2）每天洗温水浴，忍不住烟瘾时可立即淋浴。

（3）在戒烟的开始 5 日要充分休息，生活要有规律。

（4）饭后到户外散步，做深呼吸 15 ~ 30 分钟。

（5）不可喝刺激性饮料，改喝牛奶，新鲜蔬果和谷类饮料。蔬果汁是碱性饮料，有助于减轻烟瘾。

（6）要尽量避免吃油炸食物、糖果和甜点。

（7）可吃多种 B 族维生素，能安定神经消除尼古丁上瘾。

2. 培养新的兴趣爱好　如喝茶、打网球、游泳、登山、广场舞等，可以分散注意力；不再接受他人的香烟，告诉递烟者自己已经戒烟，这样做有利于彻底戒烟。

3. 膳食指导原则

（1）食物多样化。多吃一些富含抗氧化剂的食物，如胡萝卜、西蓝花、西红柿、苜蓿等。常吃一些含硒丰富的食物，如动物肝脏、海藻及虾类等。

（2）多吃新鲜蔬果，摄入丰富维生素。每天喝蔬果汁，可以减轻烟瘾。

（3）多饮茶。茶叶中的儿茶素可有效防止吸烟对血管内膜的伤害。茶还能利尿解毒，可使烟中的一些有毒物随尿液排出，减少其在体内的停留时间。

（4）少吃含饱和脂肪酸多的肥肉等食物，增加一些能够降低胆固醇的食物，如鱼类、豆制品等。

（5）适量摄入坚果类，特别是杏、榛子、核桃和葵花籽等。

4. 降低吸烟危害需要补充的营养素

（1）维生素C 研究发现，每吸一支烟可以破坏10～25mg维生素C，吸烟者血液中维生素C含量比不吸烟者低30%～50%。大规模人群调查证明，每日维生素C摄入量低于63mg的人患癌危险性比每日摄入超过103mg的人高2倍。因此，吸烟者要注意更多地摄入维生素C才较安全。

（2）维生素E 维生素E有防癌作用。经研究证实，维生素E能减少香烟对DNA的损伤。血液中维生素E含量较高的吸烟者，香烟中致癌物苯并芘不容易与DNA结合，发生癌症的机会可减少。

（3）维生素A和类胡萝卜素 维生素A能降低上皮细胞对致癌物的敏感性，具有防癌功效。类胡萝卜素主要靠其抗氧化作用来防癌。

（4）B族维生素 B族维生素参与体内许多重要的生理代谢过程，对预防和抑制癌症是不可忽视的。

（5）矿物质 如硒、锌都有防癌作用。

三、熬夜与体重管理

不管是自愿还是不自愿，熬夜的生活已经成为现代人的家常便饭了。随着电脑和网络的普及，夜猫子也越来越多了。但人类不是夜行动物，熬夜违反生理规律，损害健康是必然的。

（一）熬夜的危害

1. 熬夜引起神经衰弱 长期熬夜的人，因为生物钟的错乱，容易出现失眠、健忘、多梦等症状，想睡的时候睡不着或者睡眠质量不高。长期熬夜存在患抑郁症的隐患。

2. 熬夜导致内分泌紊乱 女性可能会出现月经不规律，男性出现性功能障碍，容易引起肥胖。

3. 熬夜影响美容 熬夜容易导致熊猫眼，皮肤干燥，出现皱纹，长斑长痘。

4. 熬夜导致亚健康甚至生病 熬夜使人体的正常造血和修复系统受到影响，也会影响免疫系统的功能，熬夜很容易伤肝，需要轮夜班的人群，肝功能异常的比例比一般人群高。此外，熬夜族的肾上腺素等激素分泌量也比常人高，使新陈代谢的压力大增，成人患慢性病的概率也增加了。

（二）熬夜引起肥胖的可能机制

现在人们对于熬夜越来越习以为常了，但是熬夜的危害还是很大的，经常熬夜还会导致一系列疾病的发生，而且熬夜还容易引起肥胖的产生。

1. 首先熬夜是一种不良的生活习惯 因为熬夜的时候，感觉到困倦一般都会喝一杯咖啡或不断吃食物来提神，熬夜的人一般都要吃宵夜、不吃早餐，容易导致暴饮暴食；熬夜的人进食时间极不规律，三餐不稳定，会更多地去食用一些快餐或者外卖，或者更多去吃一些膨化食品或者零食，这样就容易导致能量摄入过多，体内脂肪堆积，引起身体肥胖。

2. 熬夜的人一般都有睡眠不足 全球成年人睡眠质量与肥胖之间的汇总分析证实，实际睡着时间不到5小时的人发生肥胖的危险，和睡眠七八小时的正常人相比，女性是2.3倍，男性则是3.7倍。并且睡眠不足会使人的基础体温下降，从而降低人身体的新陈代谢率，这样的话身体能量的消耗就会减少，从而导致肥胖。

3. 熬夜容易导致人体内分泌紊乱，激素分泌紊乱 人的睡眠质量和规律性与肥胖、糖尿病和高血压病有显著相关性。熬夜会影响体内生长激素及瘦素的分泌和平衡，会使体内的瘦素水平降低，瘦素本来是抑制饥饿的，它的水平一降低，就会让人感觉饥饿，这就是为什么很多人越到半夜，越感觉饥饿的一种原因；另外，熬夜的时候血糖的浓度会上升，导致体内胰岛素分泌增多，2小时后血糖浓度逐渐降低，人就容易感到饥饿。由于这些激素作怪，所以想不吃东西来满足食欲是太难了，因此，熬夜的人一般都抵挡不住来势汹汹的食欲，乖乖地吃东西，结果减肥是不可能了，只能长胖。

（三）熬夜引起肥胖者的体重管理

熬夜对健康的危害很大，主要有以下几种调理方法可以弥补熬夜对身体的伤害。

1. 尽量不熬夜或少熬夜 不熬夜，恢复正常的生活规律，恢复正常的膳食和锻炼，体重就会逐渐恢复。熬夜后要安排合理的补休时间，以利身体受损细胞能够得到及时修复。

如果由于职业的问题必须熬夜，那熬夜族应该采取一些适当措施保养自己身体，并使自己在夜间工作时保持最佳状况。

2. 熬夜时深呼吸、补充西洋参和多喝水 隔半小时做深呼吸，不仅可以增加大脑供氧量，还能驱走睡意，让头脑保持清醒。可以喝些西洋参茶。

3. 清淡饮食 多吃一些新鲜的蔬菜、水果，及花生米、杏仁、腰果、胡桃等干果类食品，可以让熬夜时的精神较佳。

4. 熬夜时最好别喝咖啡 因为咖啡因虽然提神，但也容易引起失眠，还会消耗体内较多的B族维生素，使人更容易觉得累。此外，夜晚空腹喝咖啡因饮料，会对胃肠黏膜造成刺激，引起腹痛。

5. 忌食甜食 甜食是熬夜的大忌，熬夜时不要吃太多甜食。高糖高热量，虽在一定程度上让人兴奋，却会消耗B族维生素，导致反效果，也容易引起肥胖。

6. 熬夜者的营养调理方法

熬夜者为了维护健康，多补充一些营养素是非常必需的。补充营养素的理由如下。

（1）为了减少疲劳 熬夜族对B族维生素、维生素C等的需求量会大量增加。若摄入不足，会增加疲劳的感觉，严重者会影响健康。

（2）为了保持完美肌肤 要多喝水，熬夜时一定要准备充足的开水，以随时补充水分，因长夜漫漫，不喝水对皮肤的损害极大。美容水果如苹果、香蕉、木瓜、猕猴桃、橙子、柠檬、葡萄等，既解乏又美容。美容营养素如维生素E、维生素C、B族维生素，类胡萝卜素，蛋白粉也必须额外补充。

（3）为了保护视力 在昏黄灯光下苦战一夜容易使眼肌疲劳、视力下降。维生素A通过调节视网膜感光物质的合成，提高熬夜者对昏暗光线的适应力，防止视觉疲劳。维生素B_1是视觉神经的营养来源之一，维生素B_1不足，眼睛也容易疲劳；维生素B_2不足，容易引起角膜炎。丰富的钙质对眼睛也有好处，钙具有消除眼肌紧张的作用。为了保护视力，应多补充类胡萝卜素、越橘、B族维生素、钙镁片。

（4）为了保养肝脏 成年人正常的睡眠时间应该为6～8小时，凌晨1点至3点是养肝的最佳时间。因此我们呼吁尽可能地不要熬夜，如果不得已成了熬夜一族，就应摄取更充足的营养素来保护肝脏。熬夜族的B族维生素、维生素C、蛋白质的需求量会显著增加。若有不足，会增加疲劳的感觉，并增加肝脏的损耗。

四、药物性肥胖与体重管理

药物可以治疗疾病，它挽救了许多人的生命。现在的问题是很多人，尤其是我们中国人过度依赖药物，把自己的健康完全寄托在医药上。全世界滥用药物都比较厉害，尤其是我们中国。是药三分毒，药物都有或多或少的副作用。中国大陆有几千万聋哑人，80%以上都是药物尤其是抗生素使用不当造成的，由此可见药物副作用的厉害。

急性病、重症、传染病、可以手术的癌症，医药的作用很大，应该以医药为主，营养调理为辅；慢性病医药只有控制疾病的作用、只有对症治疗的作用，均衡营养、合理运动、改变不良生活方式对身体的帮助更大。

（一）药物增加营养需求

我们应该避免滥用药物，而不恰当地服用药物，会引起营养需求的增加。每种药物都含有某种程度的毒性，必须配合排毒食疗、解毒营养素以减轻其毒性，才能缩短药物治疗的时间。药物会破坏与消耗营养，并影响其吸收，使营养随排泄而流失；或因药物的化学作用转化食物中的营养，因而导致营养不足。尤其是在生病时服药，由于身体的抵抗力较弱，药物的毒性对身体的伤害更为严重，因此更需要增加营养。

药物的毒性强弱不一，它对组织蛋白的产生、糖原的合成和细胞对糖类的吸收都会产生影响，并减弱血液的凝固；增加各种营养的需求，加速钙、钾、维生素 C 和 B 族维生素从尿液中流失。

由于药物多有毒性，因此对身体会产生压力，对脑垂体和肾上腺造成不良影响，从而增加抗压力营养素包括维生素 C、B 族维生素等的需求。

一种所谓“安全”的药品，即硫酸亚铁化合物，在 1928 年便已发现它们会破坏维生素 E。而后来更发现它们会造成氧、泛酸和许多营养素的需求大增，并且会破坏不饱和脂肪酸、胡萝卜素、维生素 A 和维生素 C。

一个人生病时饮食会减少，因而使蛋白质的摄取常不足，如果服用含铁质的药物便会严重伤害肝脏。而女性怀孕期间摄入含铁的药物，会造成氧的需求增加，使氧气不够胎儿需要，易导致流产、早产或晚产，甚至可造成胎儿畸形、智障、贫血和黄疸。

每年都有儿童因为把含硫酸亚铁的药片当糖果吃，而导致死亡的病例。此药一次吃 900mg 便足以致命，如果能及时服用大量的蛋白质、维生素 C、维生素 E 和 B 族维生素来中和其毒性，就不会有这种悲剧发生。但是，如果直接从天然食物中摄取铁质或补充天然铁片，那就没有毒性了。

许多药物都是因为长期使用造成中毒。例如长期使用安定类镇静剂就有许多中毒的个案发生。大量使用烟酸这个药物来降低胆固醇，如果超过一年便会引起胃溃疡、糖尿病、肝脏严重受损、黄疸和结肠炎等，甚至造成性无能。还有很多药物毒性更强。因此，除非营养特别充足，否则即使药能医病，其毒副作用也会延长医疗时间，甚至使病情变得更严重。

（二）药物对营养的其他影响

许多药物在肝脏代谢、肾脏排泄，它们对人体的消化系统包括肝脏都有伤害，从而影响消化系统的功能，使食物的营养不能完全吸收与消化，因而造成营养不足使身体受到伤害。例如苯磺酰胺会破坏多种维生素，当它们进入细胞后，会取代维生素在细胞和酶系统中的位置，使酶系统无法发挥正常的功能；必须在停止服药后大量摄取 B 族维生素，才能消除其毒性。此外，用来防止血液凝固的丁香素也会抑制维生素A，必须增加维生素A的摄取，才能促进其效果。而治肺结核病的药物异烟肼的毒性，则可用维生素B_6、维生素C来预防。青霉素会伤及脑部，增加维生素B_6的需求，也是必须适时补充维生素B_6才能免其伤害。儿童服用四环素，牙齿会出现黄色斑点，这是因为维生素E被破坏的缘故，补充维生素E便可改善。

链霉素会造成锰的流失而使其无法在酶系统中运用，结果婴儿便因此发生麻痹、痉挛、失明与失聪；而成人也会产生晕眩、耳鸣和耳聋。链霉素等氨基糖苷类药物藉此导致国内几千万人聋哑。必须藉由小麦胚芽等食物或补充锰制剂，才能避免其伤害。

口服抗生素会破坏肠内的有益细菌，而造成出血和B族维生素不足，结果真菌会在肠内滋生，甚至在阴道、肺、口或指甲里繁衍而导致疾病。如果大量摄取B族维生素，便可有效治疗。多食用酸奶也有效。

利尿剂会造成钾、锰、B族维生素等水溶性营养素的大量流失，引起肾脏损害。而利尿剂、苯甲胺、某些抗生素和许多促进血液凝结的药物，对有心脏病的人非常危险；但可以用维生素来中和，并可预防某些药物对心肌造成损害。

（三）引起肥胖的常见药物

1. 降压药物 美托洛尔、阿替洛尔、普萘洛尔（心得安）、氨氯地平（络活喜）等都会增加患者体重。不过，通过调整饮食结构可以减轻药物对体重的影响。

2. 治疗糖尿病的药物 口服药物吡格列酮、格列美脲，以及胰岛素均能促进体重增加。如果因上述药物变胖，不妨使用阿卡波糖、二甲双胍、艾塞那肽、西格列汀等可以减轻体重或者不影响体重的口服降糖药物。

3. 激素类药物 强的松和甲基强的松龙是用于治疗类风湿关节炎、哮喘和部分癌症的重要药物。同时，这些药物也因增加体重而“惹人厌”。“不过，你千万不要因此而拒绝用激素。”

4. 抗抑郁药 抗抑郁药帕罗西汀、左洛复（舍曲林）、阿米替林、米塔扎平（米氮平）会引起体重增加。而百优解（氟西汀）和安非他酮则不会增加体重。一般来说，使用年代较久远的抗抑郁药更容易导致体重增加。

5. 抗精神病药 抗精神病药奥氮平（再普乐）、利培酮（维思通）和喹硫平（思瑞康），以及抗癫痫药物卡马西平和加巴喷丁也可导致体重增加。

6. 抗生素 长期服用抗生素会影响肠道菌群，损伤肠道益生菌，影响体内激素水平，让人更容易产生饥饿感，从而使服药者容易发胖。

虽然上述药物可能使人变胖，但并非人人都会受到影响。如果服药后一个月内体重增长不超过2.5kg，就不必过分担心。

（四）药物性肥胖的体重管理

1. 切忌擅自停药 这些药物在相关疾病的治疗中都处于核心地位，擅自停药，会导致病情反复，如停用降糖药后导致血糖增加。突然停用糖皮质激素后甚至可能引发停药综合征，表现为乏力、恶心、呕吐、低血压等肾上腺危象反应。因此，在停药前一定要咨询专业人员。

2. 合理换药 在治疗过程中，若发生体重增加特别明显的现象，可以与医务人员商讨，在不影响疾病治疗的前提下，可以尝试更换一些对体重影响较小的药物。如有些降糖药不但不增加体重，甚至可以降低患者体重，包括二甲双胍、阿卡波糖、艾塞那肽等；某些抗抑郁药如氟西汀、抗癫痫药如托吡酯也都可以降低患者体重。

3. 合理膳食和加强运动 保持健康的饮食，避免摄入过多高热量、高脂肪、高糖分的食品，配合适度的有氧运动，有助于帮助患者减轻体重，保持身心健康。

4. 药物性肥胖的营养调理 许多药物都会严重伤害肝脏，毒性较轻的也会抑制肝酶；服用药物过量，会导致严重的肝硬化，甚至连幼儿都会产生肝硬化。动物实验发现，给它们服用大量药物时，如果缺乏维生素E和蛋白质，则会对其肝脏造成严重的伤害。摄取维生素E的预防效果比摄取氨基酸好，如果同时大量摄取维生素E和蛋白质，疗效会更好。充分的维生素A是维护肝功能所必需的，一旦缺乏它便会导致药物中毒。而肾上腺素、砷剂和阿斯匹林等药物会破坏维生素A，增加其需求量。

维生素C有较好的解毒作用，被广泛地用作解毒剂。几十年来，已经证明它能预防中毒、过敏，甚至药物引起的过敏性休克，它可以与任何物质中和而留在血液中。如果大量摄取，也可以消除铅、苯、四氯化碳、糖精和过多维生素A、维生素D所产生的毒素。这些毒素也会破坏维生素C，使其随尿液排泄，因而增加其需求量。而且毒素越多、毒性越高，它的需求量越大。在老鼠的实验中，高度致癌毒素会使维生素C的排泄比平常多50～70倍。

人体血液中的维生素C，会因服用药物而大幅下降。因此，服用某些药物时，每次需要800mg的维生素C来配合其使用，如巴比妥酸盐、肾上腺皮质激素、己烯雌酚、磺胺、氯化铵、阿司匹林、抗组织胺、甲状腺素和阿托品等，都会破坏维生素C，使其大量随尿液排出，这种情形有时会持续到服药停止6周以后。

患者若大量服用维生素C，通常可以使麻醉剂、镇静剂、含汞利尿剂、普鲁卡因和苯妥英钠发挥更好的效用，并降低其毒性。如果每次服药配合摄入300～

800mg 或更多的维生素 C，对缩短医疗时间有很大帮助。此外，维生素 C 也能预防许多药物对肝脏的伤害。

药物的毒性强弱不同，每次需要摄取维生素 C 的量也不同。一般每服一次药，就要补充 250mg 的维生素 C。重病期间，由于疾病的压力大、服用的药物多，常使患者对维生素 C 的需求大增，若未及时补充便可能会出现大块的淤斑，甚至发生致命的出血。

很多老百姓有钱吃药，没钱保养。实际上吃的药物越多，副作用越大，需要的优质营养素也就越多。营养越充足，服药的效果越好，医疗时间会缩短，疾病将更早康复。

经常服用药物及药物性肥胖者营养调理方案中，应该包括奶蓟护肝片、B 族维生素、维生素 C、蛋白质粉、维生素 E 和果蔬纤维片等重要营养素。

五、不良饮食习惯致肥胖者的体重管理

不良饮食习惯是指人们在日常生活中养成的，对自身身体健康不利的饮食习惯，是不科学、不合理的膳食习惯，易引发肥胖和疾病。

（一）常见与肥胖相关的不良饮食习惯

1. 吃得太快，吃甜食过多　食物进入胃内 20 分钟以上才有饱感。吃得太快，短时间就吃下去了很多食物，20 分钟后感觉吃饱了的时候，已经摄入了过多的食物，所以就容易肥胖。边看电视边进食，不知不觉中进食过多，引起肥胖。

2. 常吃垃圾食品　垃圾食品是指仅提供热量，没有其他营养素的食物。垃圾食品一般都是高脂肪、高糖分、高能量食品，摄入过多容易引起肥胖。垃圾食品包括：油炸类食品、腌制类食品、加工类肉食品（肉干、肉松、香肠、火腿等）、饼干类食品（包括所有加工饼干）、汽水可乐类饮料、方便类食品（方便面和膨化食品）、罐头类食品（包括鱼肉类和水果类）、话梅蜜饯果脯类食品、冷冻甜品类食品（冰淇淋、雪糕等）、烧烤类食品。

3. 饮料当水喝　口渴了喝饮料，出去玩还是喝饮料，有的同学都不会喝水了，喝饮料喝得上了瘾。饮料一般含糖量高，喝的过多容易引起肥胖。

4. 不吃早餐，晚餐丰盛　不吃早餐会严重伤胃，使你无法精力充沛地工作，而且还容易“显老”。不吃早餐者，晚餐一般吃得很丰盛，晚餐能量摄入过多，根本消耗不了，久而久之，人就会发胖；同时，较晚吃丰盛晚餐，还会破坏人体正常的生物钟，容易使人患上失眠。

5. 吃得过咸，吃饭过多　据统计，中国人均吃盐量为每天 10g 以上，其中以

东北人最高，达18g。吃得咸，一般胃口好，饭量大，容易胖。世界卫生组织建议应把食盐控制在每日6g以下。吃得过咸会明显增加肥胖、高血压等疾病的发病率。

（二）不良饮食习惯致肥胖者的体重管理

1. 改变不良饮食习惯 制定膳食计划，合理安排每天食谱。降低吃饭速度，细嚼慢咽。充分体验大自然中各种食物的美味。少吃甜食，减低碳水化合物尤其是单糖、双糖的摄入，改餐后甜点为新鲜水果。仔细阅读营养标签，学会计算每份食品中的能量和各种营养素的含量，特别要关注食品中脂肪和糖的含量，尽量购买低脂低糖食品。控制脂肪摄入量。严格控制油炸食品、肥肉、高脂饼干、食用油的用量。每天摄入适量水果，中国居民平衡膳食宝塔建议每天摄入水果200～350g。

适当多吃蔬菜，尤其是叶菜。叶菜含碳水化合物少、纤维多、维生素和矿物质多，多吃有饱腹感，有利于减肥瘦身。适量摄入坚果类健康零食，不吃高脂肪高糖分的垃圾食品。尽量少在外面用餐，多在家里吃饭。

2. 提倡健康饮食，做到平衡膳食 按照中国居民膳食指南和平衡膳食宝塔，结合个体的实际情况，包括生活方式等，制定出针对性的减肥膳食方案。

3. 运动指导建议 ①有氧运动：建议超重或肥胖者每天累计达到60分钟中等强度有氧运动，每周5～7天。②抗阻运动：抗阻肌肉力量锻炼隔天进行，每次10～20分钟。

章节练习题

（一）选择题（选择一个正确答案）

1. 酒精影响钙、（C）的吸收，影响骨骼的强健。

A. 维生素C　B. B族维生素　C. 维生素A　D. 维生素E

2. 体重控制制定循序渐进的改变计划，不包括（D）

A. 增加纤维素的摄入　B. 逐渐减少吃零食的习惯

C. 改变零食的种类　D. 减少菜肴的品种

3. 关于酒精害处的描述不正确的是（B）

A. 加重骨质疏松症　B. 使人消瘦

C. 增加患慢性肝病的风险　D. 增加患慢性肝病及高血压病的风险

4. 吸烟可以导致许多疾病，但不包括（D）

A. 支气管炎肺气肿　B. 肺癌高发

C. 心脑血管疾病　D. 慢性肝病

5. 烟草戒断综合征不含（B）症状。

A. 乏力　B. 低热　C. 失眠　D. 反应力变慢

6. 链霉素会造成（A）的流失，使其无法在酶系统中运用，产生晕眩、耳鸣和耳聋。

A. 锰　B. 铁　C. 钾　D. 钙

7. 引起肥胖的常见药物不包括（C）

A. 胰岛素　B. 强的松

C. 二甲双胍　D. 抗精神病药物

8. 防止血液凝固的丁香素会抑制（B），必须增加其摄取，才能促进疗效。

A. 维生素 C　B. 维生素 A　C. 钙　D. 维生素 E

9. 利尿剂会造成营养素的大量流失，但不包括（C）

A. 锰　B. 钾　C. 维生素 A　D. B 族维生素

10. 食物进入胃内（D）分钟以上才有饱感。

A. 10　B. 30　C. 60　D. 20

11. 垃圾食品不包括（C）

A. 油炸类食品　B. 腌制类食品

C. 牛肉干　D. 汽水可乐类饮料

12. 饮料与水比较，一般含（A）量更高。

A. 糖　B. 水　C. 脂肪　D. 蛋白质

13. 不吃早餐会严重伤（B），使你无法精力充沛地工作。

A. 肝　B. 胃　C. 脑　D. 肾

14. 吃过多晚餐，容易发胖，还会破坏人体正常的生物钟，容易患（D）

A. 肝病　B. 胆结石　C. 肾病　D. 失眠

15. 降低吃饭速度，细嚼慢咽，有利于减少每天摄入的（C）

A. 矿物质　B. 维生素　C. 能量　D. 蛋白质

16. 叶菜含（A）多，多吃有饱腹感，有利于减肥瘦身。

A. 纤维　B. 碳水化合物　C. 能量　D. 蛋白质

17. 体重控制行为干预内容，不包含（B）

A. 帮助个体认识到当前行为的不足之处

B. 适量减少蛋白质摄入量

C. 每天坚持有目的的活动

D. 制定循序渐进的改变计划

（二）判断题（正确的在后面括号内填 A，错误的填 B）

1. 生活方式是人们受社会文化、经济状况、风俗和家庭影响而形成的生活意识和生活习惯。（A）

2. 酒精会加重心理压力，提高挫折感。（B）

3. 酒精中的甲醇对肝脏的伤害最直接、最大，能使肝细胞发生变性和坏死，导致酒精性脂肪肝、肝炎和肝硬化。(B)

4. 药物减少营养需求。(B)

5. 药物引起肥胖时宜及时停用药物。(B)

6. 不良饮食习惯是指人们在日常生活中养成的，对自身身体健康不利的饮食习惯，是不科学、不合理的膳食习惯，易引发肥胖和疾病。(A)

7. 垃圾食品一般都是高脂肪、高糖分、高能量食品，摄入过多容易引起肥胖。(A)

8. 体重控制行为干预的目的是改善个体的饮食习惯，提高个体的身体活动水平，形成合理的生活习惯，调整个体的情绪等。(A)

（三）技能练习题

1. 请简述你所理解的生活方式与健康的关系。

参考答案：

（1）世界卫生组织研究发现，生活方式对人们健康的影响最大，占到60%。

（2）不良的生活方式损害身心健康，而良好的生活方式则有益健康。

（3）生活方式病包括肥胖症、心血管疾病、中风、癌症、糖尿病和慢性肺病等，已是人类健康的头号杀手。

（4）对现代人构成重大威胁的慢性疾病常植根于青少年，发展于中年，发病于中老年，往往是长期不良生活方式累积造成的。

（5）在影响健康的诸多因素中，生活方式是我们普通人唯一能掌控的因素，我们可以通过改变生活方式，让自己生活得更健康。

2. 请简述良好生活方式包含的内容及其对健康的意义。

参考答案：

（1）良好的生活方式包括生活规律、饮食节制、戒烟限酒、适量运动、不熬夜、不过度劳累、积极乐观和睡眠充足等。

（2）美国疾病控制中心研究发现，不吸烟、合理膳食、经常锻炼的男性公民寿命可以延长19年。

（3）许多不良生活方式容易引起肥胖和慢性病。

（4）生活方式都是生活中的小事，但它们直接关系到我们的健康。

（5）如果想得到健康就必须改变不良的生活方式，打折扣的人健康也肯定会打折。

3. 请简述酗酒引起肥胖的可能机制。

参考答案：

（1）酒精阻碍脂肪燃烧。酒精一般会优先被身体代谢提供能量，这样就节省了体内其他能源物质的消耗，结果是把脂肪“节省”下来了。

（2）酒精往往增进食欲，是食欲的促进剂，容易引起肥胖。

（3）酒精在体内代谢过程中可以促使NADH酶增加，促进脂肪合成。

（4）酗酒伤肝，会影响肝脏脂肪代谢功能引起肥胖。

（5）酒精会影响内分泌。大量饮酒可能会导致可的松分泌增加，而睾酮分泌减少，身体消耗肌肉增加。

4. 酗酒肥胖者体重管理的方法。

参考答案：

（1）戒酒，提倡健康饮食。饮酒过多引起肥胖的，最好的方法就是戒酒。如果肥胖并发心脑血管病、慢性肝病等慢性疾病，则一定要戒酒。

（2）控制饮酒量。如果戒酒困难，则应该节制饮酒，减少饮酒量。

（3）增加活动，增加热量消耗，对减肥十分有益。

（4）充分补充营养，修复受损细胞。酗酒者营养调理要加强护肝、保护血管，并补充失去的营养素，协助做到营养均衡。

5. 请简述戒烟引起肥胖的可能机制。

参考答案：

（1）部分烟民在突然戒烟后，嘴会变馋，身体会发胖。

（2）这主要是因为戒烟遏制住了烟草中烟碱、尼古丁的摄入量。

（3）烟草中的烟碱、尼古丁等物质会抑制大脑的饥饿中枢，使人不容易产生饥饿感；戒烟后容易产生饥饿感，变得食欲大振，从而引发肥胖。

（4）研究还发现，吸烟与进食相似，可以使大脑释放“快乐物质”多巴胺，使人感到满足和愉悦；而戒烟后消失的愉悦感可通过食物来弥补。

（5）戒烟后情绪低落性过量进食、失眠等都会引起体重增加。

6. 请简述戒烟的方法。

参考答案：

（1）多喝水。促使尼古丁排出体外。

（2）每天洗温水浴，忍不住烟瘾时可立即淋浴。

（3）在戒烟的开始5日要充分休息，生活要有规律。

（4）饭后到户外散步，做深呼吸15～30分钟。

（5）不可喝刺激性饮料，吃新鲜蔬果。蔬果汁是碱性饮料，可减轻烟瘾。

（6）要尽量避免吃油炸食物，糖果和甜点。

（7）可服B族维生素，能安定神经消除尼古丁上瘾。

7. 哪些营养素可以降低吸烟的危害？

参考答案：

（1）维生素C。研究发现，每吸一支烟可以破坏10～25mg维生素C。因此吸烟者要注意多摄入维生素C才较安全。

（2）维生素E。研究证实，维生素E能减少香烟对DNA的损伤，有防癌作用。

（3）维生素A和类胡萝卜素能对抗自由基，防治自由基对上皮细胞的攻击，具有防癌功效。

（4）B族维生素促进体内许多代谢过程，对预防和抑制癌症是不可忽视的。

（5）矿物质如硒、锌都有防癌作用。

8. 请简述熬夜的危害。

参考答案：

（1）熬夜引起神经衰弱。长期熬夜的人，因为生物钟的错乱，易出现失眠、健忘、多梦等症状。长期熬夜存在患抑郁症的隐患。

（2）熬夜导致内分泌紊乱。女性可能会出现月经不规律，男性出现性功能障碍。容易引起肥胖。

（3）熬夜影响美容。熬夜容易导致熊猫眼，皮肤干燥，出现皱纹，长斑长痘。

（4）熬夜导致亚健康及慢性病。熬夜使人体的正常造血和修复系统受到影响，也会影响免疫系统的功能，熬夜很容易伤肝。此外熬夜族的肾上腺素等激素分泌量也比常人高，使新陈代谢的压力大增，成人患慢性病的概率也增加了。

9. 请简述熬夜引起肥胖的可能机制。

参考答案：

（1）熬夜的人容易摄入过多能量。熬夜者喜欢喝咖啡、吃宵夜、吃零食，容易导致能量摄入过多、肥胖。

（2）熬夜的人容易睡眠不足。睡眠不足会降低人体的新陈代谢率，这样的话身体能量的消耗就会减少，从而导致肥胖。

（3）熬夜容易导致内分泌紊乱。熬夜会影响体内生长激素及瘦素的分泌和平衡，会使体内的瘦素水平降低，就会让人感觉饥饿；另外熬夜的时候血糖浓度会上升，导致体内胰岛素分泌增多，人就容易感到饥饿。

10. 请简述减少熬夜对身体伤害的方法。

参考答案：

（1）清淡饮食。多吃一些新鲜的蔬菜、水果，及杏仁、腰果、胡桃等干果类食品，可以让熬夜时的精神较佳。

（2）熬夜时不要吃太多甜食，不喝咖啡。高糖高热量食物会消耗B族维生素，容易引起肥胖。

（3）熬夜者及时补充营养素。

A. 补充B族维生素和维生素C减少疲劳。

B. 充分摄入维生素A、B族维生素和钙有助保护视力。

C. 充分摄入B族维生素、维生素C和蛋白质，有助保养肝脏。

（4）其他。熬夜时隔半小时做深呼吸，不仅可以增加大脑供氧量，还能驱走睡意，让头脑保持清醒。也可以喝些西洋参茶。

11. 请列举容易引起肥胖的不良饮食习惯。

参考答案：

（1）吃得太快，吃甜食过多。食物进入胃内20分钟以上才有饱感。吃得太快，常导致吃过多。

（2）常吃垃圾食品。垃圾食品高脂肪、高糖、高能量，摄入过多容易引起肥胖。

（3）饮料当水喝。饮料含糖量高，喝的过多容易引起肥胖。

（4）不吃早餐，晚餐丰盛。晚餐能量摄入过多，消耗不了容易发胖。

（5）吃得过咸，吃饭过多，容易胖。

12. 请简述体重控制行为干预的内容。

参考答案：

（1）建立简单易行地记录每天饮食和运动的方法。

（2）记录每天的饮食和运动量，找出不足并加以改正。

（3）宣传和掌握科学饮食和运动知识。

（4）注意重要营养素的补充，做到营养均衡。

（5）建立良好周围环境，家人、同事和同伴参与监督、鼓励和支持。

（6）持续的鼓励、激励和监督，避免反弹。

第七章　体重管理指导技巧及自我管理

一、体重管理指导技巧

帮助减肥人士找到方法来解决他们的饮食模式和体力活动问题，是体重管理师的最大挑战所在。体重管理师应当掌握体重控制指导技巧。

（一）为什么体重管理师需要学习指导技巧

体重管理师需要接受学习指导技巧的基本原理，需要了解体重控制变化过程的知识，并认识营养治疗个性化。

1. 体重控制的阶段模型　体重控制的阶段模型分五个阶段：愿望前期、愿望期、准备期、行动期和维持期。在愿望前期中，肥胖人士没有改变的意图，可能甚至没有认识到问题的存在。例如某人体重正在增加，但还没有患上高血脂或高血压；或某女性骨骼正在变疏松，但还没有过骨折，或者没有检查过骨密度。愿望期的特点是肥胖人士已经认识到问题，但是没有承诺做出改变。例如某人知道自己胆固醇高，但还没有决定采取什么措施。

准备期的人已经承诺要做出改变。疾病的症状可能迫使患者进入这个时期。例如呼吸急促和疼痛令人害怕，结果肥胖人士决定做出改变。在行动期，减肥人士做出努力来改变行为，并观察自己某些努力的结果。维持期对行为进行稳定化，设法避免出现反复。已经减轻体重的肥胖人士在维持期往往面对极大的困难，但是做出任何一种改变的人都会遇到挑战，这些挑战可能加强维持的努力，也可能削弱维持的努力。

在以上的每个时期中，肥胖人士所使用的策略都有所不同。在愿望前期和愿望期，肥胖人士对问题的认识开始提高，在准备期建立承诺的过程中进行了自我评价。在行动期充填着行为改变的各种技巧，包括设定目标、作出决策、评判风险和改变行为的益处、建立支持系统等。维持需要把变化永久地整合入价值和信念系统当中，也需要建立预防反复的方法。

在开始的步骤中，肥胖人士可能没有准备好采取行动，然而体重管理师使用的大多数策略（提供信息、给出建议、设计膳食等）只适合那些准备好采取行动的减肥人士。当体重管理师给那些没有准备好采取行动的肥胖人士使用这些方法之后，通常会感觉非常沮丧，因为花费大量时间和精力来指导这些肥胖人士，告诉他们该吃什么，不要吃什么，然而肥胖人士还是没有什么改变。

体重管理师只能通过使用有效的倾听技巧，创造一个相互信任的气氛，才能评价肥胖人士对体重问题的意识和看法。

体重管理师和肥胖人士之间的互动质量如何，对其起着重要的作用。好的互动会增加指导的满意度。研究发现，肥胖者遵循体重管理师的专业建议和调理方案情况很差，通常肥胖者只会采用哪些与自己生活方式相适应的措施，要让减肥人士参与制定自己的治疗方案。

2. 减肥人士的动机过程分析　减肥人士的动机过程分为三个水平：服从、认同和内在化（成为自己主观信念的一部分）。当肥胖人士参加一个治疗程序以获得奖励或逃避惩罚的时候（例如降低体重、降低胆固醇水平、避免心脏病发作等），他们选择服从。肥胖人士按照要求行动，以避免消极事件发生（如发病住院）；当紧急情况消失之后，服从也就消失了。因此，从服从起步很少能够长期维持。

稍高水平的动机过程是认同。肥胖人士接受治疗要求的行为，以得到体重管理师的赞许，或者是因为他们喜欢或尊敬这位专业人士。当体重管理师不再发挥影响的时候，如何继续维持下去就成为问题；也就是说，当肥胖人士结束治疗程序，不再与专业人士联系之后便难以持续下去。

最高水平的动机过程是内在化。当肥胖人士建立并采用了体重管理师的方法之后，才会达到这种水平的动机，因为肥胖治疗的基本原理与他们的价值体系相一致，肥胖者从内心深处认为这种变化是值得的，因此他们会在千差万别的环境中采用各种策略继续维持变化。针对肾脏疾病的膳食调整研究发现，能把膳食调整维持下去的都是那些喜欢新饮食模式的人；访问那些体重减轻至少9kg，而且维持体重至少3年的人，发现他们的成功与“为自己减肥”的决定有密切的关系。

3. 营养治疗个性化　个性化营养治疗，是基于个体的营养现状，建立营养管理档案，经专业的营养风险评估，以个人基因为基础，结合社会、心理、环境、运动及医学干预等影响因素，提出切合个体的个性化营养治疗指导方案，协助人体做到营养均衡，维持身体健康。

营养治疗个性化对体重管理师的要求更高。体重管理师必须懂得疾病过程中调整营养的作用，在营养指导中把这种知识作为框架；同时还要综合来自减肥人士的信息。

（二）体重管理指导过程

体重管理咨询指导过程由两部分组成：

（1）建立一种友善和谐、情感相通和互相信任的关系。

（2）实施行为改变方案。目标是帮助肥胖者设计一个特定的、现实的行为改变方案，减肥人士感觉这个方案不超出自己的能力，又能解决他们的问题。

（三）肥胖者产生行为变化的基础

1. 继续应答 继续应答是通过倾听和响应肥胖人士的愿望来影响肥胖人士的一种方法。

建立体重管理师和减肥人士之间高质量相互关系的基本技能被称为“继续应答”。继续应答是体重管理师对肥胖者表达出来的内容或感觉的反应。继续应答的目的是表达一种帮助的愿望，鼓励肥胖人士继续说下去，把问题弄清楚。这些应答反应帮助体重管理师准确地从肥胖人士的角度来理解问题。

开始时体重管理师可能会觉得继续应答不太舒服。

首先，体重管理师要倾听客户的话，响应这些话，而不是插进各种知识介绍和劝告。这种方法让肥胖人士在咨询时感觉更加满意，而且促进专业人士更好地理解膳食问题和客户的感受。

第二，当使用这些技巧时，体重管理师自己说话的时间就少了。研究结果表明，咨询指导的时候，大部分时候自己在说话的专业人士被客户看成是最没有帮助、漠不关心和不理解人的人。

最后，有时体重管理师使用这些技巧的时候会感到犹豫，因为怕自己可能会说错话。其实继续应答没有对错之分，如果应答说得不确切，客户自然会澄清它。引发这样的澄清本身也是使用继续应答的目的之一。随着使用的熟练程度增加，练习把其中比较生硬的地方变得柔和一些，就会使这个技巧显得更加自然。

2. 引导应答 引导应答是通过使用提问、劝告等方法来了解和影响肥胖人士的一种方法。

引导应答把体重控制咨询指导时的引导权转移到了专业人士一方，专业人士开始进入解决膳食问题的过程。注意体重管理师负责咨询指导，而肥胖人士负责学习自我控制。

体重管理师通常使用 2 种方式引导应答。

（1）提问 提问是用来收集新信息的应答。

（2）劝告 劝告是提供问题可能解决方法的一种应答。好的劝告应当是减肥人士还没有尝试过的想法或做法，也应当是特定的而且现实的。在体重管理师对问题有非常明确的认识、对将要采用的解决方法有深入了解、应当采取什么解决方法之前，不要轻率地提出劝告。如果过早地提出劝告，但对问题没有深入地了解，那么减肥者会用这样的方式来抵制劝告：“是啊，不过…”。如果发生这样的应答反应，专业人士必须回到使用继续应答的步骤，以更好地了解客户的情况。

3. 指导的个性一面：谈论自我应答　谈论自我应答是通过谈论自己的故事来影响肥胖人士的一种有效方法。

体重管理师可以通过使用“谈论自我应答”使咨询指导更加适应客户个人。体重管理师在表达自己对客户感情的时候，或讲到自己的时候可以使用谈论自我应答。谈论自我应答包括两种类型：涉及自我的应答，以及透露自我的应答。

涉及自我的应答给客户一个有关专家感受的特定反馈。应答的内容是对客户所说的话或所做事情的反应。涉及自我应答的好处包括这种应答可以用来温和地和客户就他们的行为进行交锋，因为这种应答给出了特定的反馈；同时这类应答还提供了谈论感受的模式。透露自我应答告诉客户，专家也是普通人，有自己的生活历史，有爱吃和不爱吃的东西，也是通过自我改变才取得很好效果，这样更有感染力、更有人情味。

（四）体重控制行为改变

1. 体重控制行为改变的思路、方法和步骤　非常普遍的情况是，肥胖人士常局限在他们所体验到的问题中，而不是把注意力放在他们要追求的积极结果上。反过来，体重管理师又倾向于详细论述这些问题和不足。实际上注意力应当放在鼓励个人发展和增强个人力量上，要传达的信息是减肥者应当在改变生活中发挥更积极的作用，而体重管理师应当教会他们牢牢地掌握自己的生活。

虽然在自己生活中发挥积极作用的想法非常好懂也容易接受，但是做起来却并非易事，途中还有很多障碍。肥胖者会找出很多阻碍因素，如家人的压力、社交的聚餐、在外就餐、时间太紧等，这些因素使得行为改变非常困难。但这些绊脚石并非不可克服，虽然它们看样子常常很难克服。当人们认识到消灭障碍是他们力所能及的事情，至少很多时候是这样，他们就会改变行为。当然，他们必须学习新的技巧，学习新的知识，而且要冒新的风险。当减肥者知道怎么设定目标时，他们就会知道可以用一种积极的方法来生活。这就产生一种自信心和控制力；他们也会知道，他们所做出的选择和实行的计划确实给人生带来改变。未来的问题可以用一种更精心设计的、面向目标的方式来处理。实际上，这样一个自我引导的个人计划提前预防了未来可能出现的问题。这样，自我发展就成为一种常规的、积极的过程，而不是仅仅对某一个问题的反应。

体重控制行为改变的步骤包括以下内容：①目标评价；②知识获取；③制定决策；④风险评估；⑤获取社会支持；⑥发展技巧；⑦目标达成。

2. 目标设定：必不可少的第一步 一旦体重管理师通过使用继续应答对客户的问题有了明确的认识，就可以鼓励客户说出他们自己想怎么处理这些问题，从而帮助客户确立明确目标。目标设定是鼓励客户走向自我引导的一个核心方法。通过对目标的评估，体重管理师帮助客户把复杂的行为变化分解成为一系列小的、连续的步骤，从而辨明、设立和达成目标。积极的目标定位要结合客户的能力和意愿，因为客户有权利自由决定自己的目标是什么，而且客户要在设定目标的过程中处于积极地位，这样的方法鼓励他们实现对行为改变做出承诺。目标评估由四个部分组成：①目标的认定；②目标重要性的评估；③目标障碍的分析；④目标达成。

3. 目标的认定 目标评估的第一步是目标认定。我们所说的目标是指那些达到理想结果所需要采取的行动，而不是结果本身。目标与结果这两个概念是有差别的。目标是一些客户能够控制的行动。肥胖者通常对他们所希望得到的结果只有部分控制能力，也许根本无法控制。例如，假设肥胖者上一次减肥的努力已经失败了，他可能会告诉你说，他想减去13.5kg的体重，然后把这个新体重维持一年时间。这不是目标，而是结果。询问客户："你能采取什么行动?"可以帮助他们集中在目标上而不是结果上。肥胖者可以设立目标，学习如何积极地与自己交谈，如何从暂时的挫折中重新奋起。比如对一个高血压患者来说，目标可能是设计低钠食谱，而结果可能是降低血压。同样，客户可以设定与他们自己行为而不是别人行为有关的目标。如果客户说："我希望我的爱人别买曲奇饼了"，要让他认识到这个目标是给别人的，而不是自己的，达成这个目标的可能性不大。

除了要控制客户自己的目标，还必须用积极的方式来表达他们的目标，并把他们的目标落实到行为上。如果目标不是用积极的方式说出来的，那么就可能会在"不要做什么"上面浪费很多精力。比如一个积极的目标是"我每周中的5天要吃5份蔬菜和水果"，而一个消极的目标是"我一点冰淇淋都不能吃。"消极的目标可以被调整为积极的目标。例如，"我每周有1天可以吃1份冰淇淋。"设立消极的目标总会带来消极的结果。消极的结果让人们遵嘱膳食的时候心理上太注意"可以吃"和"不许吃"的食品清单。当肥胖人士看见自己不能吃那么多东西时，他们还没有开始行动就已经气馁了，即使他们本来就很少吃那些被禁止的东西。他们马上就开始把注意力放在哪些东西不能吃，而不是哪些东西该吃上面。目标里面的“禁止”“避免”和“限制”之类词汇应当换成积极的表达方式，这样目标的形象看起来就是一个要努力争取的成就。想象两位希望减肥的人士，一位的目标是按照食物金字塔的指导来安排三餐，另外一位是禁止吃甜食以限制脂肪和精制糖。得到积极目标的肥胖者觉得自己形象更为积极，成功的可能性更大。

目标应当从行为上定义清楚。“我想少吃一些，控制我的夜食习惯”这个目标并没有确切地包含减肥人士为达到目标所必须实行的特定行为。“控制夜食习惯”和“少吃一些”是什么意思并不清楚。模糊的说法不能让客户切实地了解目标有没有达到。缺乏这种清楚的反馈，通常会导致烦躁情绪，而且经常导致半途而废。目标越是面向行为，定义越是清楚，它就越有可能实现。专业人士的任务是帮助客户准确地描述出为了实现目标应当做些什么。

确立以行为表述为目标的第一要点是回答下面这些问题：需要采取什么行动？这种行动要进行多少次？什么时候采取行动？例如，“我要把夜里进餐专用的容器做上记号，如果饥饿的话，每周 4 次在晚上 9 点进食。”假设通过使用继续应答，肯定晚上减肥客户确实感到饿了，帮助他们计划好要吃什么零食。这样肥胖者会认为，控制夜食就是意味着把零食计划好。那么吃计划好的零食，就成为需要采取的行动。减肥客户相信，下周可以吃 4 次零食（多少次），在 9 点（什么时候），在她或他觉得饥饿的时候（在什么情况下）。如此，减肥者的目标可以变得更加具体：“下周当中有 4 个晚上，我会在 9 点吃计划好的零食”。“控制”的目标就这样转化为计划的目标。

4. 目标重要性评估 目标评估过程的第二个要素是目标重要性评估。体重管理师需要问：“这个目标对谁最为重要？”如果目标对专业人士比对肥胖人士更加重要，那么达到目标的希望就不大。让肥胖人士设定他们自己的目标是非常关键的，因为改变膳食行为需要自己遵守诺言和花费精力。

不重要的目标很少能够成功。膳食目标通常包括这类词汇，如“应当”或“必须”；“我应当监视自己的体重”“我确实必须开始锻炼”。“应当”或“必须”目标通常结果不如肥胖人士“想要”达到的目标那么容易遵守。当肥胖人士设定目标之后，体重管理师可以帮助他们确定目标是一个“应当”的目标还是一个“想要”的目标。体重管理师或者帮助肥胖人士把“应当”的目标改变成为“想要”的目标，或者帮助肥胖人士明确“想要”的目标是什么。当专业人士与减肥客户在“想要”上达到一致的时候，成功的希望就比较大了。

评价目标的重要性设定了肥胖者肩负实现目标的责任。当肥胖者没有改变的时候，体重管理师通常觉得恼火而且自责。然而人们经常忘记，改变的最终责任是在肥胖人士一方。

5. 目标障碍分析 能够设定目标是一回事，能够达到目标则是另一回事。目标评估的第三方面是分析阻碍目标实现的障碍。有时候，没有什么障碍妨碍目标的实现，体重管理师可以在辨明目标之后马上帮助肥胖者设计出接近目标的步骤。然而在多数情况下，总有些绊脚石会妨碍目标的实现。达不到目标的一个常见理由是：“我就是没有动力。”当肥胖者辨明一个特定的目标（目标认定）并确信这个目标对他们很重要（目标重要性评估）之后，缺乏动力不会成为障碍。主要的障碍有 4 种：缺乏知识、缺乏技巧、不能承担或害怕适度的风险，以及缺乏足够的社会支持。

（1）缺乏知识 缺乏知识意味着肥胖人士没有一些对他们实现目标非常必要的信息。假设希望吃计划好的零食的客户不知道怎样给自己搭配营养丰富而口味满意的零食，这样的障碍就是缺乏知识。

当肥胖者改变膳食的时候，通常的障碍并不仅仅是因为缺乏知识。然而，体重管理师很少使用提供信息之外的方法。提供信息的方法建立在两个并不坚实的假设基础上：①如果已经传达给肥胖人士足够的知识，肥胖者就应当知道怎样去做，行为就会发生改变；②如果减肥者认识到某些做法会威胁到他们的健康，他们的行为就会改变。多数时候这些假设根本不正确。必须认识到，提供信息是重要的，但是仅仅是在缺乏知识妨碍患者实现目标的时候这种做法才是重要的。然而，通常缺乏知识仅仅是阻碍减肥者发生行为变化的障碍之一。此外，甚至当知识不足确实成为障碍的时候，也要认真考虑提供信息的数量。减肥教育研究表明，在 5 分钟之内，减肥人士已经把传给他们的信息忘记了一半；而且传达的信息越多，忘记的比例也越大。

（2）缺乏技巧 缺乏技巧既可以指身体上的技巧，也可以指心理上的技巧。当客户不知道该“怎么办”的时候，可以确定他们的障碍是缺乏技巧。例如，减肥者可能不知道怎样安排时间提前制作零食，也可能在实现目标之前需要学习一些时间管理的技巧。可能需要教授给减肥人士的其他技巧还包括：增强对自己的信心，增强决策能力，学会积极地与自己对话，增强自我控制能力等。

（3）不能承担或害怕适度的风险 如果障碍是不能接受风险或害怕适度的风险，减肥者是在担心某些事情，因为过去控制食物摄入的经历而害怕失败，害怕因为拒绝朋友请吃饭而伤害朋友的感情，害怕这些方法可能对家人有负面的影响等。帮助减肥者评价真正的风险，需要让他们在上面这些情况下更坚定有力。如果在评价风险之后发现需要付出的代价比达成目标所带来的好处还要大，那么客户可以决定放弃这个目标。体重管理师可以帮助减肥者评价风险，从而帮助他们增加行动带来的好处，减少所需要付出的代价。

（4）缺乏社会支持　当减肥者缺乏社会支持时，他们必须确定他们需要什么样的支持，谁能给他们以支持，谁不能给他们支持，以及怎样寻求支持。例如，不是所有减肥人士的配偶都持支持态度的，有些减肥人士的配偶可能担心如果减肥者的行为发生改变，他们之间的关系可能变得更糟。支持有两种类型：具体的支持，如帮爱人购物、刷碗等；或者是情感上的支持，如倾听爱人对能不能减肥成功的担心。

6. 目标达成　体重管理师需要帮助减肥者制定决策。详细列出不减肥的害处、减肥的风险和困难，减肥的好处，克服困难的有效方法等对决策有用的信息，辅导肥胖人士做出正确的决策。

如果没有障碍，体重管理师可以帮助减肥人士确定他们计划实现目标的具体步骤。当减肥人士鉴别出一个或多个障碍时，干预的一部分就是扫除这些障碍，让减肥人士可以朝着目标进行努力。扫除障碍本身就可以成为目标。体重管理师所做的事情就是：个别地或成批地指导其他人如何设立目标，如何找出和克服障碍，如何通过发展新技能、获得新知识、学会承担风险和建立有效支持系统来达到目标。

达成目标需要建立一个特定计划，一个目标阶梯，才能更容易达到目标。目标阶梯把大的目标分解为可以达到的小步骤。非常普遍的情况是人们试图一蹴而就，如果目标分解为一系列的步骤，比如 8 ~ 10 个步骤，实现目标的可能性就会大得多。

一旦患者达成了第一个小目标，就可以继续努力实现其他的目标。多数时候，要达到总的目标需要实现许多个小目标。例如，一个有超重问题的人可能设立以下一些目标：控制自己吃零食的行为，开始体育锻炼，在社交场合控制饮食，判别自己的感觉，以及应付无聊和焦虑的情绪等。

7. 将体重控制技巧应用于实践中　体重管理师对应用本章中讨论的技巧所持的最大保留是没有足够的时间。任何新的技巧都需要在开始的时候花费一些时间，然后才能得心应手，也就是说这些技巧成为体重控制咨询指导的一个自然而然的组成部分。虽然时间限制确实是实实在在的问题，但体重管理师现在应当重新评价自己的角色，认识到除去提供信息之外，还有很多应当做的事情。

每个人都能提供信息，但是并非每个人都能与人打交道，让人们实现膳食的变化。给人们提供他们已经知道的知识，或者是提供一些他们消化不了的知识，又会浪费多少时间？很显然，应当用更加开阔的眼光来看待体重控制咨询指导的内容。鼓励体重管理师和所有的健康工作者更加严格地评价自己的咨询指导活动，即：

（1）在一次体重控制咨询指导中，谁说的话最多？

（2）减肥者对你所应用的继续应答是怎样做出反应的？

（3）你能不能把任一封闭式问题换成开放式问题？

（4）肥胖人士在你提供劝告的时候是否回答“是啊，但是…”？

（5）在过程中注意力是否一直放在减肥者身上？

（6）如果影响目标达成的障碍不是因为缺乏知识，你是有选择地提供信息，还是根本不提供信息？

8. 总结 改变行为绝非易事，特别是饮食行为。行为改变不可能是一个快速的过程。帮助减肥者设立和达成目标可能是一个充满困难的任务，但也是极有价值的任务。应用各种体重控制技巧鼓励减肥者改变行为并把这种改变维持下去，体重管理师才会真正地完成作为膳食行为变化推动者的使命。体重控制咨询技巧对于与体重控制有关的所有健康专业人员都是至关重要的。

二、体重管理过程中客户自我管理及自我教育的重要性

（一）客户自我管理的重要性

有效体重管理必须要学会自我管理，并落实自我管理。肥胖症患者必须在生活方式上发生一些明显改变，如果他们不能接受这些改变，就可能会导致体重管理效果不佳。与肥胖相关的心理障碍，如焦虑、抑郁和缺少自信心，已经被证明与控制不良相关。这些都需要自我调适、自我改变，也就是自我管理。

肥胖症患者一般不懂自我管理。没有学会自我管理的瘦不是真瘦，不是成功的瘦身，而他瘦的是体重，可能是水分和肌肉，而且很容易反弹。只有当客户学会了自我管理，那么才能真正管理好体重。

（二）客户自我管理教育

减肥人士自我管理的知识、意识和能力是通过教育来获得的。

自我管理教育是肥胖症患者治疗计划中不可缺少的一部分，如果没有系统的自我管理教育，肥胖症的有效干预会非常困难。

1. 体重自我管理教育的作用　研究显示，培训肥胖症患者、指导治疗并支持自我管理，使肥胖症患者得到良好教育是非常重要的。只有将教育融入肥胖症治疗中才能把体重管理的益处发挥至极限。肥胖症教育能增长相关知识和改善自我管理的行为，还在一定程度上影响心理状态。

（1）能使肥胖者掌握自己的情况，将每天日常的自我监测和训练与其生活相结合，而不让这种情况压倒他们并制约其生活。

（2）自我管理中的教育可训练肥胖者采取必要的措施改善代谢控制，这对维持健康、减少肥胖并发症有帮助。

（3）教育能提高体重自我管理的实践技能。有研究报道，教育组和对照组在知识程度上的差异较小，但两组在技能和自我管理行为上却有较大的差异。

（4）接受过良好教育的肥胖患者还能降低相应的费用。教育在肥胖并发症的预防和早期发现中起重要的作用。肥胖症教育能改善体重控制，降低肥胖并发症的风险，体重管理教育是整个治疗方案的一个重要部分，能减少治疗费用和提高生活质量。

（5）单独的教育不能达到这些目标，但是作为完整治疗方案一部分的患者教育才能达到这些目标。一定要让所有肥胖症患者都能得到体重管理教育服务。

2. 体重管理教育计划的内容和形式　体重管理教育是多层面体重管理的一个延伸部分，由有技能的体重管理团队提供，能帮助肥胖症患者做到有较好的依从性和满意度，使患者能更积极地参与自我管理。

体重管理教育计划的宗旨是帮助肥胖症患者增长知识和增加患者自我管理的技能，并改变其态度，使患者能改变自己的行为。一般由体重管理师担任教员。

（1）教育内容包括阐明治疗方案、传授成功管理肥胖症所需的知识和技能。

（2）教会有用的实操技术。随着科学技术的进步，对肥胖症患者教育的实施和范围产生了越来越大的影响。人体成分分析、体脂含量测定、内脏脂肪 B 超检查、自我血压监测等基本监测技术的实施，使体重管理有效指标的及时监测成为可能。

（3）开展心理教育。一个设计良好的教育计划不仅仅是阐述事实还应该了解肥胖患者的情感反应。如果仅在知识和技能方面轻微提高不能保证身体代谢指标的改善，某些影响体重控制的心理因素在将知识和技能转变成理想代谢结果的过程中起重要作用。

那些愿意和能够做到所有必要生活方式改变的个人，必须具备知识和技能，并对他们的肥胖症有正面积极的情感认识，相信他们所做的改变会带来体重和健康状况的显著改善。

（4）教学形式可以包括讨论、演讲和互动学习，并不受限制。属于实操教育，重视基本技能的掌握。

3. 体重管理教育效果的评估　一项成功的教育计划使患者有机会表达自己对所教授材料的态度，以及懂得将其如何运用到每天的生活中。

体重管理教育效果的评估，要看肥胖者教育后有没有加深对肥胖症的理解、转变态度和提高体重管理的技能。有效的教育计划促使肥胖症患者根据其个人情况做到合适的自我管理。

一个好的教育计划不是凭空出现的，而是由体重管理团队详细筹划，并由该团队针对肥胖症个体具体地实施，使教育成为治疗的一部分。大多数成功的体重自我管理教育是个体化的，融入到治疗计划中。

三、体重管理中客户自我管理的内容

（一）营养教育和学习管理

体重管理知识架构和实操技能的掌握是需要减肥人士认真学习的。学习体重管理的系统知识，学习自我管理饮食的方法，训练自我管理饮食的能力，明确体重管理的目的；学习自我管理运动、生活方式和心态的有效方法。当减肥客户减完肥后，还是像小孩一样，什么都不懂，很容易反弹，那么她的减肥肯定是白减了。

（二）体重控制饮食管理核心内容

1. 合理控制一天摄入的总能量　选用适合的减肥膳食模式，每天摄入的能量1000～1500kcal，运动每天消耗300～500kcal。每天基础代谢需要的能量为1100～1200kcal。但不能过分节食。

2. 食物多样化是健康减肥的基础　每天12种，每周25种以上，膳食结构合理，做到平衡膳食。

3. 以低GI食物为主　低GI饮食，餐后血糖不会剧烈升高，身体不需加速释放胰岛素，反而会加速释放胰高血糖素。胰岛素是体内一种合成和存储脂肪的激素，是增肥激素，体内胰岛素太多，就很容易发胖；胰高血糖素可以利用脂肪、减少三酰甘油、降低LDL，升高HDL，是促进脂肪分解的激素，胰高血糖素是减肥激素。低GI膳食模式血液中胰高血糖素水平会高于胰岛素水平，减肥激素水平高于增肥激素水平，体内脂肪才能得以分解，才能持续有效减肥。成功的营养减肥饮食管理一定要通过饮食控制体内胰岛素水平，提高胰高血糖素水平。

这才是真正的饮食减肥。

4. 高蛋白饮食　蛋白质是细胞代谢的基础，增加蛋白质摄入，可以增肌、扛饿、修复细胞。世界上许多经典减肥方案都是高蛋白饮食，每日蛋白质摄入量达到或超过每日总能量的 20%。研究发现，采用高蛋白膳食更有利于减轻体重以及改善血脂情况；并有利于控制减重后体重的反弹。主要采用优质蛋白，如动物蛋白、大豆蛋白，可以做成牛肉干、鱼干、豆干、鸡胸脯肉，方便携带和食用。

5. 适量脂肪摄入　适量摄取脂肪不会让我们长胖。脂肪能够控制食欲，减少饥饿感和暴饮暴食。摄取过量碳水化合物和饱和脂肪才容易长胖。科学摄取脂肪还能有效减肥，摄入脂肪酸构成比很重要，最佳比例是饱和脂肪酸: 单不饱和脂肪酸: 多不饱和脂肪酸（$n-6+n-3$）$=1:1:1$（$0.8+0.2$）。$n-3$ 多不饱和脂肪酸、单不饱和脂肪酸均能加速身体脂肪燃烧，降低血脂，减少身体脂肪堆积，并促进身体产生能量。所以，我们每天需要使用三种食用油：①亚麻籽油或紫苏油：每天 8ml；②茶籽油或橄榄油：每天 10～12ml；③其他油：每天 6～8ml。

6. 少量多餐　每天 5 餐，每餐按量吃。少量多餐，也就是将一天可摄取的热量分成五餐来吃，预防身体因饥饿而降低代谢率，也可避免一次进食量太大，热量摄入过剩而造成脂肪囤积，并借由多次进食，提供较高的饱足感。研究证明，少食多餐能帮助稳定体内基础代谢率，有助于维持血糖稳定，一直不饿也预防了暴饮暴食。除此之外，少食多餐还有心理安慰作用，正餐之外的时间还可以来份点心，心理上也会觉得愉快舒坦许多，可以增加减肥的成功率。

可供加餐的食物有：一杯黑豆浆、一杯黄豆浆、一个鸡蛋、2 小块豆腐干、一碗豆腐脑、4 颗牛肉粒、4 个鹌鹑蛋、2 个鸡蛋白、一盒豆奶、一杯酸奶、一盒低脂牛奶、代餐包等。

7. 常吃新鲜蔬果，或喝新鲜蔬果汁　一般肥胖的人爱吃肉，酸性体质多；而新鲜蔬果都是碱性食物，有助于改善肥胖人的酸性体质，减少对香口食物、成瘾食物的依赖，有利于成功减肥，也有助于维持体内维生素、矿物质的平衡，有助于维持减肥者的身体健康。

（三）运动管理内容

身体活动过少可引起肥胖。适量且规律性的体育运动，特别是慢跑、骑自行车、游泳等有助于促进新陈代谢、增加热量消耗、减少脂肪沉积，使体重降低。

肥胖者应该在体重管理师的指导下进行体育锻炼，运动量要逐渐增加，运动强度应从轻度开始，逐渐加大，运动时间也应逐渐延长，无论如何都不要勉强。体重管理师需要对客户强调的是，身体活动和体育锻炼要不拘泥形式和时间，任何引起体力消耗的活动均有减肥效应，如快走、上楼梯、打球等，其中的有氧运动对改善机体代谢功能更好。中国居民膳食指南提倡国人每天步行6000～10 000步。要通过教育和训练把运动变成习惯。

运动是一把双刃剑，长期不运动体质会下降、容易肥胖，运动过量对身体也有害。运动完后精神更好、脸色更好、胃口大开，运动量就掌握的比较好。运动完后精神更差、脸色苍白、胃口不好，运动就可能过量了。世界卫生组织的一个研究发现，每周步行超过4小时与少于1小时的人相比，心血管病发病率减少69%，病死率减少73%，由此可见运动的作用有多大。钟南山院士说，如果您把锻炼看成跟吃饭、工作、睡觉一样，是生活中不可缺少的一部分，那么您的健康状况将会达到一个新的高度。

通过开展运动有益健康的教育，提高人们经常进行运动的意识，改变久坐不动的不良生活方式，增强客户自己的运动管理能力。

（四）生活方式管理内容

生活方式对人们体重及健康的影响很大，而且靠自我改变就能产生直接效果，所以一定要重视生活方式的管理。如果不重视生活方式管理，那不管你花多少钱和时间，体重管理均可能无效或效果很差。

良好生活方式举例：早睡，每天晚上11点前睡觉；多喝水，不酗酒；规律用餐，减慢进食速度，看电视不进食，睡前不进食，不吃油炸食品等。要让肥胖者在减肥的过程中逐步改变以前的不良生活方式，逐渐养成良好的生活习惯和饮食习惯。没有养成良好生活方式的瘦不是真瘦，是很容易反弹的。

每天保证6～8小时高质量的睡眠，对健康非常重要。我们每天吸入很多污染空气，每天都有压力，经常吃到残留农药的蔬菜，吃到苏丹红等，都会对我们的身体造成伤害，晚上睡眠的时间是修复身体的最好时间。中国有句老话“天天失眠，少活十年”，讲的就是睡眠的重要性。

通过对肥胖者开展健康生活方式教育，让其知道生活方式对健康的重要性、对体重管理的重要性，自觉进行生活方式管理，做到不熬夜、不酗酒、不过劳、睡眠充足，有利于减肥和健康。

（五）心态/心理支持和管理内容

生活方式干预作为基础治疗，是一种囊括营养、运动、认知行为及心理多方面的综合干预模式。认知行为及心理干预是通过调整肥胖患者的生活环境及心理状态，帮助患者理解和认识体重管理、肥胖及其危害，从而做出行为改变。其中包括自我监控、控制进食、刺激控制、认知重建和放松技巧等。

1. 研究证据 肥胖者常见的心理因素如压力、沮丧、抑郁容易导致过度进食，并引发罪恶感而陷入恶性循环中。精神心理支持需要专业人员能识别干扰体重管理成功的心理或精神疾患，并进行适当治疗。肥胖患者可能会因为各种心理社会原因而拒绝寻求减重帮助。应对患者表达充分尊重，仔细倾听并建立信任，通过健康教育提高其对肥胖加重疾病危险性的认识，不应忽略任何细微进步，给予及时、适当的奖励和称赞。

2. 心理干预推荐意见

（1）对超重肥胖者进行心理干预和认知行为干预能够达到减重效果，干预时间不少于6个月；若同时附加体力活动和饮食行为干预，减重效果更明显。

（2）对肥胖患者进行心理治疗和认知行为干预有助于减重并维持减重效果。

研究发现，人的心理状态和情绪与体重密切相关，工作、生活、学习中导致的长期紧张、焦虑、烦恼等不良情绪，以及生活的无规律，会导致自主神经功能失调、肥胖。

一个人如果有积极乐观的心态，他的自主神经功能和内分泌功能容易维系正常，抵抗力、免疫力会明显增强，从而有助于健康，有助于保持良好的体重。

故日常生活中要保持积极乐观，尽量不生气。不生闲气，不因鸡毛蒜皮的小事生气；不生怨气，抱怨解决不了问题；不生闷气，闷气对健康的影响最大。学会减轻精神压力，保持心理平衡。

体重管理师需要知道及理解肥胖者的苦和痛，以及社会对她们的不公，需要努力去改变这个行业。应该采取各种措施，帮助肥胖症患者预防和缓解压力性肥胖病。有高压倾向的人应修身养性，陶冶情操，保持良好的心理状态和情绪，养成良好的生活习惯，多参加一些富有情趣的体育和文化娱乐活动，丰富自己的业余生活。对一些心理因素是导致肥胖症主要原因的患者，可能需要进行一些针对性的心理辅导，必要时可以额外补充B族维生素、维生素C和钙镁片，协助及时释放压力、走出心理困境，有助于减肥和健康。

（六）教练监督管理

教练是从日常生活和对话、运动心理学及教育学等发展出来的一种新兴的、有效的管理技术。教练员凭借专业的理论知识和较高的技术水平，掌握先进的教学和训练方法，对运动员/企业员工/学员的思想、身体、技术、方案等全面设计、培训、引导与督促，促使他们的专业水平得到较快提高。

就像优秀运动员往往需要优秀教练来培养一样，减肥人士也需要优秀的减肥教练指导才能出效果，才容易取得减肥成功。

教练指导也算一种广义的认知行为干预。有研究发现，认知行为干预配合体力活动和饮食调整，能够明显降低体重，且超过6个月的行为干预比低于6个月的效果更明显。美国女性健康研究发现进行6~54个月的干预后，干预组的体重和腰围较对照组明显下降。行为干预对减重后体重的维持也有明显作用。研究证明行为干预提升了患者的理论认识，包括对其激励、支持，指导自我监控（饮食、运动和情绪管理），从而更有利于保持减重效果。通过小组和面对面个人辅导的干预可以从不同方式进行指导，以维持远期减重效果。

减肥是一件不容易坚持的事情，有人说是一辈子的事情。因为许多好吃的人好吃"成瘾"，有心瘾，很难改变，即使学了减肥的科学方法也做不到，还需要专门的教练来经常督促、指导、提醒和鼓励。体重管理师可以担任减肥教练的角色，其作用有以下几点。

（1）制定针对性的减肥方案。

（2）协助减肥者实施方案，不断提醒和鼓励。

（3）评估减肥效果，必要时调整方案。

（4）教会减肥者自我管理的方法。

（5）对减肥人士进行体重管理教育。

有效的体重管理涉及营养学、运动学、医学、心理学和行为学等多个学科，需要采取综合措施，才能达到降低体内脂肪、增加肌肉的效果，让肥胖症者成功减重、恢复健康。

章节练习题

（一）选择题（选择一个正确答案）

1. 体重控制的五阶段模型，不含（C）

   A. 行动期　　B. 维持期　　C. 思想期　　D. 愿望期

2. 愿望前期，肥胖人士（B）改变的意图。

   A. 开始有　　B. 没有　　C. 已经有　　D. 承诺

3. 愿望期的特点是肥胖人士（D）做出改变。

   A. 开始承诺　　B. 完全承诺　　C. 已经承诺　　D. 没有承诺

4. 准备期的肥胖人士已经承诺要做出改变，主要原因不含（B）

   A. 有疼痛令他害怕　　B. 同事的劝说

C. 有呼吸急促令他害怕　　D. 疾病的症状迫使患者承诺改变

5. 体重管理师使用的控制体重策略不包括（A）

A. 诊治建议　B. 给出建议　C. 提供信息　D. 设计膳食

6. 减肥人士的动机过程分为三个水平，但不包括（C）

A. 服从　B. 信念内在化　C. 半信半疑　D. 认同

7. 与肥胖相关的心理障碍不含（B）

A. 焦虑　B. 自负　C. 抑郁　D. 缺少自信心

8. 需要学习的体重管理知识架构不包括（A）

A. 学习慢阻肺防治知识　　B. 学习自我管理生活方式的方法

C. 学习自我管理饮食的方法　　D. 学习自我管理运动和心态的方法

（二）判断题（正确的在后面的括号内填A，错误的填B）

1. 研究发现肥胖者遵循体重管理师的专业建议和调理方案情况很好。（B）

2. 继续应答首先要倾听肥胖者的话，了解肥胖客户的情况。（A）

3. 继续应答首先要向肥胖者进行各种知识介绍和劝告。（B）

4. 大部分时间都是自己在说话的专业人士被客户看成是最没有帮助、漠不关心和不理解人的人。（A）

5. 引导应答是通过使用提问、劝告等方法来了解和影响肥胖人士。（A）

6. 谈论自我应答是通过谈论自己的故事来影响肥胖人士的方法。（A）

7. 只有肥胖人士学会和落实自我管理才是有效的体重管理。（A）

8. 没有学会自我管理的瘦身不是成功的瘦身。（A）

9. 只有将自我教育融入肥胖症治疗中才能把体重管理教育的益处发挥至极限。（A）

10. 体重管理教育效果的评估，要看肥胖者教育后有没有加深对肥胖症的理解、转变态度和提高体重管理的技能。（A）

11. 节食是治疗超重和肥胖症的好方法。（B）

12. 精神心理支持需要专业人员能识别干扰体重管理成功的心理或精神疾患，并进行适当治疗。（A）

13. 减肥需要专门的教练来督促、指导、提醒和鼓励。（A）

14. 谈论自我应答是通过谈论一些有趣的故事来应答肥胖客户的疑问。（B）

15. 减肥教练注重思想引导，不需要专业的理论知识和技术水平。（B）

（三）技能练习题

1. 请简述营养治疗个性化的概念。

参考答案：

个性化营养治疗，是基于个体的营养现状，建立营养管理档案，经专业的营养风险评估，以个人基因为基础，结合社会、心理、环境、运动及医学干预等影响因素，提出切合个体的个性化营养治疗指导方案，协助人体做到营养均衡，维持身体健康。

2. 请阐述体重控制行为改变的步骤和内容。

参考答案：

体重控制行为改变的步骤和内容包括：

（1）目标的认定和评价。目标是指达到理想结果所需要采取的行动。比如高血压患者目标可能是设计低钠食谱，而结果可能是降低血压。目标认定需要尊重肥胖人士的意愿，让他们自己确定目标。有积极目标的肥胖人士成功的可能性更大，目标从行为上定义清楚就很有可能实现。

（2）知识获取。缺乏知识意味着肥胖人士没有一些对他们实现目标非常必要的信息。通常缺乏知识是阻碍减肥人士发生行为变化的障碍之一，所以必须认识到提供信息、获取知识是很重要的。比如已经获取知识的肥胖人士知道怎样给自己搭配营养丰富而口味满意的食物。

（3）制定决策：需要帮助减肥者做决策。详细列出不减肥的害处、减肥的风险和困难，减肥的好处，克服困难的有效方法等对决策有用的信息，辅导肥胖人士做出正确的决策。

（4）风险评估。帮助减肥人士评价真正的风险，是害怕失败、害怕伤害朋友的感情，还是怕对家人有负面的影响等。体重管理师可以帮助减肥人士评价风险，帮助他们增加行动带来的好处，减少所需要付出的代价。

（5）获取社会支持。成功减肥需要得到社会的支持，比如配偶及家人的支持，工作单位的鼓励和帮助，整个社会的支持等。支持有两种类型：具体的帮助，如帮爱人购物、刷碗等；或者是情感上的支持，如倾听爱人对能不能减肥成功的担心。

（6）发展技巧。技巧包括身体上的技巧及心理上的技巧。教会肥胖人士减肥技巧，他们就能提高减肥效率。需要教会减肥人士的技巧包括：增强对自己的信心，增强决策能力，学会积极地与自己对话，增强自我控制能力及时间管理技巧等。

（7）目标达成。达成目标需要建立一个特定计划，一个目标阶梯，才能更容易达到目标。目标阶梯把大的目标分解为可以达到的小步骤，逐步达成小的目标，最后实现大目标。例如，肥胖人士可以设立以下具体小目标：控制自己吃零食的行为，开始体育锻炼，在社交场合控制饮食，学会判别自己的感觉，以及正确应付无聊和焦虑的情绪等。

3. 请简述体重自我管理教育的作用。

参考答案：

（1）教育能使肥胖者掌握自己的情况。

（2）可训练肥胖者采取必要的措施改善代谢控制。

（3）教育能提高体重自我管理的实践技能。

（4）接受过良好教育的肥胖患者还能降低相应的费用。

（5）教育与治疗方案结合，会更容易达成减肥目标。

4. 请简述体重管理教育计划的宗旨、内容和形式。

参考答案：

体重管理教育计划的宗旨是帮助肥胖症患者增长知识和增加患者自我管理的技能，并改变其态度，使患者能改变自己的行为。

体重管理教育计划的内容和形式：

（1）教育内容包括阐明治疗方案，传授成功管理肥胖症所需的知识和技能。

（2）教会有用的实操技术。如人体成分分析、体脂含量测定、自我血压监测等监测技术，能及时监测体重管理的有效指标。

（3）开展心理教育。了解肥胖患者的情感反应。某些影响体重控制的心理因素可能起着重要作用。

（4）教学形式可以包括讨论、演讲和互动学习等。属于实操教育。

5. 何为高蛋白饮食？请简述高蛋白饮食减肥的机制。

参考答案：

（1）世界上许多经典减肥方案都是高蛋白饮食，每日蛋白质摄入量达到或超过每日总能量的 20% 就是高蛋白饮食。

（2）主要采用优质蛋白，如动物蛋白、大豆蛋白，可以做成牛肉干、鱼干、豆腐干、鸡胸脯肉，方便携带和食用。

（3）蛋白质是细胞代谢的基础，增加蛋白质摄入，可以增肌、扛饿、修复细胞。

（4）研究发现，采用高蛋白膳食更有利于减轻体重以及改善血脂情况；并有利于控制减重后体重的反弹。

6. 有效体重管理提倡少食多餐，请简述理由。

参考答案：

（1）少量多餐。每天 5 餐，每餐按量吃。

（2）少量多餐，也就是将一天可摄取的热量分成五餐来吃，预防身体因饥饿而降低代谢率，也可避免一次进食量太大，热量摄入过剩而造成脂肪囤积，并借由多次进食，提供较高的饱足感。

（3）研究证明，少食多餐能帮助稳定体内基础代谢率，有助于维持血糖稳定，一直不饿也预防了暴饮暴食。

（4）少食多餐有心理安慰作用。正餐之外的时间还可以来份点心，心理上会觉得愉快舒坦许多，可以增加减肥的成功率。

7. 请阐述体重控制饮食管理核心要点。

参考答案：

（1）合理控制一天摄入的总能量。但不能过分节食。

（2）食物多样化是健康减肥的基础。每天 12 种，每周 25 种以上。

（3）以低 GI 食物为主。可以控制体内胰岛素水平，提高胰高血糖素水平。

（4）高蛋白饮食。可以增肌、扛饿、修复细胞。

（5）合理摄入脂肪，重点关注脂肪酸构成比。

（6）少量多餐。每天 5 餐，每餐按量吃。

（7）常吃新鲜蔬果，或喝新鲜蔬果汁。

8. 请阐述体重控制生活方式管理的意义及方法。

参考答案：

（1）生活方式对人们体重及健康的影响很大，而且靠自我改变就能产生直接效果，所以一定要重视生活方式的管理。如果不重视生活方式管理，那不管你花多少钱和时间，体重管理均可能无效或效果很差。

（2）良好生活方式举例：早睡，每天晚上 11 点前睡觉；多喝水，不酗酒，不熬夜，不过劳；规律用餐，减慢进食速度，看电视不进食，睡前不进食，不吃油炸食品等。

（3）肥胖者要在减肥的过程中逐步改变以前的不良生活方式，逐渐养成良好的生活习惯和饮食习惯。没有养成良好生活方式的瘦很容易反弹。

（4）每天保证 6 ~ 8 小时高质量的睡眠，对健康非常重要。晚上睡眠的时间是修复身体的最好时间。

（5）开展健康生活方式教育。让肥胖人士知晓生活方式对健康的重要性、对体重管理的重要性，自觉进行生活方式管理，将体重管理变成一种快乐的生活方式。

9. 请阐述体重管理心理干预推荐意见。

参考答案：

（1）研究发现，人的心理状态和情绪与体重密切相关。

（2）对肥胖者进行心理干预和认知行为干预不但有减重效果，而且有助于维持减重效果，干预时间不少于 6 个月。若同时附加体力活动和饮食行为干预，减重效果更明显。

（3）日常生活中保持积极乐观，尽量不生气。学会减轻压力，保持心理平衡。

（4）有高压倾向的人应修身养性，陶冶情操，多参加一些富有情趣的体育和文化娱乐活动，丰富自己的业余生活。

（5）必要时可以进行一些专业性的心理辅导。

（6）需要时可以额外补充 B 族维生素、维生素 C 和钙、镁片，协助释放压力、走出心理困境。

10. 请简述减肥教练在有效体重管理过程中的具体作用。

参考答案：

（1）减肥教练为减肥人士制定针对性的减肥方案。

（2）协助减肥者实施方案，不断提醒和鼓励。

（3）评估减肥效果，必要时调整方案。

（4）教会减肥者自我管理的方法。

（5）对减肥人士进行体重管理教育。

参考文献

[1] 吴为群．营养防病圣典[M]．北京：中国医药科技出版社，2015.

[2] 吴为群，黄绮玲，张巧玲．儿童营养师职业水平评价教材[M]．北京：中国医药科技出版社，2020.

[3] 国家卫生健康委员会．中国居民营养与慢性病状况报告（2020）[M]．北京：人民卫生出版社，2020.

[4] 中国营养学会．食物与健康：科学证据共识[M]．北京：人民卫生出版社，2016.

[5] 葛可佑．中国营养师培训教材[M]．北京：人民卫生出版社，2017.

[6] 中国营养学会．中国居民膳食指南（2022）[M]．北京：人民卫生出版社，2022.

[7] 孙长颢．营养与食品卫生学[M]．7 版．北京：人民卫生出版社，2012.

[8] 中国营养学会．中国肥胖预防和控制蓝皮书[M]．北京：北京大学医学出版社，2019.

[9] 张钧，张蕴琨．运动营养学[M]．2 版．北京：高等教育出版社，2020.

[10] 北京赛普力量教育科技有限公司．赛普健身私人教练[M]．北京：北京体育大学出版社，2018.

[11] Bruce Miller. 远离肥胖陷阱[M]．叶红婷，译．北京：九州出版社，2017.

[12] Sharron Dalton. 减肥与体重控制[M]．范志红，译．北京：中国轻工业出版社，2005.

[13] 吴为群．内科重症疾病的营养支持[J]．新医学，1999（11）：67－68.

[14] Wang X，Ouyang Y，Liu J，et al. Fruit and vegetable consumption and mortality from all causes，cardiovascular disease，and cancer：systematic review and dose－response Meta－analysis of prospective cohort studies [J]. BMJ，2014，349：g4490.

[15] Graversen L，Sorensen T I A，Petersen L，et al. Preschool weight and body mass index in relation to central obesity and metabolic syndrome in adulthood [J]．PLoS One，2014，9（3）：e89986.

[16] Njike V Y，Smith T M，Shuval O，et al. Snack food，satiety，and weight[J]. in Advances. Nutrition，2016，7（5）：866－878.

[17] Santiago－Torres M，Adams A K，Carrel A L，et al. Home food availability，parental dietary intake，familial eating habits influence the diet quality of urban Hispanic children[J]．Childhood Obesity，2014，10（5）：408－415.

附　　录

附录一　体重管理师职业水平评价制度及考试实施办法

第一章　总则

一、体重管理师职业前景

随着国家经济的高速发展和居民生活水平的不断提高，体重问题越来越成为个人和国家重点关注的问题。国家《“健康中国2030”规划纲要》和《国民营养计划（2017—2030年)》将发展健康产业上升为国家战略，明确提出实施中国慢性病综合防控战略，加强肥胖症等常见病防治，加强体重管理和健康管理。

许多研究表明，适宜体重对健康有直接的影响。无论体重过高、还是过低，都是不健康的表现，都会对健康造成很大威胁。目前，中国超重和肥胖的人越来越多，中国已经成为全球肥胖人口最多的国家，大陆肥胖人数增加速度之快令世界惊讶！

世界卫生组织统计，肥胖症是继心脑血管病和癌症之后对人类健康和生命造成严重威胁的第三大敌人。许多国人都想减肥增肌，有一个健康、健壮的体魄。与此同时，中国减肥健身产业得到高速发展，减肥已经成为大家一个永远的热门话题。目前市面上减肥的公司很多，减肥的方法也五花八门，但专业的体重管理人才很少。

中国要大力发展减肥事业，需要大量专业人才，需要许多培训机构来培训人才，而培养的人才需要第三方专业协会来做水平评价。

经广东省人民政府和省民政厅批准，广东省营养师协会成立体重管理专业委员会，主要开展“体重管理师”职业水平评价工作，为体重管理行业培养大量专业人才，有力促进体重管理工作的开展，让更多肥胖朋友科学瘦身，早日恢复身体健康，享受幸福美好的生活。

肥胖症虽然是威胁人类生命的主要敌人，但它是可防可控的！中国有数以亿计的超重肥胖人群需要专业的体重管理，懂得体重管理的专业人才将是未来中国最需要的紧俏人才，职业前景非常光明！

二、体重管理师职业定义

体重管理师是从事体重管理工作的专业人员，主要通过营养状况评价、膳食营养指导、运动指导、生活方式干预等方法进行有效的体重管理，也是体重管理知识传播、促进社会公众健康的专业人员。

三、体重管理师的主要适用对象

1. 有志于在健康行业从事肥胖教育、健康咨询和体重管理的相关人士。可在减肥公司、健身房、健康管理公司、食疗养生机构、医院、社区卫生服务中心、健康体检中心、美容养生机构等开展体重管理服务。

2. 爱美人士、希望保持健康体型人群。

3. 单纯性肥胖者。

4. 肥胖症并发相关疾病者。如代谢综合征、睡眠呼吸暂停综合征、多囊卵巢综合征、内分泌紊乱等。

四、体重管理师职业水平评价的目的

目的是规范体重管理人才的培养，为社会和企业培养具备相应职业技能的合格营养师，推进科技人才评价专业化和社会化，方便用人单位选择合格专业人才，促进体重管理相关产业的发展，为中国肥胖症的有效防控做出贡献。

五、体重管理师职业水平评价工作领导机构

广东省营养师协会设立体重管理专业委员会，主要负责体重管理师的职业水平评价工作。专业委员会负责制定《广东省体重管理师职业水平评价制度及考试实施办法》,《广东省体重管理师职业水平评价考试大纲和鉴定要素细目表》。广东省营养师协会秘书处负责体重管理师职业水平评价项目的日常事务和财务工作。

广东省营养师协会开展体重管理师职业水平评价工作，面向社会提供体重管理师相关专业从业人员职业水平评价服务。本规定适用于从事体重管理相关工作人员的专业知识和技能水平评价。通过职业水平评价考试的人员，表明已经具备从事体重管理工作的职业能力和水平。

第二章 职业水平评价工作

一、《体重管理师职业水平评价》的主要内容

第一章 体重管理师概论

第二章 营养学基础

第三章 肥胖症

第四章 体重管理膳食营养指导技能

第五章 体重管理的运动指导技能

第六章 生活方式干预与体重管理

第七章 体重管理指导技巧及自我管理

二、职业水平评价工作组

体重管理专业委员会下设 2 个工作小组。

命题组负责制定体重管理师职业水平评价考试大纲，编写考试题库。

考务组负责组织考试，包括考生资质审查、试卷印制、保管、运送和回收、阅卷、成绩登录等考务工作。负责考评员队伍的建立和管理，组织监考和阅卷。负责考试基地、阅卷基地的资质认定及标准的拟定。

三、考试方式

体重管理师职业水平评价考试包括理论考试和技能考试，考试实行统一大纲、统一命题、统一组织，每年举行2次。都采用闭卷笔试的方式，理论考试为90分钟，技能考试时间为120分钟。理论考试和技能考试均实行百分制，两门成绩都达到60分以上者为合格。

四、考试时间和地点

考试时间由广东省营养师协会体重管理专业委员会提前3个月以上向社会发布。考试地点考前公布。考试结束1个月内公布成绩。

五、考生报名

考生按有关规定办理报名手续。考试实施机构按照规定的程序和报名条件要求，核发准考证。参加考试人员凭准考证和有效身份证件在指定的时间和地点参加考试。

六、成绩发布

参加体重管理师职业水平评价考试成绩合格者，发放广东省营养师协会体重管理师职业水平评价证书。

七、报名条件

1. 在体重管理行业连续工作2年以上。
2. 具有医学、食品或体育等相关专业大专或大专以上毕业。
3. 具有医学、食品或体育等相关专业中专或中专以上毕业，连续从事本职业工作1年以上。
4. 经本职业正规培训达规定标准学时数，并取得结业证书。

第三章　培训要求

一、培训期限

体重管理师培训不少于100标准学时。全日制职业学校要根据学校教学计划来确定培训期限，一般不少于48学时。

二、培训教师

培训体重管理师的教师应具有公共营养师高级职业资格证书或国家相关专业中级以上

（含中级）专业技术职务任职资格。

第四章　资质认证

一、报考资质认证

体重管理师由各地具有教学或培训资质的学校或机构来培养。培训机构的报名资质由广东省营养师协会进行认证，认证合格的机构才有报名资质，签订工作协议后正式生效。认证有效期为三年，期满后需重新申请资质认证。

二、广州以外考试基地认证

符合体重管理师培训资质的机构可向广东省营养师协会提出申请。经评估合格后，可在当地开展体重管理师的考试工作。

三、违规处理方法

培训机构或考试基地在工作过程中，违反国家法律，违反广东省营养师协会章程及体重管理师职业水平评价考试规定，造成不良社会影响的，广东省营养师协会将取消其报名资质。

第五章　收费

广东省营养师协会体重管理师职业水平评价工作，是非盈利性的社会服务类项目，为保证工作的持续运转，按规定收取水平评价费用，包括报名和考试费。体重管理师水平评价费每人每次380元。

第六章　附则

一、保密要求

考试管理部门和考务实施机构，应当严格执行考务工作的各项规章制度，遵守考试工作纪律，切实做好试卷命题、印刷、发送和保管过程中的保密工作，严防泄密。

二、违纪处理

对违反考试工作纪律和有关规定的人员，按照国家有关规定进行处理。

三、其他

本办法的解释权归广东省营养师协会体重管理专业委员会。

本规定自2019年12月29日起试行。

广东省营养师协会

2019年12月29日

附录二　体重管理师职业水平评价考试大纲

第一部分　体重管理师水平评价理论知识

第一章　体重管理师概论

一、体重管理行业现状及发展
二、体重管理师职业定义
三、体重管理师职业水平评价的目的和作用
四、体重管理师的职业前景

第二章　营养学基础

一、营养概论
二、能量与能量平衡
三、宏量营养素
四、微量营养素
五、水
六、血糖生成指数
七、食物营养与营养标签
八、膳食结构与膳食指南

第三章　肥胖症

一、肥胖的概述
二、肥胖的影响因素
三、肥胖患者的营养代谢变化
四、与肥胖相联系的进食模式
五、肥胖的临床特点及其危害
六、市面上各种减肥方法比较分析
七、肥胖症的诊断技术
八、肥胖症的诊断思路和步骤
九、肥胖症的营养预防
十、肥胖症的营养治疗原则

第四章 体重管理膳食营养指导技能

一、体重管理膳食营养指导原则
二、体重管理常用膳食模式及膳食指导
1. 限制能量平衡膳食模式（CRD）
2. 高蛋白膳食模式（HPD）
3. 轻断食膳食模式
4. 低能量膳食模式（LED）
5. 极低能量膳食模式（VLCD）
三、体重管理营养调理产品
四、肥胖合并代谢综合征的体重管理
五、中医体质辨识、调理与体重管理
六、体重管理中常见的问题及处理方法
七、体重管理相关基本技能及实操

第五章 体重管理的运动指导技能

一、运动及其健康益处
二、运动与营养
三、运动处方
四、健身运动的合理营养
五、健身人群的合理营养
六、体重管理案例分析

第六章 生活方式干预与体重管理

一、酗酒与体重管理
二、吸烟及戒烟与体重管理
三、熬夜与体重管理
四、药物性肥胖与体重管理
五、运动不足致肥胖者的体重管理
六、不良饮食习惯致肥胖者的体重管理
七、体重控制的行为干预

第七章 体重管理指导技巧及自我管理

一、体重管理指导技巧

二、体重管理过程中客户自我管理及自我教育的重要性

三、体重管理中客户自我管理的内容

第二部分　体重管理师水平评价理论知识鉴定点

职业：体重管理师　　　等级：高级　　　鉴定方式：理论知识

一级名称	二级名称	代码	名称	重要
第一章 体重管理师概论	体重管理师 概论	1	健康中国 2030 规划纲要	Y
		2	体重的定义及体重测量的意义	X
		3	体重管理师职业定义	X
		4	体重管理师水平评价的目的	Y
第二章 营养学基础	1 基础营养	5	营养的定义及作用	X
		6	必需营养素	X
		7	能量单位与能量系数	X
		8	人体的能量参考摄入量及食物来源	X
		9	人体活动的能量消耗	X
		10	蛋白质的生物学功能	X
		11	蛋白质的食物来源、参考摄入量	X
		12	运动人士的蛋白质需要量	X
		13	脂类的生物学功能、食物来源及参考摄入量	X
		14	运动人士脂肪的需要量	X
		15	碳水化合物的分类	X
		16	碳水化合物的生物学功能	X
		17	碳水化合物食物来源及参考摄入量	X
		18	运动与碳水化合物的关系	X
		19	矿物质分类、特点及主要生理功能	X
		20	钙的生理功能	X
		21	钙的食物来源与参考摄入量	X
		22	运动与钙的关系	X
		23	铁的生理功能、食物来源与参考摄入量	X
		24	运动与铁的关系	X
		25	锌的生理功能、食物来源与参考摄入量	Y

续表

一级名称	二级名称	代码	名称	重要
第二章 营养学基础	1 基础营养	26	运动与锌的关系	Y
		27	水溶性维生素及其功能	X
		28	脂溶性维生素及其功能	Y
		29	维生素补充剂与膳食指导	Y
		30	运动性脱水及预防	X
		31	运动补液的指征及方法	Y
		32	血糖生成指数的定义及分类	X
		33	GI 的一般用途	X
		34	利用 GI 有效管控体重	Y
	2 食物营养	35	食物的分类	Y
		36	谷类及薯类食物的营养成分	X
		37	蔬菜水果类食物的营养成分	X
		38	动物性食物的营养成分	X
		39	豆类及其制品的营养成分	X
		40	纯能量食物的营养特点	Y
		41	营养标签	X
	3 膳食结构与膳食指南	42	膳食营养素参考摄入量	X
		43	膳食结构的定义及意义	X
		44	平衡膳食的定义及意义	X
		45	中国居民膳食指南	X
		46	中国居民平衡膳食宝塔	X
第三章 肥胖症	1 肥胖症概述	47	肥胖症定义	Y
		48	影响肥胖的主要因素	Y
	2 肥胖的原因	49	肥胖的遗传因素	Y
		50	肥胖的环境因素	Y
	3 肥胖患者的营养代谢变化	51	脂肪组织的变化	Y
		52	能量代谢的变化	X
		53	糖、脂类和蛋白质代谢的变化	Y

续表

一级名称	二级名称	代码	名称	重要
第三章 肥胖症	4 与肥胖相联系的进食模式	54	暴食症与肥胖	Y
		55	夜食综合征与肥胖	Y
		56	情绪化进食与肥胖	Y
	5 肥胖的危害	57	肥胖的临床特点和危害	Y
	6 肥胖的诊断技术	58	膳食调查方法	Y
		59	生活方式调查内容	Y
		60	身高体重等体格测量方法	X
		61	BMI 计算及意义	X
		62	腰围和腰臀比测量方法及计算	X
		63	与肥胖诊断相关的实验室检查	Y
		64	肥胖症 B 超检查	Z
		65	体脂肪计检测	X
		66	皮褶厚度计检测	Y
		67	人体成分分析仪检查	X
	7 肥胖症的诊断思路和步骤	68	肥胖症的诊断思路和步骤	Y
		69	肥胖症的临床诊断与分期	Z
	8 肥胖营养预防	70	肥胖症的营养预防	Y
	9 营养治疗原则	71	肥胖症的营养治疗原则	Y
第四章 体重管理膳食营养指导技能	1 体重管理膳食营养指导原则	72	体重管理膳食营养指导原则	X
	2 体重管理常用膳食模式及膳食指导	73	限制能量平衡膳食模式（CRD）	X
		74	高蛋白膳食模式（HPD）	X
		75	轻断食膳食模式	X
		76	低能量膳食（LED）	Y
		77	极低能量膳食模式（VLCD）	Z
	3 体重管理营养调理产品	78	体重管理营养补充剂的合理应用	X
		79	代餐疗法	X
		80	多不饱和脂肪酸	Y
		81	蛋白质粉	Y
		82	共轭亚油酸	Y

续表

一级名称	二级名称	代码	名称	重要
第四章 体重管理膳食营养指导技能	4 肥胖并代谢综合征	83	肥胖者合并代谢综合征的体重管理原则	Y
	5 中医体质辨识、调理与体重管理	84	中医体质辨识、调理与体重管理	Y
	6 体重管理中常见的问题及处理方法	85	熟悉减肥平台期的常见原因及处理方法	X
		86	减重治疗后的体重维持方法	X
	7 体重管理相关技能与实操	87	体重管理流程	Y
		88	体重管理记录表及使用方法	X
		89	中国食物成分表的使用方法	X
		90	食物中能量和营养成分含量的计算	X
		91	常见食物的分量和重量估计	X
		92	营养配餐与食谱编制	X
第五章 体重管理的运动指导技能	1 运动及其健康益处	93	身体活动的概念和基本要素	Y
		94	身体活动的分类	Y
		95	身体活动的强度及其衡量	X
		96	身体活动量的衡量	X
		97	不同运动或活动的能量消耗	Y
		98	中国成人身体活动指南	X
		99	身体活动后的生理反应及运动后恢复	Y
		100	运动前风险评估	Y
		101	身体活动的健康益处	X
		102	身体活动伤害的预防	Y
		103	运动对减肥的影响	X
		104	运动干预在肥胖防治中的作用	X
	2 运动与营养	105	运动增加营养的需求	X
		106	不同性质运动项目的营养指导	Y
		107	常见的运动营养补充剂（含增肌的营养素）	Y
		108	运动锻炼、运动损伤和运动恢复时应重点补充的营养素	Y

续表

一级名称	二级名称	代码	名称	重要
第五章 体重管理的运动指导技能	3 运动处方	109	运动处方的基本概念	X
		110	运动处方的制定步骤	X
		111	运动处方的基本内容	X
		112	运动处方实操举例	X
		113	健康成人有氧运动处方	X
		114	单纯性肥胖的运动处方	X
	4 健身运动的合理营养	115	各种常见健身运动的合理营养	Y
	5 健身人群的合理营养	116	增强肌力健身人群的膳食营养	X
		117	增肌营养补充剂	Y
		118	增肌运动处方	X
		119	减少脂肪健身人群的膳食营养	X
		120	减脂营养补充剂	Y
第六章 生活方式干预与体重管理	生活方式干预与体重管理	121	酗酒与体重管理	X
		122	吸烟及戒烟与体重管理	Y
		123	熬夜与体重管理	Y
		124	药物性肥胖与体重管理	Y
		125	运动不足致肥胖者的体重管理	X
		126	不良饮食习惯致肥胖者的体重管理	X
		127	体重控制行为干预	Y
第七章 体重管理指导技巧及自我管理	1 体重管理指导技巧	128	体重管理指导技巧	X
	2 客户自我管理重要性及自我管理教育	129	客户自我管理的重要性	Y
		130	客户自我管理教育	Y
	3 客户自我管理内容	131	学习管理	Y
		132	饮食管理	X
		133	运动管理	X
		134	生活习惯管理	Y
		135	心态/心理支持和管理	Y
		136	教练监督管理	Y

第三部分 体重管理师职业水平评价技能要求

职业功能	工作内容	技能要求
1 体重管理师概论	体重管理师概论	了解体重的概念及意义
		了解体重对健康的影响及其意义
2 营养学基础	基础营养	掌握人体能量消耗的主要途径
		熟悉运动训练热量消耗量的计算方法
		能分析和评价主要营养素对减肥的具体作用
		掌握运动时碳水化合物供能的特点
		掌握增肌锻炼补充蛋白质的理由
		熟悉钙与运动的关系
		熟悉运动补液的内容
	食物营养	熟悉高蛋白食物的合理选择和应用
	膳食指南	掌握中国居民膳食指南和膳食宝塔
	营养标签	掌握食品营养标签的解读
	血糖生成指数	能理解血糖生成指数（GI）的概念、分类及临床意义。
		能够利用 GI 概念为肥胖者挑选合适的食物。
		能够为肥胖者制定低 GI 食谱。
3 肥胖症	肥胖症	了解肥胖的主要危险因素
		熟悉肥胖的主要危害
		掌握身高体重测量方法
		掌握 BMI 计算及意义
		熟悉人体成分分析
		能对肥胖者做出诊断
		熟悉肥胖症的营养预防方法
		掌握肥胖症的营养治疗原则
		熟悉肥胖症能量控制的具体方法
		熟悉肥胖症脂肪摄入原则和方法
4 体重管理膳食营养指导技能	体重管理膳食营养指导原则	掌握体重管理膳食营养指导原则
		熟悉低 GI 食物减肥的机理
		熟悉减肥脂肪摄入原则及食用油选择方法

续表

职业功能	工作内容	技能要求
4 体重管理膳食营养指导技能	体重管理常用膳食模式及膳食指导	掌握限制能量平衡膳食模式
		掌握高蛋白膳食模式
		掌握轻断食膳食模式
		能为体重管理客户做膳食指导
	体重管理营养调理产品	掌握体重管理营养调理产品的合理应用
		熟悉代餐疗法
	肥胖者合并代谢综合征	熟悉肥胖者合并代谢综合征的体重管理原则
	中医体质辨识、调理与体重管理	熟悉中医体质辨识、调理与体重管理
	体重管理中常见的问题及处理方法	熟悉减肥平台期的常见原因及处理方法
		减重治疗后的体重维持方法
	体重管理中常见的问题及处理方法	熟悉体重管理流程
		掌握体重管理记录表的使用方法
		熟悉食物中能量和营养成分含量的计算
		能用食物交换份法为体重管理客户编制营养食谱
5 体重管理的运动指导技能	运动的健康益处	熟悉身体活动/运动的健康益处
	运动与营养	进行有氧运动应重点补充的营养素
		进行增肌减脂应重点补充的营养素
	运动处方	能为体重管理客户制定有氧运动处方
		掌握为肥胖者制定膳食运动方案及运动方案的方法
		能为单纯性肥胖病人制定有氧运动处方
	健身人群的合理营养	能为减脂增肌健身人群制定膳食指导方案
		能为增肌者制定训练方案及膳食营养方案
		能为增肌人士制定运动处方
6 生活方式干预与体重管理	生活方式干预与体重管理	体重管理
		了解生活方式包含的内容及与健康的关系
		了解酗酒引起肥胖的可能机理
		熟悉酗酒者体重管理的方法
		了解吸烟及戒烟者体重管理的方法
		了解熬夜者体重管理的方法
		熟悉容易引起肥胖的不良生活习惯

续表

职业功能	工作内容	技能要求
6 生活方式干预与体重管理	生活方式干预与体重管理	熟悉有不良饮食习惯者体重管理的方法
		掌握运动不足者体重管理的方法
		熟悉体重控制行为干预的内容
7 体重管理指导技巧及自我管理	体重管理指导技巧	掌握体重管理指导技巧
		了解营养治疗个性化的概念
	客户自我管理作用	掌握体重管理中自我管理及教育的重要性
		熟悉客户体重自我管理教育的作用
	客户自我管理内容	掌握体重控制饮食管理核心内容
		熟悉体重控制生活方式管理的意义及方法
		了解体重管理心理干预的作用及方法
	教练监督管理	熟悉体重管理中教练监督的作用

附录三 膳食能量需要量（EER，2023 版）

年龄/阶段	男性 PAL						女性 PAL					
	PAL（Ⅰ[a]）		PAL（Ⅱ[b]）		PAL（Ⅲ[c]）		PAL（Ⅰ[a]）		PAL（Ⅱ[b]）		PAL（Ⅲ[c]）	
	MJ/d	Kcal/d	MJ/d	Kcal/d	MJ/d	Kcal/d	MJ/d	Kcal/d	MJ/d	Kcal/d	MJ/d	Kcal/d
0 岁～	—	—	0.38MJ(kg·d)	90Kcal(kg·d)	—	—	—	—	0.38MJ(kg·d)	90Kcal(kg·d)	—	—
0.5 岁～	—	—	0.31MJ(kg·d)	75Kcal(kg·d)	—	—	—	—	0.31MJ(kg·d)	75Kcal(kg·d)	—	—
1 岁～	—	—	3.77	900	—	—	—	—	3.35	800	—	—
2 岁～	—	—	4.60	1100	—	—	—	—	4.18	1000	—	—
3 岁～	—	—	5.23	1250	—	—	—	—	4.81	1150	—	—
4 岁～	—	—	5.44	1300	—	—	—	—	5.23	1250	—	—
5 岁～	—	—	5.86	1400	—	—	—	—	5.44	1300	—	—
6 岁～	5.86	1400	6.69	1600	7.53	1800	5.44	1300	6.07	1450	6.90	1650
7 岁～	6.28	1500	7.11	1700	7.95	1900	5.65	1350	6.49	1550	7.32	1750
8 岁～	6.69	1600	7.74	1850	8.79	2100	6.07	1450	7.11	1700	7.95	1900
9 岁～	7.11	1700	8.16	1950	9.20	2200	6.49	1550	7.53	1800	8.37	2000
10 岁～	7.53	1800	8.58	2050	9.62	2300	6.90	1650	7.95	1900	8.79	2100
11 岁～	7.95	1900	9.20	2200	10.25	2450	7.32	1750	8.37	2000	9.41	2250
12 岁～	9.62	2300	10.88	2600	12.13	2900	8.16	1950	9.20	2200	10.25	2450
15 岁～	10.88	2600	12.34	2950	13.81	3300	8.79	2100	9.83	2350	11.09	2650
18 岁～	9.00	2150	10.67	2550	12.55	3000	7.11	1700	8.79	2100	10.25	2450
30 岁～	8.58	2050	10.46	2500	12.34	2950	7.11	1700	8.58	2050	10.04	2400
50 岁～	8.16	1950	10.04	2400	11.72	2800	6.69	1600	8.16	1950	9.62	2300
65 岁～	7.95	1900	9.62	2300	—	—	6.49	1550	7.74	1850	—	—
75 岁～	7.53	1800	9.20	2200	—	—	6.28	1500	7.32	1750	—	—
孕早期	—	—	—	—	—	—	+0	+0	+0	+0	+0	+0
孕中期	—	—	—	—	—	—	+1.05	+250	+1.05	+250	+1.05	+250
孕晚期	—	—	—	—	—	—	+1.67	+400	+1.67	+400	+1.67	+400
乳母	—	—	—	—	—	—	+1.67	+400	+1.67	+400	+1.67	+400

注：PAL（Ⅰ[a]）、PAL（Ⅱ[b]）、PAL（Ⅲ[c]）分别代表低强度身体活动水平、中等强度身体活动水平和高强度身体活动水平。

“—”表示未制定或未涉及；“+”表示在相应年龄阶段的成年女性需要量基础上增加的需要量。

附录四 膳食碳水化合物参考摄入量（2023 版）

年龄/阶段	总碳水化合物		膳食纤维	添加糖[a]
	EAR（$g \cdot d^{-1}$）	AMDR/%E	AI/（$g \cdot d^{-1}$）	AMDR/%E
0 岁～	60（AI）	—	—	—
0．5 岁～	80（AI）	—	—	—
1 岁～	120	50～65	5～10	—
4 岁～	120	50～65	10～15	<10
7 岁～	120	50～65	15～20	<10
9 岁～	120	50～65	15～20	<10
12 岁～	150	50～65	20～25	<10
15 岁～	150	50～65	25～30	<10
18 岁～	120	50～65	25～30	<10
30 岁～	120	50～65	25～30	<10
50 岁～	120	50～65	25～30	<10
65 岁～	120	50～65	25～30	<10
75 岁～	120	50～65	25～30	<10
孕早期	+10	50～65	+0	<10
孕中期	+20	50～65	+4	<10
孕晚期	+35	50～65	+4	<10
乳母	+50	50～65	+4	<10

注：[a]添加糖每天不超过 50g/d，最好低于 25g/d。

“—”表示未制定；“+”表示在相应年龄阶段的成年女性需要量基础上增加的需要量。

附录五　膳食蛋白质参考摄入量（2023 版）

年龄/阶段	EAR/（g·d⁻¹）		RNI/（g·d⁻¹）		AMDR/%E
	男性	女性	男性	女性	
0 岁~	—	—	9（AI）	9（AI）	—
0.5 岁~	—	—	17（AI）	17（AI）	—
1 岁~	20	20	25	25	—
2 岁~	20	20	25	25	—
3 岁~	25	25	30	30	—
4 岁~	25	25	30	30	8~20
5 岁~	25	25	30	30	8~20
6 岁~	30	30	35	35	10~20
7 岁~	30	30	40	40	10~20
8 岁~	35	35	40	40	10~20
9 岁~	40	40	45	45	10~20
10 岁~	40	40	50	50	10~20
11 岁~	45	45	55	55	10~20
12 岁~	55	50	70	60	10~20
15 岁~	60	50	75	60	10~20
18 岁~	60	50	65	55	10~20
30 岁~	60	50	65	55	10~20
50 岁~	60	50	65	55	10~20
65 岁~	60	50	72	62	15~20
75 岁~	60	50	72	62	15~20
孕早期	—	+0	—	+0	10~20
孕中期	—	+10	—	+15	10~20
孕晚期	—	+25	—	+30	10~20
乳母	—	+20	—	+25	10~20

注：“—”表示未制定或未涉及；“+”表示在相应年龄阶段的成年女性需要量基础上增加的需要量。

附录六 膳食脂肪及脂肪酸参考摄入量（2023 版）

年龄/阶段	总脂肪	饱和脂肪酸	N－6 多不饱和脂肪酸	N－3 多不饱和脂肪酸	亚油酸	亚麻酸	EPA＋DHA
	AMDR/%E	AMDR/%E	AMDR/%E	AMDR/%E	AI/%E	AI/%E	AMDR/AI/(g·d^{-1})
0 岁～	48（AI）	—	—	—	8.0 (0.15g[a])	0.90	0.1[b]
0.5 岁～	40（AI）	—	—	—	6.0	0.67	0.1[b]
1 岁～	35（AI）	—	—	—	4.0	0.60	0.1[b]
3 岁～	35（AI）	—	—	—	4.0	0.60	0.2
4 岁～	20～30	<8	—	—	4.0	0.60	0.2
6 岁～	20～30	<8	—	—	4.0	0.60	0.2
7 岁～	20～30	<8	—	—	4.0	0.60	0.2
9 岁～	20～30	<8	—	—	4.0	0.60	0.2
11 岁～	20～30	<8	—	—	4.0	0.60	0.2
12 岁～	20～30	<8	—	—	4.0	0.60	0.25
15 岁～	20～30	<8	—	—	4.0	0.60	0.25
18 岁～	20～30	<10	2.5～9.0	0.5～2.0	4.0	0.60	0.25～2.00 (AMDR)
30 岁～	20～30	<10	2.5～9.0	0.5～2.0	4.0	0.60	0.25～2.00 (AMDR)
50 岁～	20～30	<10	2.5～9.0	0.5～2.0	4.0	0.60	0.25～2.00 (AMDR)
65 岁～	20～30	<10	2.5～9.0	0.5～2.0	4.0	0.60	0.25～2.00 (AMDR)
75 岁～	20～30	<10	2.5～9.0	0.5～2.0	4.0	0.60	0.25～2.00 (AMDR)
孕早期	20～30	<10	2.5～9.0	0.5～2.0	+0	+0	0.25(0.2[b])
孕中期	20～30	<10	2.5～9.0	0.5～2.0	+0	+0	0.25(0.2[b])
孕晚期	20～30	<10	2.5～9.0	0.5～2.0	+0	+0	0.25(0.2[b])
乳母	20～30	<10	2.5～9.0	0.5～2.0	+0	+0	0.25(0.2[b])

注：[a]花生四烯酸；[b]DHA。

“—”表示未制定；“＋”表示在相应年龄阶段的成年女性需要量基础上增加的需要量。

附录七　膳食矿物质推荐摄入量（RNI）或适宜摄入量（AI）（2023 版）

年龄/阶段	钙/(mg·d⁻¹)	磷/(mg·d⁻¹)	钾/(mg·d⁻¹)	钠/(mg·d⁻¹)	镁/(mg·d⁻¹)	氯/(mg·d⁻¹)	铁/(mg·d⁻¹)		碘/(μg·d⁻¹)	锌/(mg·d⁻¹)		硒/(μg·d⁻¹)	铜/(mg·d⁻¹)	氟/(mg·d⁻¹)	铬/(μg·d⁻¹)		锰/(mg·d⁻¹)		钼/(μg·d⁻¹)
	RNI	RNI	AI	AI	RNI	AI	RNI		RNI	RNI		RNI	RNI	AI	AI		AI		RNI
							男	女		男	女				男	女	男	女	
0 岁 ~	200(AI)	105(AI)	400	80	20(AI)	120	0.3(AI)		85(AI)	1.5(AI)		15(AI)	0.3(AI)	0.01	0.2		0.01		3(AI)
0.5 岁 ~	350(AI)	180(AI)	600	180	65(AI)	450	10		115(AI)	3.2(AI)		20(AI)	0.3(AI)	0.23	5		0.7		6(AI)
1 岁 ~	500	300	900	500 ~ 700[a]	140	800 ~ 1100[b]	10		90	4.0		25	0.3	0.6	15		2.0	1.5	10
4 岁 ~	600	350	1100	800	160	1200	10		90	5.5		30	0.4	0.7	15		2.0	2.0	12
7 岁 ~	800	440	1300	900	200	1400	12		90	7.0		40	0.5	0.9	20		2.5	2.5	15
9 岁 ~	1000	550	1600	1100	250	1700	16		90	7.0		45	0.6	1.1	25		3.5	3.0	20
12 岁 ~	1000	700	1800	1400	320	2200	16	18	110	8.5	7.5	60	0.7	1.4	33	30	4.5	4.0	25
15 岁 ~	1000	720	2000	1600	330	2500	16	18	120	11.5	8.0	60	0.8	1.5	35	30	5.0	4.0	25
18 岁 ~	800	720	2000	1500	330	2300	12	18	120	12.0	8.5	60	0.8	1.5	35	30	4.5	4.0	25
30 岁 ~	800	710	2000	1500	320	2300	12	18	120	12.0	8.5	60	0.8	1.5	35	30	4.5	4.0	25
50 岁 ~	800	710	2000	1500	320	2300	12	10[c] 18[d]	120	12.0	8.5	60	0.8	1.5	30	25	4.5	4.0	25
65 岁 ~	800	680	2000	1400	310	2200	12	10	120	12.0	8.5	60	0.8	1.5	30	25	4.5	4.0	25
75 岁 ~	800	680	2000	1400	300	2200	12	10	120	12.0	8.5	60	0.7	1.5	30	25	4.5	4.0	25
孕早期	+0	+0	+0	+0	+40	+0	—	+0	+110	—	+2.0	+5	+0.1	+0	—	+0	—	+0	+0
孕中期	+0	+0	+0	+0	+40	+0	—	+7	+110	—	+2.0	+5	+0.1	+0	—	+3	—	+0	+0
孕晚期	+0	+0	+0	+0	+40	+0	—	+11	+110	—	+2.0	+5	+0.1	+0	—	+5	—	+0	+0
乳母	+0	+0	+400	+0	+0	+0	—	+6	+120	—	+4.5	+18	+0.7	+0	—	+5	—	+0.2	+5

注：[a]1 岁 ~ 为 500mg/d，2 岁 ~ 为 600mg/d，3 岁 ~ 为 700mg/d。

[b]1 岁 ~ 为 800mg/d，2 岁 ~ 为 900mg/d，3 岁 ~ 为 1100mg/d。

[C]无月经。

[D]有月经。

“—”表示未涉及；“+”表示在相应年龄阶段的成年女性需要量基础上增加的需要量。

附录八 膳食维生素推荐摄入量（RNI）或适宜摄入量（AI）（2023 版）

年龄/阶段	维生素 A/（μgRAE·d⁻¹）		维生素 D/（μg·d⁻¹）	维生素 E/（mgα－TE·d⁻¹）	维生素 K/（μg·d⁻¹）	维生素 B₁/（mg·d⁻¹）		维生素 B₂/（mg·d⁻¹）		烟酸/（mg NE·d⁻¹）		维生素 B₆/（mg·d⁻¹）	叶酸/（μgDFE·d⁻¹）	维生素 B₁₂/（μg·d⁻¹）	泛酸/（mg·d⁻¹）	生物素/（μg·d⁻¹）	胆碱/（mg·d⁻¹）		维生素 C/（mg·d⁻¹）
	RNI		RNI	AI	AI	RNI		RNI		RNI		RNI	RNI	RNI	AI	AI	AI		RNI
	男	女				男	女	男	女	男	女						男	女	
0 岁～	300(AI)		10(AI)	3	2	0.1(AI)		0.4(AI)		1(AI)		0.1(AI)	65(AI)	0.3(AI)	1.7	5	120		40(AI)
0.5 岁～	350(AI)		10(AI)	4	10	0.3(AI)		0.6(AI)		2(AI)		0.3(AI)	100(AI)	0.6(AI)	1.9	10	140		40(AI)
1 岁～	340	330	10	6	30	0.6		0.7	0.6	6	5	0.6	160	1.0	2.1	17	170		40
4 岁～	390	380	10	7	40	0.9		0.9	0.8	7	6	0.7	190	1.2	2.5	20	200		50
7 岁～	430	390	10	9	50	1.0	0.9	1.0	0.9	9	8	0.8	240	1.4	3.1	25	250		60
9 岁～	560	540	10	11	60	1.1	1.0	1.1	1.0	10	10	1.0	290	1.8	3.8	30	300		75
12 岁～	780	730	10	13	70	1.4	1.2	1.4	1.2	13	12	1.3	370	2.0	4.9	35	380		95
15 岁～	810	670	10	14	75	1.6	1.3	1.6	1.2	15	12	1.4	400	2.5	5.0	40	450	380	100
18 岁～	770	660	10	14	80	1.4	1.2	1.4	1.2	15	12	1.4	400	2.4	5.0	40	450	380	100
30 岁～	770	660	10	14	80	1.4	1.2	1.4	1.2	15	12	1.4	400	2.4	5.0	40	450	380	100
50 岁～	750	660	10	14	80	1.4	1.2	1.4	1.2	15	12	1.6	400	2.4	5.0	40	450	380	100
65 岁～	730	640	15	14	80	1.4	1.2	1.4	1.2	15	12	1.6	400	2.4	5.0	40	450	380	100
75 岁～	710	600	15	14	80	1.4	1.2	1.4	1.2	15	12	1.6	400	2.4	5.0	40	450	380	100
孕早期	—	+0	+0	+0	+0	—	+0	—	+0	—	+0	+0.8	+200	+0.5	+1.0	+10	—	+80	+0
孕中期	—	+70	+0	+0	+0	—	+0.2	—	+0.1	—	+0	+0.8	+200	+0.5	+1.0	+10	—	+80	+15
孕晚期	—	+70	+0	+0	+0	—	+0.3	—	+0.2	—	+0	+0.8	+200	+0.5	+1.0	+10	—	+80	+15
乳母	—	+600	+0	+3	+5	—	+0.3	—	+0.5	—	+4	+0.3	+150	+0.8	+2.0	+10	—	+120	+50

注:“—”表示未涉及;“＋”表示在相应年龄阶段的成年女性需要量基础上增加的需要量。

附录九 膳食微量营养素可耐受最高摄入量（UL）（2023 版）

年龄/阶段	钙/（mg·d^{-1}）	磷/（mg·d^{-1}）	铁/（mg·d^{-1}）	碘/（μg·d^{-1}）	锌/（mg·d^{-1}）	硒/（μg·d^{-1}）	铜/（mg·d^{-1}）	氟/（mg·d^{-1}）	锰/（mg·d^{-1}）	钼/（μg·d^{-1}）	维生素 A/（μg·d^{-1}）	维生素 D/（μg·d^{-1}）	维生素 E/（mgα-TE·d^{-1}）	烟酸/（mg NE·d^{-1}）	烟酰胺/（mg·d^{-1}）	维生素 B_6/（mg·d^{-1}）	叶酸/（μg·d^{-1}）	胆碱/（mg·d^{-1}）	维生素 C/（mg·d^{-1}）
0 岁～	1000	—	—	—	—	55	—	—	—	—	600	20	—	—	—	—	—	—	—
0.5 岁～	1500	—	—	—	—	80	—	—	—	—	600	20	—	—	—	—	—	—	—
1 岁～	1500	—	25	—	9	80	2.0	0.8	—	200	700	20	150	11	100	20	300	1000	400
4 岁～	2000	—	30	200	13	120	3.0	1.1	3.5	300	1000	30	200	15	130	25	400	1000	600
7 岁～	2000	—	35	250	21	150	3.0	1.5	5.0	400	1300	45	300	19	160	32	500	2000	800
9 岁～	2000	—	35	250	24	200	5.0	2.0	6.5	500	1800	45	400	23	200	40	650	2000	1100
12 岁～	2000	—	40	300	32	300	6.0	2.4	9.0	700	2400	50	500	30	260	50	800	2000	1600
15 岁～	2000	—	40	500	37	350	7.0	3.5	10	800	2800	50	600	33	290	55	900	2500	1800
18 岁～	2000	3500	42	600	40	400	8.0	3.5	11	900	3000	50	700	35	310	60	1000	3000	2000
30 岁～	2000	3500	42	600	40	400	8.0	3.5	11	900	3000	50	700	35	310	60	1000	3000	2000
50 岁～	2000	3500	42	600	40	400	8.0	3.5	11	900	3000	50	700	35	310	55	1000	3000	2000
65 岁～	2000	3000	42	600	40	400	8.0	3.5	11	900	3000	50	700	35	300	55	1000	3000	2000
75 岁～	2000	3000	42	600	40	400	8.0	3.5	11	900	3000	50	700	35	290	55	1000	3000	2000
孕早期	2000	3500	42	500	40	400	8.0	3.5	11	900	3000	50	700	35	310	60	1000	3000	2000
孕中期	2000	3500	42	500	40	400	8.0	3.5	11	900	3000	50	700	35	310	60	1000	3000	2000
孕晚期	2000	3500	42	500	40	400	8.0	3.5	11	900	3000	50	700	35	310	60	1000	3000	2000
乳母	2000	3500	42	500	40	400	8.0	3.5	11	900	3000	50	700	35	310	60	1000	3000	2000

注：“—”表示未制定。

附录十 膳食宏量营养素可接受范围（AMDR，2023版）

单位：%E

年龄/阶段	碳水化合物	总脂肪	蛋白质
0岁~	—	48（AI）	—
0.5岁~	—	40（AI）	—
1岁~	50~65	35（AI）	—
4岁~	50~65	20~30	8~20
6岁~	50~65	20~30	10~20
7岁~	50~65	20~30	10~20
11岁~	50~65	20~30	10~20
12岁~	50~65	20~30	10~20
15岁~	50~65	20~30	10~20
18岁~	50~65	20~30	10~20
30岁~	50~65	20~30	10~20
50岁~	50~65	20~30	10~20
65岁~	50~65	20~30	15~20
75岁~	50~65	20~30	15~20
孕早期	50~65	20~30	10~20
孕中期	50~65	20~30	10~20
孕晚期	50~65	20~30	10~20
乳母	50~65	20~30	10~20

注："—"表示未制定。

附录十一　常用食物成分表（以可食部100g计算）

食物名称	食部（%）	水分（g）	能量（kJ）	能量（kcal）	蛋白质（g）	脂肪（g）	碳水化合物（g）	膳食纤维（g）	维生素A（μg RE）	硫胺素（mg）	核黄素（mg）	维生素C（mg）	钙（mg）	磷（mg）	铁（mg）	锌（mg）	铜（mg）
谷类及制品																	
稻米（大米）	100	13.3	1448	346	7.4	0.8	77.9	0.7	–	0.11	0.05	–	13	110	2.3	1.7	0.3
挂面（标准粉）	100	12.4	1439	344	10.1	0.7	76	1.6	–	0.19	0.04	–	14	153	3.5	1.22	0.44
挂面（富强粉）	100	12.7	1452	347	9.6	0.6	76	0.3	–	0.2	0.04	–	21	112	3.2	0.74	0.4
面条（标准粉，切面）	100	29.7	1172	280	8.5	1.6	59.5	1.5	–	0.35	0.1	–	13	142	2.6	1.07	0.2
糯米	100	12.6	1456	348	7.3	1	78.3	0.8	–	0.11	0.04	–	26	113	1.4	1.54	0.25
小麦粉（标准粉）	100	12.7	1439	344	11.2	1.5	73.6	2.1	–	0.28	0.08	–	31	188	3.5	1.64	0.42
玉米（黄，干）	100	13.2	1402	335	8.7	3.8	73	6.4	17	0.21	0.13	–	14	218	2.4	1.7	0.25
薯类，淀粉及制品																	
甘薯（红心）	90	73.4	414	99	1.1	0.2	24.7	1.6	125	0.04	0.04	26	23	39	0.5	0.15	0.18
马铃薯	94	79.8	318	76	2	0.2	17.2	0.7	5	0.08	0.04	27	8	40	0.8	0.37	0.12
团粉（灰粉）	100	12.6	1448*	346*	1.5	…	85.8	0.8	–	0.01	0	–	34	25	3.6	0.18	0.06
粉丝	100	15	1402	335	0.8	0.2	83.7	1.1	–	0.03	0.02	–	31	16	6.4	0.27	0.05
干豆类及制品																	
蚕豆（去皮）	100	11.3	1431	342	25.4	1.6	58.9	2.5	50	0.2	0.2	–	54	181	2.5	3.32	1.17
豆腐	100	82.8	339	81	8.1	3.7	4.2	0.4	–	0.04	0.03	–	164	119	1.9	1.11	0.27
豆腐干	100	65.2	586	3.6	11.5	0.8	–	0.03	0.07	–	308	273	4.9	1.76	0.77		
豆浆	100	96.4	59	13	1.8	0.7	1.1	1.1	15	0.02	0.02	–	10	30	0.5	0.24	0.07

续表

食物名称	食部（%）	水分（g）	能量（kJ）	能量（kcal）	蛋白质（g）	脂肪（g）	碳水化合物（g）	膳食纤维（g）	维生素A（μg RE）	硫胺素（mg）	核黄素（mg）	维生素C（mg）	钙（mg）	磷（mg）	铁（mg）	锌（mg）	铜（mg）
干豆类及制品																	
豆沙	100	39.2	1017	243	5.5	1.9	52.7	1.7	–	0.03	0.05	–	42	68	8	0.32	0.13
黄豆	100	10.2	1502	359	35	16	34.2	15.5	37	0.41	0.2	–	191	465	8.2	3.34	1.35
豇豆	100	10.9	1347	322	19.3	1.2	65.6	7.1	10	0.16	0.08	–	40	344	7.1	3.04	2.1
绿豆	100	12.3	1322	316	21.6	0.8	62	6.4	22	0.25	0.11	–	81	337	6.5	2.18	1.08
豌豆	100	10.4	1310	313	20.3	1.1	65.8	10.4	42	0.49	0.14	–	97	259	4.9	2.35	0.47
蔬菜类及制品																	
根菜类																	
白萝卜	95	93.4	88	21	0.9	0.1	5	1	3	0.02	0.03	21	36	26	0.5	0.3	0.04
红皮萝卜	94	91.6	113	27	1.2	0.1	6.4	1.2	3	0.03	0.04	24	42	33	0.6	0.29	0.04
胡萝卜（黄）	97	87.4	180	43	1.4	0.2	10.2	1.3	668	0.04	0.04	16	32	16	0.5	0.14	0.03
苤蓝（球茎甘蓝）	78	90.8	126	30	1.3	0.2	7	1.3	3	0.04	0.02	41	25	46	0.3	0.7	0.02
鲜豆类																	
扁豆	91	88.3	155	37	2.7	0.2	8.2	2.1	25	0.04	0.07	13	38	54	1.9	0.72	0.12
蚕豆	31	70.2	435	104	8.8	0.4	19.5	3.1	52	0.37	0.1	16	16	200	3.5	1.37	0.39
黄豆芽	100	88.8	184	44	4.5	1.6	4.5	1.5	5	0.04	0.07	8	21	74	0.9	0.54	0.14
豇豆（长）	97	7	121	29	2.9	0.3	5.9	2.3	42	0.07	0.09	19	27	63	0.5	0.54	0.14
毛豆（青豆）	100	94.6	75	18	2.1	0.1	2.9	0.8	3	0.05	0.06	6	9	37	0.6	0.35	0.1
四季豆（菜豆）	96	91.3	117	28	2	0.4	5.7	1.5	35	0.04	0.07	6	42	51	1.5	0.23	0.11
豌豆（带荚）	42	70.2	439	105	7.4	0.3	21.2	3	37	0.34	0.09	14	21	127	1.7	1.29	0.22
豌豆尖	100	42.1	933*	223*	3.1	Tr	53.9	1.3	452	0.07	0.23	11	17	65	5.1	0.93	0.06

续表

食物名称	食部（%）	水分（g）	能量（kJ）	能量（kcal）	蛋白质（g）	脂肪（g）	碳水化合物（g）	膳食纤维（g）	维生素A（μg RE）	硫胺素（mg）	核黄素（mg）	维生素C（mg）	钙（mg）	磷（mg）	铁（mg）	锌（mg）	铜（mg）
茄果，瓜类																	
冬瓜	80	96.6	46	11	0.4	0.2	2.6	0.7	13	0.01	0.01	18	19	12	0.2	0.07	0.07
黄瓜	92	95.8	63	15	0.8	0.2	2.9	0.5	15	0.02	0.03	9	24	24	0.5	0.18	0.05
苦瓜	81	93.4	79	19	1	0.1	4.9	1.4	17	0.03	0.03	56	14	35	0.7	0.36	0.06
南瓜	85	93.5	92	22	0.7	0.1	5.3	0.8	148	0.03	0.04	8	16	24	0.4	0.14	0.03
丝瓜	83	94.3	84	20	1	0.2	4.2	0.6	15	0.02	0.04	5	14	29	0.4	0.24	0.06
茄子（紫皮，长）	96	93.1	79	19	1	0.1	5.4	1.9	30	0.03	0.03	7	55	2	0.4	0.16	0.07
柿子椒	82	93	92	22	1	0.2	5.4	1.4	57	0.03	0.03	72	14	2	0.8	0.19	0.09
西红柿	100	95.6	54	13	0.6	0.1	3.2	0.8	88	0.05	0.02	8	15	21	0.4	0.14	0.45
辣椒（青，尖）	84	91.9	96	23	1.4	0.3	5.8	2.1	57	0.03	0.04	62	15	3	0.7	0.22	0.11
葱蒜类																	
洋葱（葱头）	90	89.2	163	39	1.1	0.2	9	0.9	3	0.03	0.03	8	24	39	0.6	0.23	0.05
大葱	82	91	126	30	1.7	0.3	6.5	1.3	10	0.03	0.05	17	29	38	0.7	0.4	0.08
大蒜（蒜头）	85	66.6	527	126	4.5	0.2	27.6	1.1	5	0.04	0.06	7	39	117	1.2	0.88	0.22
蒜苗	82	88.9	155	37	2.1	0.4	8	1.8	47	0.11	0.08	35	29	44	1.4	0.46	0.05
嫩茎，叶，花类																	
大白菜（白梗）	92	93.6	88	21	1.7	0.2	3.7	0.6	42	0.06	0.07	47	69	30	0.5	0.21	0.03
菠菜（赤根菜）	89	91.2	100	24	2.6	0.3	4.5	1.7	484	0.04	0.11	32	66	47	2.9	0.85	0.1
菜花（脱水）	100	9.8	1197	286	6.5	0.6	76.8	13.2	0	0.21	0.18	82	185	182	6.4	2.15	0.79
冬苋菜	58	89.6	126	30	3.9	0.4	4.9	2.2	1158	0.15	0.05	20	82	56	2.4	1.37	0.13
青头菜（芥菜）	92	95	29	7	1.3	0.2	2.8	2.8	47	0	0.02	7	23	35	0.7	0.25	0.05
甘蓝	86	93.2	92	22	1.5	0.2	4.6	1	12	0.03	0.03	40	49	26	0.6	0.25	0.04

续表

食物名称	食部（%）	水分（g）	能量（kJ）	能量（kcal）	蛋白质（g）	脂肪（g）	碳水化合物（g）	膳食纤维（g）	维生素A（μg RE）	硫胺素（mg）	核黄素（mg）	维生素C（mg）	钙（mg）	磷（mg）	铁（mg）	锌（mg）	铜（mg）
嫩茎，叶，花类																	
瓢儿白	79	94.1	63	15	1.7	0.2	3.2	1.6	200	0	0.03	10	59	36	1.8	0.54	0.06
芹菜（白茎）	66	94.2	59	14	0.8	0.1	3.9	1.4	10	0.01	0.08	12	48	50	0.8	0.46	0.09
蕹菜	76	92.9	84	20	2.2	0.3	3.6	1.4	253	0.03	0.08	25	99	38	2.3	0.39	0.1
莴笋	62	95.5	59	14	1	0.1	2.8	0.6	25	0.02	0.02	4	23	48	0.9	0.33	0.07
苋菜（紫）	73	88.8	130	31	2.8	0.4	5.9	1.8	248	0.03	0.1	30	178	63	2.9	0.7	0.07
小白菜	81	94.5	63	15	1.5	0.3	2.7	1.1	280	0.02	0.09	28	90	36	1.9	0.51	0.08
水生蔬菜																	
藕（莲藕）	88	80.5	293	70	1.9	0.2	16.4	1.2	3	0.09	0.03	44	39	58	1.4	0.23	0.11
茭白	74	92.2	96	23	1.2	0.2	5.9	1.9	5	0.02	0.03	5	4	36	0.4	0.33	0.06
薯芋类																	
姜（黄姜）	95	87	172	41	1.3	0.6	10.7	2.7	28	0.02	0.03	4	27	25	1.4	0.34	0.14
芋头（毛芋）	84	78.6	331	79	2.2	0.2	18.1	1	27	0.06	0.05	6	36	55	1	0.49	0.37
野生蔬菜类																	
小蒜	82	90.4	126	30	1	0.4	7.7	2.2	113	0.03	0.12	28	89	38	1.2	0.5	0.06
菌藻类																	
蘑菇（干）	100	13.7	1054	252	21	4.6	52.7	21	273	0.1	1.1	5	127	357	0	.629	1.05
黑木耳（干）	100	15.5	358	205	12.1	1.5	65.5	29.9	17	0.17	0.44	–	247	292	97.4	3.18	0.32
平菇	93	92.5	84	20	1.9	0.3	4.6	2.3	2	0.06	0.16	4	5	86	1	0.61	0.08
香菇（干）	95	12.3	883	211	20	1.2	61.7	31.6	3	0.19	1.26	5	83	258	10.5	8.57	1.3
银耳（干）	96	14.6	837	200	10	1.4	67.3	30.4	8	0.05	0.25	–	36	369	4.1	3.03	0.08
珍珠白蘑（干）	100	12.1	887	212	18.3	0.7	56.3	23.3	–	Tr	0.02	–	24	28	189.8	3.55	1.03

续表

食物名称	食部（%）	水分（g）	能量（kJ）	能量（kcal）	蛋白质（g）	脂肪（g）	碳水化合物（g）	膳食纤维（g）	维生素A（μg RE）	硫胺素（mg）	核黄素（mg）	维生素C（mg）	钙（mg）	磷（mg）	铁（mg）	锌（mg）	铜（mg）
菌藻类																	
海带（干）	98	70.5	322	77	1.8	0.1	23.4	6.1	40	0.01	0.1	0	348	52	4.7	0.65	0.14
紫菜（干）	100	12.7	866	207	26.7	1.1	44.1	21.6	228	0.27	1.02	2	264	350	54.9	2.47	1.68
水果类																	
菠萝	68	88.4	172	41	0.5	0.1	10.8	1.3	3	0.04	0.02	18	12	9	0.6	0.14	0.07
草莓	97	91.3	126	30	1	0.2	7.1	1	5	0.02	0.03	47	18	27	1.8	0.14	0.04
橙	74	87.4	197	47	0.8	0.2	11.1	0.6	27	0.05	0.04	33	20	22	0.4	0.14	0.03
柑橘	77	86.9	213	51	0.7	0.2	11.9	0.4	148	0.08	0.04	28	35	18	0.2	0.08	0.04
桃	86	86.4	201	48	0.9	0.1	12.2	1.3	3	0.01	0.03	7	6	20	0.8	0.34	0.05
枣（干）	80	26.9	1105	264	3.2	0.5	67.8	6.2	2	0.04	0.16	14	64	51	2.3	0.65	0.27
红橘（四川）	78	89.1	167	40	0.7	0.1	9.8	0.7	30	0.24	0.04	33	42	25	0.5	0.17	0.04
香蕉	59	75.8	381	91	1.4	0.2	22	1.2	10	0.02	0.04	8	7	28	0.4	0.18	0.14
蜜橘	76	88.2	176	42	0.8	0.4	10.3	1.4	277	0.05	0.04	19	19	18	0.2	0.1	0.07
猕猴桃	83	83.4	234	56	0.8	0.6	14.5	2.6	22	0.05	0.02	62	27	26	1.2	0.57	1.87
梨	82	85.8	184	44	0.4	0.2	13.3	3.1	6	0.03	0.06	6	9	14	0.5	0.46	0.62
鸭梨	82	88.3	180	43	0.2	0.2	11.1	1.1	2	0.03	0.03	4	4	14	0.9	0.1	0.19
苹果	76	85.9	218	52	0.2	0.2	13.5	1.2	3	0.06	0.02	4	4	12	0.6	0.19	0.06
葡萄	88.7	180	43	0.5	0.2	10.3	0.4	8	0.04	0.02	25	5	13	0.4	0.18	0.09	
杏	91	89.4	151	36	0.9	0.1	9.1	1.3	75	0.02	0.03	4	14	15	0.6	0.2	0.11
李子	91	90	151	36	0.7	0.2	8.7	0.9	25	0.03	0.02	5	8	11	0.6	0.14	0.04
西瓜	56	93.3	105	25	0.6	0.1	5.6	0.3	75	0.02	0.03	6	8	9	0.3	0.1	0.05

续表

食物名称	食部（%）	水分（g）	能量（kJ）	能量（kcal）	蛋白质（g）	脂肪（g）	碳水化合物（g）	膳食纤维（g）	维生素A（μg RE）	硫胺素（mg）	核黄素（mg）	维生素C（mg）	钙（mg）	磷（mg）	铁（mg）	锌（mg）	铜（mg）
坚果种子类																	
核桃（干）	43	5.2	2623	627	14.9	58.8	19.1	9.5	5	0.15	0.14	1	56	294	2.7	2.17	1.17
花生（鲜）	53	48.3	1247	298	12	25.4	13	7.7	2	0	0.04	14	8	250	3.4	1.79	0.68
花生仁（生）	100	6.9	2356	563	24.8	44.3	21.7	5.5	5	0.72	0.13	2	39	324	2.1	2.5	0.95
葵花子（炒）	52	2	2577	616	22.6	52.8	17.3	4.8	5	0.43	0.26	0	72	564	6.1	5.91	1.95
南瓜子（炒）	68	4.1	2402	574	36	46.1	7.9	4.1	0	0.08	0.16	0	37	0	6.5	7.12	1.44
西瓜子（炒）	43	4.3	2397	573	32.7	44.8	14.2	4.5	0	0.04	0.08	0	28	765	8.2	6.76	1.82
芝麻（黑）	100	5.7	2222	531	19.1	46.1	24	14	0	0.66	0.23	0	780	5.16	22.7	6.13	1.77
畜肉类及制品																	
牛肉（肥瘦）	99	72.8	523	125	19.9	4.2	2	0	7	0.04	0.14	0	23	168	3.3	4.73	0.18
牛肉松	100	2.7	1862	445	8.2	15.7	67.7	0	90	0.04	0.11	0	76	74	4.6	0.55	0.05
兔肉	100	76.2	427	102	19.7	2.2	0.9	0	26	0.11	0.1	0	12	165	2	1.3	0.12
午餐肉	100	59.9	958	229	9.4	15.9	12	0	0	0.24	0.05	0	57	81	0	1.39	0.08
羊肉（肥瘦）	90	65.7	849	203	19	14.1	0	0	22	0.05	0.14	0	6	146	2.3	3.22	0.75
猪大排	68	58.8	1105	264	18.3	20.4	1.7	0	12	0.8	0.15	0	08	125	0.8	1.72	0.12
猪肝	99	70.7	540	129	19.3	3.5	5	0	4972	0.21	2.08	20	6	310	22.6	5.78	0.65
猪肚	96	78.2	460	110	15.2	5.1	0.7	0	3	0.07	0.16	0	11	124	2.4	1.92	0.1
猪肉（肥瘦）	100	46.8	1653	395	13.2	37	2.4	0	18	0.22	0.16	0	6	162	1.6	2.06	0.06
猪肉松	100	9.4	1657	396	23.4	11.5	49.7	0	44	0.04	0.13	0	41	162	6.4	4.28	0.13
猪血	100	85.8	230	55	12.2	0.3	0.9	0	0	0.03	0.04	0	4	16	8.7	0.23	0.1
禽肉类及制品																	
鹌鹑	58	75.1	460	110	20.2	3.1	0.2	0	40	0.04	0.32	0	48	176	2.3	1.19	0.1

续表

食物名称	食部（%）	水分（g）	能量（kJ）	能量（kcal）	蛋白质（g）	脂肪（g）	碳水化合物（g）	膳食纤维（g）	维生素A（μg RE）	硫胺素（mg）	核黄素（mg）	维生素C（mg）	钙（mg）	磷（mg）	铁（mg）	锌（mg）	铜（mg）
禽肉类及制品																	
鹅	63	61.4	1050	251	17.9	19.9	0	0	42	0.07	0.23	0	4	144	3.8	1.36	0.43
鸽	42	66.6	841	201	16.5	14.2	1.7	0	53	0.06	0.2	0	30	136	3.8	0.82	0.24
鸡	66	69	699	167	19.3	9.4	1.3	0	48	0.05	0.09	0	9	156	1.4	1.09	0.07
鸡肝	100	74.4	506	121	16.6	4.8	2.8	0	10 414	0.33	1.1	0	7	263	12	2.4	0.32
鸡腿	69	70.2	757	181	16	13	0	0	44	0.02	0.14	0	6	172	1.5	1.12	0.09
鸡血	100	87	205	49	7.8	0.2	4.1	0	56	0.05	0.04	0	10	68	25	0.45	0.03
鸭	68	63.9	1004	240	15.5	19.7	0.2	0	52	0.08	0.22	0	6	122	2.2	1.33	0.21
鸭肝	100	76.3	536	128	14.5	7.5	0.5	0	104	0.26	1.05	18	18	283	23.1	3.08	1.31
乳类及制品																	
人乳	100	87.6	272	65	1.3	3.4	7.4	0	11	0.01	0.05	5	30	13	0.1	0.28	0.03
牛乳	100	89.8	226	54	3	3.2	3.4	0	24	0.03	0.14	1	104	73	0.3	0.42	0.02
强化牛奶（维生素 A，维生素 D）	100	89	213	51	2.7	2	5.6	66	0.02	0.08	3	140	60	0.2	0.38	0.04	
人乳化奶粉	100	2.9	2134	510	14.5	27.1	51.9	0	303	0.35	1.16	5	251	354	8.3	1.82	0.03
婴儿奶粉	100	3.7	1854	443	19.8	15.1	57	0	28	0.12	1.25	0	998	457	5.2	3.5	0.2
全脂速溶奶粉	100	2.3	1950	466	19.9	18.9	54	0	272	0.08	0.8	7	659	571	2.9	2.16	0.12
酸奶	100	84.7	301	72	2.5	2.7	9.3	0	26	0.03	0.15	1	118	85	0.4	0.53	0.03
鲜羊奶	100	88.9	247	59	1.5	3.5	5.4	0	84	0.04	0.12	0	82	98	0.5	0.29	0.04
婴幼儿食品																	
钙质糕粉	100	7.5	151	362	7.9	1.3	82.1	2.4	0	0.67	0.03	0	116	202	2.3	1.6	0.31
乳儿糕	100	10.3	1527	365	11.7	2.7	74.1	0.6	0	0.27	0.07	1	143	272	3.4	1.5	0.18

续表

食物名称	食部（%）	水分（g）	能量（kJ）	能量（kcal）	蛋白质（g）	脂肪（g）	碳水化合物（g）	膳食纤维（g）	维生素A（μg RE）	硫胺素（mg）	核黄素（mg）	维生素C（mg）	钙（mg）	磷（mg）	铁（mg）	锌（mg）	铜（mg）
蛋类及制品																	
鹌鹑蛋	86	73	669	160	12.8	11.1	2.1	0	337	0.11	0.49	0	47	180	3.2	1.61	0.09
鹅蛋	87	69.3	820	196	11.1	156	2.8	0	192	0.08	0.3	0	34	130	4.1	1.43	0.09
鸡蛋（白）	87	75.8	577	138	127	9	1.5	0	310	0.09	0.31	0	48	176	2	1	0.06
鸡蛋（红）	88	73.8	653	156	12.8	11.1	1.3	0	194	0.13	0.32	0	44	182	2.3	1.01	0.07
鸡蛋白	100	84.4	251	60	11.6	0.1	3.1	0	0	0.04	0.31	0	9	18	1.6	0.02	0.05
鸡蛋黄	100	51.5	1372	328	15.2	28.2	3.4	0	438	0.33	0.29	0	112	240	6.5	3.79	0.28
鸭蛋	87	70.3	753	180	12.6	13	3.1	0	261	0.17	0.35	0	62	226	2.9	1.67	0.11
鱼虾蟹贝类																	
草鱼	58	77.3	473	113	16.6	5.2	0	0	11	0.04	0.11	0	38	203	0.8	0.87	0.05
带鱼	76	73.3	531	127	17.7	4.9	3.1	0	29	0.02	0.06	0	28	191	1.2	0.7	0.08
大马哈鱼（鲑鱼）	72	74.1	582	139	17.2	7.8	0	0	45	0.07	0.18	0	13	154	0.3	1.11	0.03
鳝鱼	67	78	372	89	18	1.4	1.2	0	50	0.06	0.98	0	42	206	2.5	1.97	0.05
鲫鱼	54	75.4	452	108	17.1	2.7	3.8	0	17	0.04	0.09	0	79	193	1.3	1.94	0.08
鲤鱼	54	76.7	456	109	17.6	4.1	0.5	0	25	0.03	0.09	0	50	204	1	2.08	0.06
非洲黑鲫鱼	53	80.9	322	77	16	1	1	0	7	Tr	0.28	0	24	150	1.1	0.7	0.11
泥鳅	60	76.6	402	96	17.9	2	1.7	0	14	0.1	0.33	0	299	302	2.9	2.76	0.09
墨鱼	69	79.2	347	82	152	0.9	3.4	0	0	0.02	0.04	0	15	165	1	1.34	0.69
乌贼（鲜）	97	80.4	351	84	17.4	1.6	0	0	35	0.02	0.06	0	44	19	0.9	2.38	0.45
鱿鱼（干）	98	21.8	1310	313	60	4.6	7.8	0	0	0.02	0.13	0	87	392	4.1	11.24	1.07
白米虾	57	77.3	339	81	17.3	0.4	2	0	54	0.05	0.03	0	403	267	2.1	2.03	0.9
海虾	51	79.3	331	79	16.8	0.6	1.5	0	0	0.01	0.05	0	146	196	3	1.44	0.44

续表

食物名称	食部（%）	水分（g）	能量（kJ）	能量（kcal）	蛋白质（g）	脂肪（g）	碳水化合物（g）	膳食纤维（g）	维生素A（μg RE）	硫胺素（mg）	核黄素（mg）	维生素C（mg）	钙（mg）	磷（mg）	铁（mg）	锌（mg）	铜（mg）
鱼虾蟹贝类																	
河虾	86	78.1	364	87	16.4	2.4	0	0	48	0.04	0.03	0	325	186	4	2.24	0.64
虾皮	100	42.2	640	153	30.7	2.2	2.5	0	19	0.02	0.14	0	991	582	6.7	1.93	1.08
海蟹	55	77.1	397	95	13.8	2.3	4.7	0	30	0.01	0.1	0	208	142	1.6	3.32	1.67
河蟹	42	75.8	431	103	17.5	2.6	2.3	0	389	0.06	0.28	0	126	182	2.9	3.68	2.97
蟹肉	100	84.4	259	62	11.6	1.2	1.1	0	0	0.03	0.09	0	231	159	1.8	2.15	1.33
螺	41	73.6	418	100	15.7	1.2	6.6	0	26	0.03	0.4	0	722	118	7	4.6	1.05
蛤蜊	39	84.1	259	62	10.1	1.1	2.8	0	21	0.01	0.13	0	133	128	10.9	2.38	0.11
油脂类																	
菜籽油	100	0.1	3761*	899*	0	99.9	0	0	0	0	0	0	9	9	3.7	0.54	0.18
花生油	100	0.1	3761*	899	0	99.9	0	0	0	0	0	0	12	15	2.9	8.48	0.15
色拉油	100	0.2	3757*	898*	0	99.8	0	0	0	0	0	0	18	1	1.7	0.23	0.05
玉米油	100	0.2	3745*	895*	0	99.2	0.5	0	0	0	0	0	1	18	1.4	0.26	0.23
香油（芝麻油）	100	0.1	3757*	898*	0	99.7	0.2	0	0	0	0	0	9	4	2.2	0.17	0.05
猪油（炼）	100	0.2	3753*	897*	0	99.6	0.2	0	27	0.02	0.03	0	0	0	0	0	
速食食品																	
饼干	100	5.7	1812	433	9	12.7	71.7	1.1	37	0.08	0.04	3	73	88	1.9	0.91	0.23
蛋糕	100	18.6	1452	347	8.6	5.1	67.1	0.4	86	0.09	0.09	0	39	130	2.5	1.01	1.21
面包	100	27.4	1305	312	8.3	5.1	58.6	0.5	0	0.03	0.06	0	49	107	2	0.72	0.24
方便面	100	3.6	1975	472	9.5	21.1	61.6	0.7	0	0.02	0.03	0	25	80	4.1	1.06	0.29
燕麦片	100	9.2	1536	367	15	6.7	66.9	5.3	0	0.3	0.13	0	186	291	7	2.59	0.45
饮料类																	
冰棍	100	88.3	197	47	0.8	0.2	10.5	0	0	0.01	0.01	0	31	13	0.9	0	0.02

续表

食物名称	食部 (%)	水分 (g)	能量 (kJ)	能量 (kcal)	蛋白质 (g)	脂肪 (g)	碳水化合物 (g)	膳食纤维 (g)	维生素A (μg RE)	硫胺素 (mg)	核黄素 (mg)	维生素C (mg)	钙 (mg)	磷 (mg)	铁 (mg)	锌 (mg)	铜 (mg)
饮料类																	
冰淇淋	100	74.4	531	127	2.4	5.3	17.3	0	48	0.01	0.03	0	126	67	0.5	0.37	0.02
橘子汁	100	70.1	498 *	119 *	0	0.1	29.6	0	2	0	0	2	4	0	0.1	0.03	0
橙汁汽水	100	94.9	84 *	20 *	0	0	5.1	0	10	0	0.02	0	10	Tr	0.1	0.02	0.08
糖，蜜饯类																	
白砂糖	100	Tr	1674 *	400 *	0	0	99.9	0	0	0	0	0	20	8	0.6	0.06	0.04
冰糖	100	0.6	1661 *	397 *	0	0	99.3	0	0	0.03	0.03	0	23	0	1.4	0.21	0.03
蜂蜜	100	22	1343	321	0.4	1.9	75.6	0	0	0	0.05	3	4	3	1	0.37	0.03
奶糖	100	5.6	1703	407	2.5	6.6	84.5	0	0	0.08	0.17	0	50	26	3.4	0.29	0.14
巧克力	100	1	2452	586	4.3	40.1	53.4	1.5	0	0.06	0.08	0	111	114	1.7	1.02	0.23
山楂果丹皮	100	16.7	1343	321	1	0.8	80	2.6	25	0.02	0.03	3	52	41	11.6	0.73	0.51
调味品																	
醋	100	90.6	130	31	2.1	0.3	4.9	0	0	0.03	0.05	0	17	96	6	1.25	0.04
豆瓣酱	100	46.6	745	178	13.6	6.8	17.1	1.5	0	0.11	0.46	0	53	154	16.4	1.47	0.62
花椒	100	11	1079	258	6.7	8.9	66.5	28.7	23	0.12	0.43	0	639	69	8.4	1.9	1.02
酱油	100	67.3	264	63	5.6	0.1	10.1	0.2	0	0.05	0.13	0	66	204	8.6	1.17	0.06
味精	100	0.2	1121	268	40.1	0.2	26.5	0	0	0.08	0	0	100	4	1.2	0.31	0.12
精盐	100	0.1	0 *	0 *	0	0	0	0	0	0	0	0	22	0	1	0.24	0.14
榨菜	100	75	121	29	2.2	0.3	6.5	2.1	82	0.03	0.06	2	155	41	3.9	0.63	0.14

注：-. 未测定；…. 未检出；*. 数值不确定或为估计值。

表中数据源自中国食物成分表，2002 年中国疾病预防控制中心营养与食品安全所编著。

附录十二　常见食物的血糖生成指数（GI）

食物类	食物名称	GI
糖类		
	1 葡萄糖	100.0
	2 绵白糖	83.8
	3 蔗糖	65.0
	4 果糖	23.0
	5 乳糖	46.0
	6 麦芽糖	105.0
	7 蜂蜜	73.0
	8 胶质软糖	80.0
	9 巧克力	49.0
谷类及制品		
	10 小麦(整粒,煮)	41.0
	11 粗麦粉(蒸)	65.0
	12 面条(小麦粉)	81.6
	13 面条(强化蛋白质,细,煮)	27.0
	14 面条(全麦粉,细)	37.0
	15 面条(白,细,煮)	41.0
	16 面条(硬质小麦粉,细,煮)	55.0
	17 鲜面条(实心,细)	35.0
	18 通心面	45.0
	19 面条(小麦粉,硬,扁,粗)	46.0
	20 面条(硬质小麦粉,加鸡蛋,粗)	49.0
	21 面条(硬质小麦粉,细)	55.0
	22 馒头(富强粉)	88.1
	23 烙饼	79.6
	24 油条	74.9
	25 大米粥	69.4
	26 大米饭	83.2
	27 黏米饭(含直链淀粉高,煮)	50.0
	28 黏米饭(含直链淀粉低,煮)	88.0
	29 糙米(煮)	87.0
	30 稻麸	19.0
	31 糯米饭	87.0
	32 大米糯米粥	65.3
	33 黑米粥	42.3
	34 大麦(整粒,煮)	25.0
	35 大麦粉	66.0
	36 黑麦(整粒,煮)	34.0
	37 玉米(甜,煮)	55.0
	38 玉米面(粗粉,煮)	68.0
	39 玉米面粥	50.9
	40 玉米糁粥	51.8
	41 玉米片	78.5
	42 玉米片(高纤维)	74.0
	43 小米(煮)	71.0
	44 小米粥	61.5
	45 米饼	82.0
	46 荞麦(黄)	54.0
	47 荞麦面条	59.3
	48 荞麦面馒头	66.7
	49 燕麦麸	55.0
薯类、淀粉及制品		
	50 马铃薯	62.0
	51 马铃薯(煮)	66.4
	52 马铃薯(烤)	60.0
	53 马铃薯(蒸)	65.0
	54 马铃薯(用微波炉烤)	82.0
	55 马铃薯(烧烤,无油脂)	85.0
	56 马铃薯泥	73.0
	57 马铃薯粉条	13.6
	58 甘薯[山芋]	54.0
	59 甘薯(红,煮)	76.7
	60 藕粉	32.6
	61 苕粉	34.5
	62 粉丝汤(豌豆)	31.6
豆类及制品		
	63 黄豆(浸泡,煮)	18.0
	64 黄豆(罐头)	14.0
	65 黄豆挂面	66.6
	66 豆腐(炖)	31.9
	67 豆腐(冻)	22.3
	68 豆腐干	23.7
	69 绿豆	27.2
	70 绿豆挂面	33.4

续表

食物类	食物名称	GI	食物类	食物名称	GI
	71 蚕豆(五香)	16.9		110 葡萄干	64.0
	72 扁豆	38.0		111 葡萄(淡黄色,小,无核)	56.0
	73 扁豆(红,小)	38.0		112 猕猴桃	52.0
	74 扁豆(绿,小)	52.0		113 柑	43.0
	75 肩豆(绿,小,罐头)	44.0		114 柚	25.0
	76 小扁豆汤(罐头)	31.0		115 巴婆果	58.0
	77 利马豆[棉豆]	30.0		116 菠萝	66.0
	78 利马豆(加5g 蔗糖)	31.0		117 芒果	55.0
	79 利马豆(加10g 蔗糖)	31.0		118 芭蕉	53.0
	80 利马豆	32.0		119 香蕉	52.0
	81 鹰嘴豆	33.0		120 香蕉(生)	30.0
	82 鹰嘴豆(罐头)	42.0		121 西瓜	72.0
	83 咖喱鹰嘴豆(罐头)	41.0	种子类		
	84 青刀豆	39.0		122 花生	14.0
	85 青刀豆(罐头)	45.0	乳及乳制品		
	86 黑眼豆	42.0		123 牛奶	27.6
	87 罗马诺豆	46.0		124 牛奶(加糖和巧克力)	34.0
	88 黑豆汤	64.0		125 牛奶(加人工甜味剂和巧克力)	24.0
	89 四季豆	27.0		126 全脂牛奶	27.0
	90 四季豆(高压处理)	34.0		127 脱脂牛奶	32.0
	91 四季豆(罐头)	52.0		128 低脂奶粉	11.9
蔬菜类				129 降糖奶粉	26.0
	92 甜菜	64.0		130 老年奶粉	40.8
	93 胡萝卜[金笋]	71.0		131 加糖奶粉	47.6
	94 南瓜	75.0		132 酸奶(加糖)	48.0
	95 香瓜	65.0		133 酸乳酪(普通)	36.0
	96 山药	51.0		134 酸乳酪(低脂)	33.0
	97 雪魔芋	17.0		135 酸乳酪(低脂,加人工甜味剂)	14.0
	98 芋头(蒸)[芋艿,毛芋]	47.7	速食食品		
	99 苹果	36.0		136 大米(即食,煮1分钟)	46.0
	100 梨	36.0		137 大米(即食,煮6分钟)	87.0
	101 桃	28.0		138 小麦片	69.0
	102 桃(罐头,含果汁)	30.0		139 桂格燕麦片	83.0
	103 桃(罐头,含糖浓度低)	52.0		140 荞麦方便面	53.2
	104 桃(罐头,含糖浓度高)	58.0		141 即食羹	69.4
	105 杏干	31.0		142 营养饼	65.7
	106 杏(罐头,含淡味果汁)	64.0		143 全麦维(家乐氏)	42.0
	107 李子	24.0		144 可可米(家乐氏)	77.0
	108 樱桃	22.0		145 卜卜米(家乐氏)	80.0
	109 葡萄	43.0		146 比萨饼(含乳酪)	60.0

续表

食物类	食物名称	GI	食物类	食物名称	GI
	147 汉堡包	61.0		179 爆玉米花	55.0
	148 白面包	87.9	饮料类		
	149 面包(全麦粉)	69.0		180 苹果汁	41.0
	150 面包(粗面粉)	64.0		181 水蜜桃汁	32.7
	151 面包(黑麦粉)	65.0		182 巴梨汁(罐头)	44.0
	152 面包(小麦粉,高纤维)	68.0		183 菠萝汁(不加糖)	46.0
	153 面包(小麦粉,去面筋)	70.0		184 柚子果汁(不加糖)	48.0
	154 面包(小麦粉,含水果干)	47.0		185 橘子汁	57.0
	155 面包(50% ~80%碎小麦粒)	52.0		186 可乐饮料	40.3
	156 面包(75% ~80%大麦粒)	34.0		187 芬达软饮料	68.0
	157 面包(50%大麦粒)	46.0		188 冰激凌	61.0
	158 面包(80% ~100%大麦粉)	66.0	混合膳食及其他		
	159 面包(黑麦粒)	50.0		189 冰激凌(低脂)	50.0
	160 面包(45% ~50%燕麦麸)	47.0		190 馒头+芹菜炒鸡蛋	48.6
	161 面包(80%燕麦粒)	65.0		191 馒头+酱牛肉	49.4
	162 面包(混合谷物)	45.0		192 馒头+黄油	68.0
	163 新月形面包	67.0		193 饼+鸡蛋炒木耳	48.4
	164 棍子面包	90.0		194 饺子(三鲜)	28.0
	165 燕麦粗粉饼干	55.0		195 包子(芹菜猪肉)	39.1
	166 油酥脆饼干	64.0		196 硬质小麦粉肉馅馄饨	39.0
	167 高纤维黑麦薄脆饼干	65.0		197 牛肉面	88.6
	168 竹芋粉饼干	66.0		198 米饭+鱼	37.0
	169 小麦饼干	70.0		199 米饭+芹菜+猪肉	57.1
	170 苏打饼干	72.0		200 米饭+蒜苗	57.9
	171 格雷厄姆华饼干	74.0		201 米饭+蒜苗+鸡蛋	68.0
	172 华夫饼干	76.0		202 米饭+猪肉	73.3
	173 香草华夫饼干	77.0		203 玉米粉加人造黄油(煮)	69.0
	174 膨化薄脆饼干	81.0		204 猪肉炖粉条	16.7
	175 达能闲趣饼干	47.1		205 西红柿汤	38.0
	176 达能牛奶香脆	39.3		206 二合面窝头(玉米面+面粉)	64.9
	177 酥皮糕点	59.0		207 牛奶蛋糊(牛奶+淀粉+糖)	43.0
	178 马铃薯片(油炸)	60.3		208 黑五类粉	57.9

附录十三　常见身体活动强度和能量消耗表

活动项目		身体活动强度（METs）		能量消耗量［kcal/（标准体重·10min）］	
		<3 低强度；3～6 中强度；7～9 高强度；10～11 极高强度		男（66kg）	女（56kg）
家务活动	整理床，站立	低强度	2.0	22.0	18.7
	洗碗，熨烫衣物	低强度	2.3	25.3	21.5
	收拾餐桌，做饭或准备食物	低强度	2.5	27.5	23.3
	擦窗户	低强度	2.8	30.8	26.1
	手洗衣服	中强度	3.3	36.3	30.8
	扫地、扫院子、拖地板、吸尘	中强度	3.5	38.5	32.7
步行	慢速（3km/h）	低强度	2.5	27.5	23.3
	中速（5km/h）	中强度	3.5	38.5	32.7
	快速（5.5～6km/h）	中强度	4.0	44.0	37.3
	很快（7km/h）	中强度	4.5	49.5	42.0
	下楼	中强度	3.0	33.0	28.0
	上楼	高强度	8.0	88.0	74.7
	上下楼	中强度	4.5	49.5	42.0
跑步	走跑结合（慢跑成分不超过10min）	中强度	6.0	66.0	56.0
	慢跑，一般	高强度	7.0	77.0	65.3
	8km/h，原地	高强度	8.0	88.0	74.7
	9km/h	极高强度	10.0	110.0	93.3
	跑，上楼	极高强度	15.0	165.0	140.0
自行车	12～16km/h	中强度	4.0	44.0	37.3
	16～19km/h	中强度	6.0	66.0	56.0
球类	保龄球	中强度	3.0	33.0	28.0
	高尔夫球	中强度	5.0	55.0	47.0
	篮球，一般	中强度	6.0	66.0	56.0
	篮球，比赛	高强度	7.0	77.0	65.3
	排球，一般	中强度	3.0	33.0	28.0
	排球，比赛	中强度	4.0	44.0	37.3
	乒乓球	中强度	4.0	44.0	37.3
	台球	低强度	2.5	27.5	23.3
	网球，一般	中强度	5.0	55.0	46.7
	网球，双打	中强度	6.0	66.0	56.0
	网球，单打	高强度	8.0	88.0	74.7

续表

活动项目		身体活动强度（METs）		能量消耗量［kcal/（标准体重·10min）］	
		<3 低强度；3~6 中强度；7~9 高强度；10~11 极高强度		男（66kg）	女（56kg）
球类	羽毛球，一般	中强度	4.5	49.5	42.0
	羽毛球，比赛	高强度	7.0	77.0	65.3
	足球，一般	高强度	7.0	77.0	65.3
	足球，比赛	极高强度	10.0	110.0	93.3
跳绳	慢速	高强度	8.0	88.0	74.7
	中速，一般	极高强度	10.0	110.0	93.3
	快速	极高强度	12.0	132.0	112.0
舞蹈	慢速	中强度	3.0	33.0	28.0
	中速	中强度	4.5	49.5	42.0
	快速	中强度	5.5	60.5	51.3
游泳	踩水，中等用力，一般	中强度	4.0	44.0	37.3
	爬泳（慢），自由泳，仰泳	高强度	8.0	88.0	74.7
	蛙泳，一般速度	极高强度	10.0	110.0	93.3
	爬泳（快），蝶泳	极高强度	11.0	121.0	102.7
其他活动	瑜伽	中强度	4.0	44.0	37.3
	单杠	中强度	5.0	55.0	46.7
	俯卧撑	中强度	4.5	49.5	42.0
	太极拳	中强度	3.5	38.5	32.7
	健身操（轻或中等强度）	中强度	5.0	55.0	46.7
	轮滑旱冰	高强度	7.0	77.0	65.3

注：1MET 相当于每千克体重每小时消耗 1kcal 能量［1kcal/（kg·h）］。

附录十四　不同活动或运动类型的能量消耗表

活动项目	每千克体重每活动 1 分钟的能量消耗[kcal/(kg·min)]	活动项目	每千克体重每活动 1 分钟的能量消耗[kcal/(kg·min)]
静态:		太极剑	0.086
睡眠、静卧卧位看电视、看书、写字	0.018	少林拳	0.121
坐位谈话、玩牌、吃饭、学习、编织、修鞋	0.025	跑步(跑走结合,时间 <10 分钟)	0.098
立位绘画、电动打字、组装收音机	0.034	慢跑	0.115
家务活动		越野(200m/min)	0.15
穿衣、办公室工作	0.045	爬山	0.121
烹饪、扫地	0.048	划船	0.06
铺床、清扫房间	0.056	高尔夫球	0.058
购物、擦地、擦玻璃、熨衣服	0.062	羽毛球	0.075 ~ 0.091
跟孩子玩坐位	0.040	台球	0.042
立位	0.060	乒乓球	0.068
走、跑	0.088	棒球	0.069 ~ 0.083
休闲活动		排球	0.052 ~ 0.076
庭园活动		篮球	0.098 ~ 0.138
盖土、播种、编篱笆	0.054 ~ 0.071	网球	0.109
剪枝、挖沟、割草	0.226 ~ 0.322	足球	0.132
乘车	0.027	滑冰	0.084 ~ 0.115
步行		滑旱冰	0.115
缓慢	0.048	滑雪	0.158
50 ~ 55m/min	0.052	骑自行车	
110 ~ 120 步/分	0.076	(慢骑)	0.058 ~ 0.101
120m/min	0.097	(快骑)	0.101 ~ 0.142
上下楼	0.057	游泳	
跳舞		(10m/min)	0.05
中等强度	0.061	(20m/min)	0.07

续表

活动项目	每千克体重每活动1分钟的能量消耗[kcal/(kg·min)]	活动项目	每千克体重每活动1分钟的能量消耗[kcal/(kg·min)]
剧烈	0.083	游泳(30m/min)	0.17
有氧舞蹈(低碰撞)	0.088	体力劳动	
有氧舞蹈(高碰撞)	0.115	驾拖拉机	0.037
跳绳	0.130	挤奶	
钓鱼	0.062	(手工)	0.054
玩乐器		(机械化)	0.023
拉手风琴	0.030	用电锯	0.075
吉他、笛子、大提琴	0.032	铲谷粒	0.085
弹钢琴	0.040	铲雪	0.115
吹喇叭	0.060	刨树坑	0.091
打鼓	0.067	炼钢	0.092～0.178
运动		挖煤	0.108
体操	0.053～0.066	耕地	0.145
武术、太极拳	0.078～0.130	伐木	0.297